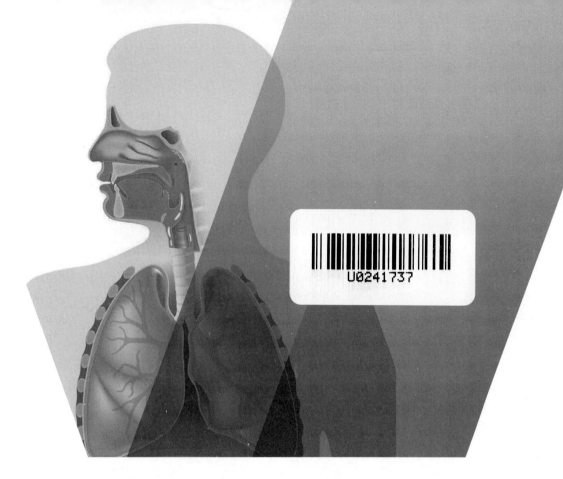

呼吸病基础与临床诊治

张迎梅　赵　帅　田振楠　主编

中国纺织出版社有限公司

图书在版编目（CIP）数据

呼吸病基础与临床诊治 / 张迎梅，赵帅，田振楠主
编. -- 北京：中国纺织出版社有限公司，2024. 7.
ISBN 978-7-5229-1938-6

Ⅰ. R56

中国国家版本馆CIP数据核字第2024U1S279号

责任编辑：傅保娣　　责任校对：王蕙莹　　责任印制：王艳丽

中国纺织出版社有限公司出版发行

地址：北京市朝阳区百子湾东里A407号楼　邮政编码：100124

销售电话：010—67004422　传真：010—87155801

http://www.c-textilep.com

中国纺织出版社天猫旗舰店

官方微博 http://weibo.com/2119887771

三河市宏盛印务有限公司印刷　各地新华书店经销

2024年7月第1版第1次印刷

开本：787×1092　1/16　印张：12.5

字数：294千字　定价：88.00元

编 委 会

主 编 张迎梅 赵 帅 田振楠

副主编 刘晓华 李宁波 朱海燕
曾令军 郝 璐 陈莉丽

编 委 （按姓氏笔画排序）

孔令霞 山东大学齐鲁医院德州医院
田振楠 哈尔滨医科大学附属第一医院
冯爱霞 杭州市富阳区中医院
朱海燕 平度市人民医院
刘俊楠 长春中医药大学附属第三临床医院
刘美岑 中国人民解放军北部战区总医院
刘晓华 武警内蒙古自治区总队医院
李宁波 内蒙古自治区人民医院
杨贵鹏 山东大学齐鲁医院德州医院
肖 波 中国人民解放军陆军第七十四集团军医院
余红玲 中部战区总医院第五派驻门诊部
张 松 内蒙古医科大学附属医院
张迎梅 临沂市人民医院
陈莉丽 长春中医药大学附属第三临床医院
赵 帅 哈尔滨医科大学附属第二医院
郝 璐 内蒙古医科大学附属医院
姜 杨 哈尔滨市胸科医院
徐 峰 中国人民解放军联勤保障部队第九六七医院
屠溪琳 哈尔滨医科大学附属第一医院
蒋 季 中国人民解放军陆军特色医学中心
曾令军 资阳市中心医院
魏明莉 资阳市中心医院

前　言

在普通人群中，呼吸系统疾病是重要的致病和致死因素。尽管呼吸系统疾病的诊断和治疗已取得较大进展，大大改善了患者的生存状态，但是这类疾病仍影响着越来越多的人群。尤其是烟草的影响应得到足够的重视，在发展中国家，吸烟的人数还有上升的趋势。目前呼吸系统疾病的基础科学研究突飞猛进，新的诊断和治疗方法层出不穷。只有紧跟当代医学科学的发展，才能给呼吸系统疾病患者带来最合理的医疗措施。

本书首先介绍了肺功能检查，然后主要阐述了呼吸系统常见疾病，包括慢性阻塞性肺疾病、支气管哮喘、支气管扩张、肺不张、急性呼吸窘迫综合征等的病因、病理、临床表现、诊断及治疗等内容，最后介绍了气管—支气管良、恶性病变类型及支气管镜介入治疗方法。本书反映了现代呼吸系统疾病诊治的新观点，希望能满足各级医院诊疗之需，对临床呼吸专业医师及其他相关专业医务人员，在进一步提高呼吸系统疾病诊治水平上有所帮助。

在编写过程中，虽力求做到写作方式和文笔风格一致，但由于编者较多，且时间有限，书中难免存在不足之处，期望读者见谅，并予以批评指正。

编　者
2024 年 1 月

目 录

第一章

肺功能检查

目前，肺功能检查已广泛应用于临床实践，对于呼吸系统疾病的诊断、严重程度的评估、疗效和预后的判断等，肺功能检查必不可少。

临床上常用的检查包括肺容量检查、肺通气功能检查、肺弥散功能检查、气道反应性测定、呼吸力学检测等。下面就常见肺功能测定项目、测定要求及临床应用进行介绍。

第一节 肺容量检查

一、概述

呼吸道和肺泡的总气体容量称为肺容量，其大小随呼吸运动而改变。随着肺和胸廓的扩张和回缩，肺容量发生相应改变。肺容量包括4个基础肺容积。基础肺容积互不重叠且不可分解，基础肺容积的组合则构成4个常用的肺容量指标（图1-1）。

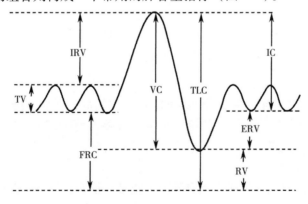

图1-1 肺容积及其组成

注 TV：潮气量；IRV：补吸气量；FRC：功能残气量；VC：肺活量；TLC：肺总量；IC：深吸气量；ERV：补呼气量；RV：残气量。

（一）基础肺容积

1. 潮气量（TV）

平静呼吸时，每次吸入或呼出的气量。正常成人为400～600 mL。

2. 补吸气量（IRV）

平静吸气末用力吸气所能吸入的气量。正常成人为 1 500 ~ 2 000 mL。

3. 补呼气量（ERV）

平静呼气末用力呼气所能呼出的气量。一般占肺活量的 1/3，在正常人群中波动范围较大。

4. 残气量（RV）

用力呼气末肺内不能呼出的残留气量。RV 是反映阻塞性通气功能障碍的常用指标。

以上 4 种为基础肺容积，彼此互不重叠。

（二）常用的肺容量指标

常用的肺容量指标是由两个或两个以上的基础肺容积组成。

1. 深吸气量（IC）

平静呼气后所能吸入的最大气量，由 TV + IRV 组成。

2. 肺活量（VC）

最大吸气后能呼出的最大气量，由 IC + ERV 组成。

3. 功能残气量（FRC）

平静呼气后肺内所含有的气量，由 ERV + RV 组成。

4. 肺总量（TLC）

深吸气后肺内所含有的总气量，由 VC + RV 组成。

二、肺容量的测定

肺容量测定中涉及肺内能呼出的气量如 TV、IRV、IC、ERV 和 VC 可直接测定，而涉及肺内不能呼出的 RV、FRC 和 TLC 则无法直接测得，必须通过间接法测定。

（一）直接测定

TV、IRV、IC、ERV 和 VC 等肺内能呼出的气量可应用传统的肺量计直接测定。现代电子肺量计、体积描记仪测定上述容量是通过流速对时间的积分信号输出得到。

（二）间接测定

RV、FRC 和 TLC 这些肺容量涉及肺内不能呼出的气量，不能直接用肺量计测定，必须通过间接法测得。由于 RV 的测值不稳定，重复性较差，而 FRC 测定仅要求受试者平静呼吸，重复性较好，故首先测定 FRC，然后换算出其他指标。

1. 气体稀释法

无论密闭式还是开放式气体稀释法均遵循"质量守恒定律"，即某一已知数量的指示气体被另一未知容量的气体所稀释，通过测定已被稀释的气体中指示气体的浓度即可获得该未知的容量。

以密闭式氮气（N_2）冲洗法为例：N_2 正常占空气的 79%，肺内 N_2 浓度大体与此相似。肺量筒内充入一定量的纯 O_2，当受试者从 FRC 位开始在一密闭气路对肺量仪重复呼吸时，肺内 N_2 不断被肺量筒内的纯 O_2 冲洗进入肺量仪，最后达到肺量仪和肺内 N_2 浓度的平衡。由于人体既不产生也不利用 N_2，故密闭系统内未冲洗前的总 N_2 量实际等于肺内原有的含 N_2 量。经过一段时间（一般需 7 分钟）重复呼吸后，肺内和肺量仪的 N_2 浓度将达到平衡，肺

内的部分 N_2 转移至肺量仪内。肺量仪的容积即充入的纯 O_2 量是已知的，平衡后 N_2 浓度可用气体分析仪测得，FRC 即可算出（图1-2）。

设 FRC 为 V_1，肺内原有的 N_2 浓度为 C_1（呼吸空气时假定为79%），肺量仪的容积为 V_2，患者肺内和肺量仪内的 N_2 平衡后 N_2 浓度为 C_2，那么如公式1-1、公式1-2：

$$V_1 \cdot C_1 = （V_1 + V_2）C_2 \tag{1-1}$$

计算得出：

$$V_1（即 FRC）= V_2 C_2 /（C_1 - C_2）\tag{1-2}$$

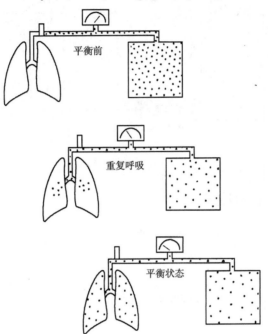

图1-2　密闭式 N_2 冲洗法

2. 体积描记仪法

测定原理为波义耳定律，指在气体温度和质量恒定时，气体容积和气体压力成反比（公式1-3），即：

$$P \cdot V = K \tag{1-3}$$

式中，P 代表气体压力，V 代表气体容积，K 代表常数。

受试者坐于体描仪密闭舱内，口含口器，通过管道系统呼吸舱外空气，同时通过传感器记录密闭舱压力和口腔压力。当受试者对着关闭的阻断器进行呼吸时，胸廓内体积变化引起密闭舱内体积变化，反映为舱内压的变化，因此舱内压的改变可用来测定胸廓内体积的变化。在试验过程中，可测定肺泡压和胸廓内体积的变化。在没有气流的情况下，口腔压被认为能反映肺泡压。应用以上测定值代入波义耳定律，可计算平静呼气末胸廓气量（Vtg），即功能残气量（FRC），如公式1-4 ~ 公式1-6。

$$P_1 V_1 = P_2 V_2 \tag{1-4}$$

$$P_1 V_1 = P_2（V_1 + \Delta V）\tag{1-5}$$

$$V_1 = P_2 \Delta V/\left(P_1 - P_2\right) \qquad (1\text{-}6)$$

式中，P_1 代表平静呼气末肺泡压（在口腔测得），V_1 代表平静呼气末胸廓内容积（即 FRC），P_2 代表用力吸气时肺泡压，V_2 代表用力吸气时肺容积，$\Delta V = V_2 - V_1$，由体描仪内压力改变而得到（图1-3）。

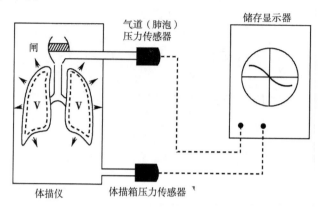

图1-3　体描仪的测定原理

三、影响肺容量的因素

肺容量的大小与年龄、性别、身高、体重、体位等有关。

（一）年龄

在幼年，随着年龄的升高，肺容积增大。青春期肺容量明显增大，其后随着年龄的增大，VC 下降，FRC、RV 增大，TLC 无明显变化。

（二）性别

青春期前男女差别不大，青春期后男性的 VC、TLC 超过同等身高的女性，而 RV 无明显差别。女性肺容量的下降期较男性提前出现。

（三）身高

身高是影响肺容量的最主要因素之一，两者之间呈正相关关系。

（四）体重

体重也是影响肺容量的主要因素之一，但两者之间的关系不密切。

（五）体位

各种体位对肺容量的影响不同，受影响最明显的是 FRC。坐位和站位之间的差别不大，但站位与卧位之间的差异明显，因为站位时重力作用于腹腔脏器，横膈下移，FRC 增加，相应 VC 和 TLC 增加。卧位时腹腔脏器使膈肌上升，同时卧位时肺血流量增加，使一部分气体排出体外，也导致该体位状态下 FRC 下降。

四、肺容量测定的临床意义

衡量肺容量是否正常应将实测值与预计值比较，降低不超过预计值的 20% 是正常的。

VC 只表示肺最大扩张和最大收缩的呼吸幅度，对通气动力的意义较小。除呼吸肌力下降外，胸部疾病引起 VC 减低大致有 3 点：①肺或胸廓扩张受限的疾病，如胸腔积液、脊柱畸形等；②肺组织受损的疾病，如肺纤维化等；③呼吸道阻塞的疾病，如重度慢性阻塞性肺疾病（慢阻肺）等。

（姜 杨）

第二节 肺通气功能检查

肺通气的主要作用是吸入外界的 O_2 和排出肺内的 CO_2。肺通气功能检查是呼吸功能检查中最主要也是最常用的部分，包括用力肺活量和时间肺活量、最大自主通气量等。

一、用力肺活量和时间肺活量

用力肺活量（FVC）是指最大吸气至 TLC 位后，最大努力、最快速度地呼气，直至 RV 位所呼出的气量。单位时间（秒）内所呼出的气量称为时间肺活量。

（一）用力肺活量和时间肺活量检查的程序

用力肺活量和时间肺活量检查有两种测定程序。一种是在潮气呼气末用力吸气（图1-4A），分为 4 个阶段：潮气呼吸，均匀平静地呼吸；最大吸气，在潮气呼气末，深吸气至 TLC 位；用力呼气，爆发呼气并持续呼气至 RV 位；再次最大吸气，从 RV 位快速深吸气至 TLC 位。另一种是在 RV 位用力吸气（图1-4B），也分为 4 个阶段：潮气呼吸，均匀平静地呼吸；最大呼气，在潮气吸气末，深慢呼气至 RV 位；最大吸气，从 RV 位快速深吸气至 TLC 位；用力呼气，爆发呼气并持续呼气至 RV 位。

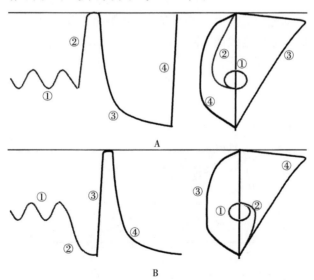

图1-4 用力肺活量检查的程序

注 A. 在潮气呼气末用力吸气，分为 4 个阶段：①潮气呼吸；②最大吸气；③用力呼气；④再次最大吸气。B. 在 RV 位用力吸气，分为 4 个阶段：①潮气呼吸；②最大呼气；③最大吸气；④用力呼气。

（二）用力肺活量和时间肺活量的测试曲线和指标

现代电子肺量计可以实时检测呼吸容积和气体流量，同时描绘用力肺活量测试过程的时间—容积曲线（T-V 曲线）和流量—容积曲线（F-V 曲线）。

T-V 曲线（图 1-5）是在用力呼气过程中各呼气时间段内发生相应改变的肺容积的呼气时间与容积关系图。T-V 曲线上的常用指标包括 FVC、第 1 秒用力呼气容积（FEV_1）、最大呼气中期流量（MMEF）等。

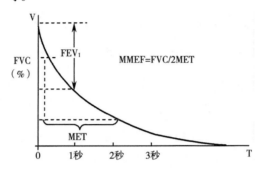

图 1-5 时间—容积曲线及常用指标

F-V 曲线（图 1-6）是呼吸时吸入或呼出的气体流量随肺容积变化的关系曲线。临床上检查较多的是最大用力呼气时的 F-V 曲线，称为最大呼气流量—容积曲线（MEFV 曲线）；以及最大用力吸气时的 F-V 曲线，称为最大吸气流量—容积曲线（MIFV 曲线）。MEFV 曲线的形状和各种指标的大小取决于用力呼气过程中的呼气力量、胸肺弹性、肺容积及气道阻力对呼气流量的综合影响。在曲线的起始部分，呼气肌的长度最长，收缩力最大，流量也最大，图形上表现为流量迅速增至峰值，其值与受试者的努力程度有关，其后呼吸肌长度线性缩短，收缩力线性减弱，流量也线性下降，故称为用力依赖部分。在曲线的终末部分，呼吸肌长度显著缩短，收缩力显著降低，呼气流量与用力无关，流量的大小与小气道的通畅程度更密切相关，故称为非用力依赖部分。F-V 曲线上的常用指标包括呼气峰流量（PEF）、用力呼出 25% 肺活量的呼气流量（FEF25%）、用力呼出 50% 肺活量的呼气流量（FEF50%）、用力呼出 75% 肺活量的呼气流量（FEF75%）等。

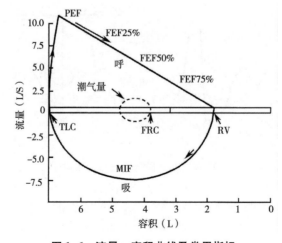

图 1-6 流量—容积曲线及常用指标

1. FVC

FVC 指完全吸气至 TLC 位后以最大的努力、最快的速度呼气，直至 RV 位的全部肺容积。在正常情况下，VC 与 FVC 相等。但在气流阻塞的情况下，用力呼气可致气道陷闭，VC 可略大于 FVC。

2. t 秒用力呼气容积（FEV_t）

FEV_t 指完全吸气至 TLC 位后在 t 秒时间以内的快速用力呼气量。根据呼气时间不同，可衍生出 FEV_1、FEV_3、FEV_6 等指标，分别表示完全吸气后在 1 秒、3 秒、6 秒时间内的用力呼气量。

3. 第 1 秒用力呼气容积占用力肺活量的比值（FEV_1/FVC，简称 1 秒率）

FEV_1/FVC 常用百分数（%）表示，是最常用的判断气流阻塞的指标。在气流阻塞的情况下，给予充足的呼气时间，患者可充分呼出气体，FVC 可基本正常或轻度下降，但呼气速度减慢，FEV_1/FVC 下降；随阻塞程度的加重，FEV_1/FVC 进一步下降。但严重气流阻塞时，患者难以完成充分呼气，FVC 也明显下降，FEV_1/FVC 反而有所升高，因此 FEV_1/FVC 可反映气流阻塞的存在，但不能准确反映阻塞的程度。

4. 最大呼气中期流量（MMEF）

MMEF 指用力呼出气量为 25%~75% FVC 间的平均呼气流量（FEF25%~75%）。最大呼气中段时间（MET）是呼出 25%~75% 肺活量所需的时间。MMEF 可通过分析 FVC 与 MET 的关系获得（图 1-5），公式为：

$$MMEF = FVC/2 \times MET \tag{1-7}$$

最大呼气中段曲线处于 FVC 非用力依赖部分，流量受小气道直径所影响，流量下降反映小气道的阻塞，因此 MMEF 可作为早期发现小气道疾患的敏感指标。

5. 呼气峰值流量（PEF）

PEF 指用力呼气时的最高气体流量，是反映气道通畅性及呼吸肌肉力量的一个重要指标，常用于支气管哮喘的动态随访。

6. 用力呼出 x% FVC 时的瞬间呼气流量（FEFx%）

根据呼出 FVC 的百分率不同，可衍生出 FEF25%、FEF50%、FEF75%，分别表示用力呼出 25%、50%、75% FVC 时的瞬间呼气流量，单位是 L/s。FEF25% 是反映呼气早期的流量指标，大气道阻塞时其值明显下降；FEF50% 是反映呼气中期的流量指标；FEF75% 是反映呼气后期的流量指标，与 FEF25%~75% 共同参与对小气道功能障碍的判断。

（三）用力肺活量检查的质量控制标准

用力肺活量检查的质控标准包括试验起始标准、试验结束标准、可接受的呼气标准和重复性标准。

1. 试验起始标准

呼气起始无犹豫，有爆发力，F-V 曲线显示 PEF 尖峰出现。外推容积（EV）应小于 FVC 的 5% 或 0.150 L（取较大值）。

2. 试验结束标准

（1）受试者不能或不应继续呼气：鼓励受试者呼气至最大限度，但若受试者感觉任何不适，均可随时停止。在检查过程中需注意观察，一旦受试者出现不适或晕厥，应立即停止试验，并保护受试者，避免摔倒。

（2）呼气时间≥3秒（10岁以下儿童）或≥6秒（10岁及以上受试者），或T-V曲线显示呼气平台出现（容积变化<0.025 L）持续1秒以上。

3. 可接受的呼气标准

（1）达到满意的试验开始标准。

（2）呼气第1秒无咳嗽，曲线平滑，其后也无影响结果的咳嗽。

（3）达到满意的试验结束标准。

（4）无声门关闭。

（5）没有漏气。

（6）牙齿或舌头无堵塞咬口器。

（7）呼气期间没有再吸气。

一条有用的曲线仅需符合以上（1）和（2）两个条件，但可接受的曲线必须符合以上全部条件。

4. 重复性

在3次可接受的测试中，FVC和FEV_1的最佳值与次佳值之间的误差应≤0.150 L。如果FVC≤1.01 L，则这些值的误差应≤0.100 L。依重复性的质量，可分为5个等级（表1-1）。

表1-1　重复性检查质量等级判断标准

等级	重复性要求
A级	可靠的测试结果（3次可接受及2次可重复的呼气，最佳2次FEV_1和FVC差值在150 mL之内）
B级	可靠的测试结果（3次可接受及2次可重复的呼气，最佳2次FEV_1和FVC差值在200 mL之内）
C级	至少2次可接受的操作，最佳2次FEV_1和FVC差值在250 mL之内
D级	不可靠的测试结果（至少2次可接受的测试，但不可重复；或只有1次可接受的测试）
E级	不可靠的测试结果，没有可接受的测试

对于一开始就不可接受的测试，在评价重复性之前就应剔除，不能用于判定最大值。如果3次测试均未达标准，则应再测试，但通常不超过8次。气道敏感性较高者，多次重复用力呼吸时可能诱发其气道痉挛，出现呼吸容积和流量均递次减少，此时不可达到重复性标准，应在结果中予以说明。

（四）用力肺活量和时间肺活量检查结果的选择

如图1-7所示，FVC和FEV_1均取所有符合可接受标准的测试中的最大值，可来自不同的曲线。FVC与FEV_1总和最大的曲线为最佳测试曲线。FEF25%～75%、FEF50%、FEF75%等指标均从最佳测试曲线上取值。

二、最大自主通气量

最大自主通气量（MVV）是指1分钟内以尽可能快的速度和尽可能深的幅度重复最大自主努力呼吸得到的通气量。由于深大呼吸时伴随CO_2的过度排出，$PaCO_2$可显著下降，出现头晕、手足麻木或针刺样感觉，因此实际上很难坚持1分钟的最大通气，而是测定12秒或15秒的最大通气量，然后换算为MVV。MVV的大小与呼吸肌的力量、胸廓的弹性、肺组织的弹性和气道阻力均相关，是一项综合评价肺通气功能储备量的指标。

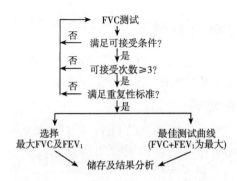

图 1-7　用力肺活量检查结果的选择

（一）MVV 检查的程序

平静呼吸 4～5 次，待呼气容量基线平稳后，以最大呼吸幅度、最快呼吸速度持续重复呼吸 12 秒或 15 秒。休息 5～10 分钟后重复第 2 次检查。

（二）MVV 的测试曲线和质量控制

MVV 的 T-V 曲线（图 1-8）可直观地反映呼吸的速度和深度。在检查过程中，应注意观察测试所描绘的 T-V 曲线，并提醒受试者呼吸速度需要更快或慢一些，呼吸深度需要深一些或浅一些。正常人呼吸频率为 60～120 次/分，所测得 MVV 值的差异很少。一般测定的呼吸频率宜在 60 次/分，每次呼吸的容量约为 60% VC。至少进行 2 次可接受的测试，误差应 <8%。某些气道反应性明显增高者在努力呼吸过程中可出现咳嗽或气道收缩，应在报告中说明。

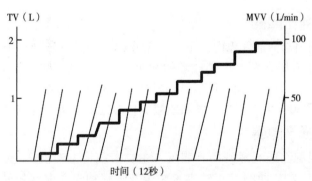

图 1-8　最大自主通气量的 T－V 曲线及指标

（三）MVV 检查结果的选择

选择呼吸幅度基本一致，呼吸速度均匀，持续达 12 秒或 15 秒的曲线段。将 12 秒或 15 秒的通气量乘以 5 或 4，即为 MVV。重复测试应当选取 MVV 的最大值进行报告。MVV 与 FEV_1 呈非常好的线性相关关系，故临床上可用 FEV_1 换算出 MVV。不同研究的换算公式不全相同，但换算结果差别不大。最常用的公式为：

$$MVV（L/min）= FEV_1（L）\times 35 \tag{1-8}$$

三、肺通气功能障碍的类型

依通气功能损害的性质可分为阻塞性通气功能障碍、限制性通气障碍及混合性通气障碍，其 T-V 曲线和 F-V 曲线如图 1-9 所示。

（一）阻塞性通气功能障碍

由于气道阻塞引起的通气障碍，原则上以 FEV_1/FVC 下降为标准。若 FEV_1/FVC 低于预计值的 92%，即使 $FEV_1 > 80\%$ 预计值也可判断为阻塞性通气功能障碍。FEF25%~75%、FEF50% 等指标显著下降，MVV 也可下降，但 FVC 可在正常范围或只轻度下降。F-V 曲线的特征性改变为呼气相降支向容量轴的凹陷，凹陷越明显，则气流受限越重（图 1-9）。

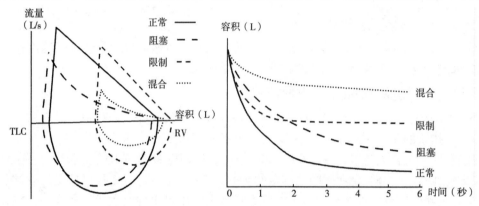

图 1-9　肺通气功能障碍不同类型的 T-V 曲线和 F-V 曲线

（二）限制性通气障碍

胸、肺扩张受限引起的通气障碍，主要表现为 FVC 明显下降（图 1-9）。但气流明显受限的患者 FVC 也可能有所下降，此时 FVC 的判断效能会受到影响。反映肺容量更为准确的指标如 TLC、RV 及 RV/TLC 比值对限制性通气功能的判断更为精确。TLC 下降为主要指标，VC、RV 减少，RV/TLC% 可以正常、增加或减少。常见于胸廓、胸膜病变、肺间质病变等。

（三）混合性通气障碍

兼有阻塞性及限制性通气障碍两种表现，主要表现为 TLC、VC 及 FEV_1/FVC 的下降，而 FEV_1 降低更明显。F-V 曲线显示肺容量减少及呼气相降支向容量轴的凹陷（图 1-9）。此时应与假性混合性通气功能障碍区别，后者的 VC 减少是由于肺内 RV 增加所致，常见于慢阻肺及支气管哮喘，进行 RV 测定或支气管舒张试验可资鉴别。各类型通气功能障碍的判断及鉴别见表 1-2。

表 1-2　各类型通气功能障碍的判断及鉴别

类型	FVC	FEV_1	FEV_1/FVC	RV	TLC
阻塞性通气障碍	-/↓	↓	↓	↑	↑
限制性通气障碍	↓	↓/-	-/↑	↓/-	↓
混合性通气障碍	↓	↓↓	↓	?	?

注　-，正常；↓，下降；↑，上升；?，不明。

四、肺通气功能障碍的程度

肺通气功能障碍程度的划分有助于临床医师判断疾病的严重程度并指导其对患者进行合理的药物选择，但应强调，肺功能损害程度的判断应结合临床资料进行具体分析，综合判断。

不同的协会以及研究组织对肺功能损害的程度评估标准有所差异。参考 2005 年美国胸科协会（ATS）/欧洲呼吸协会（ERS）有关肺功能检查的联合指南，我国首部肺功能指南建议阻塞性、限制性和混合性通气功能障碍，均依照 FEV_1 占预计值的百分比对肺功能损害的程度作出判断（表 1-3）。

表 1-3　肺通气功能障碍的程度分级

严重程度	FEV_1% 预计值
轻度	≥70%，但 < LLN；或 FEV_1/FVC 比值 < LLN
中度	60%～69%
中重度	50%～59%
重度	35%～49%
极重度	<35%

注　LLN，正常值下限。

（曾令军）

第三节　肺弥散功能检查

肺的弥散功能是指某种肺泡气通过肺泡膜从肺泡向毛细血管扩散到达血液内，并与红细胞中的血红蛋白结合的能力。目前多利用一氧化碳进行肺弥散功能的测定，包括一口气呼吸法、内呼吸法、恒定状态法及重复呼吸法等，其中一口气呼吸法在临床上最为常用。

一、指标

肺一氧化碳弥散量（DLco）是指一氧化碳（CO）在单位时间及单位压力差条件下所能转移的量，是反映肺弥散功能的主要指标。

比弥散量（DLco/VA）是指 CO 弥散量与肺泡通气量（VA）比值。由于弥散量受 VA 影响，肺泡通气量减少可导致 DLco 减少，因此评价肺弥散功能时应该考虑受试者的肺容积。

二、方法和步骤

（一）检查前准备

1. 检测仪器准备

（1）选用能满足一定技术要求（如 ATS/RES 标准）的肺功能仪器。

（2）每天开机时需经定标器（推荐用 3.0 L）标化，确证该仪器容量或流量测试是否正常及有无漏气。容量需做室温、室压、湿度等环境参数校正。

（3）每名受试者检查前均需检测气体（通常是一氧化碳）和指示气体（如氦气、甲烷、乙炔等）浓度的标化及确证分析。标化所用的测试气体成分一般可设定为21%氧气、10%氮气、0.3%一氧化碳，剩余气体为氮气；或21%氧气、0.3%甲烷、0.3%一氧化碳，剩余气体为氮气。由于不同的实验仪器有相关的检测和标化气体成分及浓度要求，各实验室人员应详细了解使用的仪器及标化气体，并按仪器的操作要求进行检查。只有该检测通过仪器的自检后才能给受试者做肺弥散功能检查。

2. 受试者准备

（1）任何影响受试者肺毛细血管血容量及弥散能力的因素均应避免，如测试前避免饱餐，一般于餐后 >2 小时进行测试，同时避免大运动量；停止吸烟至少24小时，停止喝酒至少4小时；对于吸氧的患者，如临床情况允许，应至少停止吸氧10分钟。

（2）测试前应了解受试者的血红蛋白值，以备做血红蛋白校正时使用。

（3）肺弥散功能检查前应首先测定受试者的 VC 或 FVC，这是确定受试者在肺弥散功能检查中吸气容量是否充分的重要判断标准。

（4）指导者应向受试者详细介绍测试动作，示范并指导依次练习呼气、深吸气、屏气、呼气等动作，包括呼吸动作的幅度和速度。正式开始测试前，受试者应熟练掌握这些呼吸动作，并能根据指导者的指令正确完成上述动作。

（5）受试者测试前至少休息5分钟，并在整个测试过程中保持坐位。

（二）检查过程

受试者上鼻夹、口含咬嘴后平静呼吸 4～5 个周期，待潮气末基线显示平稳后，指导其呼气至完全（RV 位），接着令受试者快速均匀吸气至完全（TLC 位），屏气10秒，最后均匀中速呼气至完全（在2～4秒内完成呼气至 RV 位）。注意整个检查过程中不能让受试者快速用力呼气。

（三）注意事项

（1）整个测试过程中必须保证无漏气，特别注意口角和呼气阀。

（2）吸气流速取决于吸气回路的阻力和吸气阀的敏感性，以及受试者用力程度和气道通畅性。吸气流速过低、时间过长可使 DLco 下降。

（3）对某些患者确实不能屏气10秒，但临床也确需了解肺弥散功能指标，可依据病情需要缩短屏气时间，但不低于7秒，在检验报告中必须注明屏气时间，以供临床参考。

（4）屏气方法不当对 DLco 也有较大影响，如瓦尔萨尔瓦（Valsalva）动作（在声门关闭的情况下用力呼气，胸腔内正压增加）可使 DLco 下降，苗勒（Mueller）动作（在声门关闭情况下用力吸气，胸腔内负压增加）则使 DLco 增加。深吸气后提醒受试者放松（声门）或继续保持吸气方式。

（5）在整个吸气、屏气及呼气动作中注意不要出现顿挫或梯级样的呼吸动作。

（6）吸氧浓度对某些受试者会有影响，如患者气促明显或合并有呼吸衰竭时需要持续吸氧。由于吸入氧浓度的影响较大，在患者情况许可的范围内建议测试前停止吸氧10分钟以上。

（7）重复测试间隔时间应在4分钟以上，但在气道阻塞患者中可能需要更长的时间（10分钟以上），以保证受试者肺内剩余的测试和标示气体得以全部排空。测试间隔应尽量保持坐位而避免运动，做数次深呼吸动作有助于促进测试气体的排出而缩短测试间隔。

三、适应证和禁忌证

（一）适应证

（1）累及肺间质的疾病，如间质性肺疾病、肺气肿、肺水肿、肺肿瘤等引起肺泡—毛细血管膜弥散障碍或 V/Q 比失衡的疾病。

（2）呼吸困难或活动后气促查因，不明原因低血氧的疾病。

（3）怀疑有肺损伤或毁损肺的患者，尤其有 TLC 减少，限制性肺通气功能障碍的疾病需要进一步了解其弥散功能。

（4）胸外科手术患者及有呼吸系统相关疾病的其他部位手术的术前风险评估。

（5）高原或航天、潜水等特殊要求职业的常规体检以及流行病学调查中需要了解受试者的肺弥散功能。

（二）禁忌证

1. 绝对禁忌证

（1）最大屏气时间低于 7 秒的受试者。

（2）用力肺活量小于 1 L 的受试者。

2. 相对禁忌证

（1）严重气短或剧烈咳嗽不能配合屏气的受试者。

（2）有其他不适宜用力吸气、屏气检查的禁忌证，如近 3 个月内患心肌梗死、休克者，近 4 周内严重心功能不稳定、心绞痛、大咯血、癫痫大发作者、未控制的高血压患者（收缩压 >200 mmHg，舒张压 >100 mmHg）患者等，禁忌同用力肺功能检查。

四、临床应用

凡能影响肺泡毛细血管膜面积与弥散能力、肺泡毛细血管床容积以及 CO 与血红蛋白结合能力者，均能影响 CO 弥散量，使 DLco 和 DLco/VA 测值增高或降低。

（1）肺弥散量增高的病理生理状态或疾病：左向右分流的先天心脏病、世居高原的居民、运动过程、左心衰竭、平卧体位以及红细胞增多症等。

（2）肺弥散量降低的病理生理状态或疾病：肺毛细血管床容积减少导致弥散面积减少，如肺气肿、肺叶切除术后等；弥散距离增加，如间质性肺疾病、肺水肿等；肺泡破坏引起的肺血管病，如肺动脉高压；血红蛋白水平下降，如贫血等。

（3）肺弥散功能障碍的程度分级：DLco 和 DLco/VA 是反映肺弥散功能的主要指标，其异常的严重程度的判断如表 1-4 所示。应强调的是，肺弥散功能受损的严重程度，需结合受试者的病史及临床资料进行综合分析。

表 1-4　肺弥散功能障碍的异常分级

级别	占预计值百分比（%）
正常	80～120
轻度	60～79
中度	40～59
重度	<40

（曾令军）

第四节　气道反应性测定

支气管激发试验是通过物理、化学、生物等人工刺激，诱发气道平滑肌收缩，然后借助肺功能指标的改变来判断支气管是否缩窄及其程度的方法，是测定气道高反应性（AHR）最常用、最准确的临床检查。支气管激发试验方法很多，吸入型激发试验是常用的激发方法，组胺和乙酰胆碱是常用的激发剂。

一、适应证和禁忌证

（一）适应证

1. 临床疑诊为哮喘的患者

对临床症状不典型但疑诊为哮喘的患者，可以进行支气管激发试验检查；一般不用于临床已明确诊断的哮喘患者，尤其在急性发作期。不典型的哮喘症状主要包括在吸入冷空气、运动、呼吸道感染、暴露于工作场所或吸入过敏原后可引起的喘息、呼吸困难、胸闷或咳嗽等症状。若支气管激发试验为阳性，表明气道反应性增高，有助于临床哮喘的诊断。

2. 慢性咳嗽查因的患者

引起慢性咳嗽的原因众多，常见的有咳嗽变异型哮喘（CVA）、上气道咳嗽综合征（UACS）、嗜酸性粒细胞性支气管炎（EB）、变应性咳嗽（AC）、胃食管反流性咳嗽（GERC）等。若支气管激发试验为阴性，表明无气道高反应性，有助于临床排除 CVA 的诊断。

3. 反复发作性胸闷、呼吸困难的患者

引起反复发作性胸闷、呼吸困难症状的原因众多，哮喘，包括胸闷变异型哮喘（CTVA）是常见原因之一。支气管激发试验有助于临床确诊或排除哮喘。

4. 对哮喘治疗效果的评估

哮喘患者经长期治疗后，症状和体征消失，肺通气功能正常，且持续很长一段时间仍能维持稳定，此时可进行气道反应性测定，若支气管激发试验为阴性或气道高反应性程度减轻，可调整治疗方案，予以减药或停药。

5. 其他需要了解气道反应性的疾病

如变应性鼻炎。变应性鼻炎与哮喘密切相关，常同时存在或先后发生。部分变应性鼻炎患者存在 AHR 的现象，有可能发展为哮喘。通过支气管激发试验筛查出这部分患者，对于哮喘的预防和早期干预具有重要的指导作用。

（二）禁忌证

1. 绝对禁忌证

（1）曾有致死性哮喘发作或近 3 个月内曾有因哮喘发作需机械通气治疗者。

（2）对吸入的激发剂有明确的超敏反应。

（3）基础肺通气功能损害严重（FEV_1 <60% 预计值或成人 <1 L）。

（4）不能解释的荨麻疹。

（5）在过去的 3 个月内有心肌梗死或卒中。

（6）未控制的高血压（收缩压 >200 mmHg 和（或）舒张压 >100 mmHg）。

（7）有其他不适宜用力通气功能检查的禁忌证。

2. 相对禁忌证

（1）基础肺功能呈中度阻塞（FEV_1 <70% 预计值），但如严格观察并做好充足的准备，则 FEV_1 >60% 预计值者仍可考虑予以激发试验。

（2）肺通气功能检查已诱发气道阻塞发生，在未吸入激发剂的状态下 FEV_1 即下降 ≥20%。

（3）基础肺功能检查不能很好配合的受试者。

（4）近期呼吸道感染（<4 周）。

（5）哮喘发作或加重期。

（6）妊娠期、哺乳期女性。

（7）正在使用胆碱酶抑制剂（治疗重症肌无力）的患者不宜做乙酰胆碱激发试验；正在使用抗组胺药物的患者不宜做组胺激发试验。

二、试验流程

（一）测定基础肺功能

肺功能常用指标包括 FEV_1、PEF 和比气道传导率（sGaw）等，以 FEV_1 最常用。

（二）吸入生理盐水再测定肺功能

一方面，让患者认识吸入激发试剂的过程，减轻其心理负担，熟悉吸入方法，增加吸入过程的协从性；另一方面，观察稀释液生理盐水是否对肺通气功能有所影响，作为以后吸入激发物的对照。若吸入生理盐水后 FEV_1 下降 ≥10%，则其本身即可增加气道反应性，或患者经数次深吸气诱发气道痉挛，其气道反应性较高，此时试验不宜继续进行，或采用最低浓度（剂量）的激发物作起始激发，但需严密观察，谨慎进行，同时在试验报告中注明。

（三）吸入激发试剂

从低浓度（剂量）开始，按不同方法吸入激发试剂，吸入后再测定肺功能，直至 FEV_1 较对照值下降 ≥20%，或出现明显的不适及临床症状，或吸入最高浓度（剂量）为止。

（四）吸入支气管舒张剂

若激发试验阳性且伴明显气促、喘息，应给予支气管舒张剂吸入以缓解患者症状，经过 10~20 分钟肺功能指标恢复后终止试验。

三、安全性和结果判断

（一）安全性

尽管检查中危急重症的发生率很低，但是仍应引起医护人员的重视，做好安全防范措施。

（1）检查前需详细了解病史，掌握检查的禁忌证，签署知情同意书。

（2）肺功能室应配备相关的监护设备、急救物品和吸氧装置。

（3）在激发试验过程中，操作者除观察肺功能指标的改变外，还应对受试者的反应，如有无出现咳嗽、喘息、呼吸困难等进行严密观察，对可能发生的危险备有应急预案。

（4）激发剂应从低浓度（剂量）开始，逐渐增加；当 FEV_1 较对照值下降 $\geqslant 20\%$ 即应及时终止激发试验；激发后应及时给予短效支气管舒张剂吸入，以便快速扩张已收缩的支气管。

（二）结果判断

尽管肺功能测试指标很多，但 FEV_1 仍是目前最主要和最常用的判断指标。

1. 定性判断

在试验过程中，当 FEV_1 较对照值下降 $\geqslant 20\%$，可判断为激发试验阳性，即气道反应性增高；吸入最大浓度激发剂后，FEV_1 仍未达上述标准，则为气道反应性正常，激发试验阴性。

2. 定量判断

累积激发剂量（PD）、累积激发浓度（PC）常可用于定量判断气道反应性。如 PD_{20}-FEV_1 是指使 FEV_1 较基线下降 20% 时累积吸入刺激物的剂量，PC_{20}-FEV_1 是使 FEV_1 较基线下降 20% 的累积激发浓度。而且可以依据 PD_{20}-FEV_1 或 PC_{20}-FEV_1 对 AHR 的严重程度进行分级（表1-5）。

表1-5　气道高反应性分级

分级	组胺	乙酰胆碱	
	PD_{20}-FEV_1 [mg（μmol）]	PD_{20}-FEV_1 [mg（μmol）]	PC_{20}-FEV_1 [mg（μmol）]
重度	<0.031（0.1）	<0.035（0.18）	<1.0
中度	0.031～0.275（0.1～0.8）	0.035～0.293（0.18～1.40）	<1.0
轻度	0.276～1.012（0.9～3.2）	0.294～1.075（1.5～5.4）	1.0～4.0
可疑或极轻度	1.013～2.400（3.3～7.8）	1.076～2.500（5.5～12.8）	4.0～16
正常	>2.400（>7.8）	>2.500（>12.8）	>16

四、临床应用

支气管激发试验主要适用于协助临床诊断 AHR，尤其是对支气管哮喘的诊断及鉴别诊断。此外，亦用于对支气管哮喘患者病情严重度的判断和治疗效果的分析，并可用于对气道疾病发病机制的研究。

（1）协助哮喘的诊断及鉴别诊断。典型的支气管哮喘在排除可能相关的其他肺部疾病后，根据病史、体征比较容易得出诊断。但对于轻度支气管哮喘、CVA 或患有变应性鼻炎而哮喘处于潜伏期的患者，AHR 可能是唯一的临床特征和诊断依据。AHR 的早期发现对于支气管哮喘的预防和早期治疗具有重要的指导作用。

支气管激发试验阴性者可考虑排除哮喘，但阳性者并不一定就是哮喘。许多其他疾病，如变应性鼻炎、慢阻肺、病毒性上呼吸道感染、过敏性肺泡炎、结节病、支气管扩张症、左心衰竭以及长期吸烟等也可能出现 AHR，表现为支气管激发试验阳性，但阳性时 PD_{20}-FEV_1 或 PC_{20}-FEV_1 较高，而哮喘患者则较低。

（2）评估哮喘严重程度及预后。

（3）判断疗效。

（张　松）

第五节 呼吸力学检测

一、肺顺应性

顺应性（C）是一个物理学概念，是弹性物理的共同属性，即单位压力改变时引起的容积改变。呼吸系统顺应性测定是呼吸力学研究的重要方面，肺顺应性、胸壁顺应性和总顺应性合称为呼吸顺应性，其中肺顺应性是呼吸系统顺应性测定的主要内容。

（一）概念

顺应性（C）指单位压力改变（ΔP）时引起的容积变化（ΔV），即：

$$C = \Delta V / \Delta P \tag{1-9}$$

肺顺应性（CL）则为单位经肺压（Ptp）引起的肺容积变化，即：

$$CL = \Delta V / Ptp \tag{1-10}$$

$$Ptp = 肺泡压（Palv）- 胸膜腔内压（Ppl） \tag{1-11}$$

因此得出：

$$CL = \Delta V / Ptp = \Delta V / （Palv-Ppl） \tag{1-12}$$

肺顺应性又分为静态肺顺应性（CLst）和动态肺顺应性（CLdyn）两种。CLst 是指在呼吸周期中气流暂时阻断时测得的 CL。由于气流阻断时 Palv = 0，此时的 Ppl 即代表经肺压，即：

$$CLst = \Delta V / \Delta Ppl \tag{1-13}$$

由于气流阻断时气道阻力为零，此时 Ppl 完全用于克服肺弹性阻力，故 CLst 反映肺组织的弹力。CLdyn 则指在呼吸周期中气流未阻断时测得的 CL，受肺组织弹力和气道阻力的影响。

（二）影响肺顺应性的因素

1. 肺容积

肺容积是影响肺顺应性的最主要的因素。不同的肺容积，肺顺应性测定值并不完全一致。在高肺容积时，肺顺应性最低，而当肺容积接近残气量位时，顺应性最高。由于肺顺应性受肺容积的影响，故需将肺顺应性实测值除以肺容积，才能真正表示肺组织弹性，常表示为肺顺应性/FRC，即比顺应性。如以该值表示顺应性，则不同性别、年龄组基本相同，即弹性相同。

2. 呼吸的不同阶段

在吸气相和呼气相时测得的肺压力—容积曲线并不一致。在相同的经肺压之下，呼气相肺容积改变要较吸气相为大，这是由于呼气动作发生在吸气之后，呼气相肺容积改变仍然受吸气相肺容积改变过程的影响，这种现象物理上称为滞后现象，它是弹性物体的共同特征。在正常呼吸频率和潮气量情况下，这种滞后现象可忽略不计，但当呼吸频率减慢或深呼吸时，则变得较为明显。

3. 肺组织弹性

肺组织本身弹性决定于肺泡壁上以及细支气管和肺毛细血管周围的弹性纤维，而胶原纤维对肺弹性影响甚少。

4. 性别、年龄和身高

男性较女性的肺顺应性高40%，但比顺应性相同，因此，不同性别之间肺弹性无内在的差别。随年龄增加，肺顺应性逐渐增加，肺容积也相应增加，因此用比顺应性更能反映肺弹性的真正变化。成人和儿童的比顺应性相同，老年人倾向于下降。动、静态肺顺应性均与身高呈明显正相关。肺顺应性随身高增长而增加的趋势可能与肺泡数量的增加有关。

5. 体位

肺顺应性在坐位最高，俯卧位次之，仰卧位最低。体位对肺顺应性的影响主要是因为体位变化对肺容积和肺血流量的影响。

（三）临床意义

1. 限制性肺疾患

包括各种肺纤维化、肺不张、胸膜增厚、肺实变、肺水肿使肺容积减少，肺顺应性降低。

2. 急性呼吸窘迫综合征患者

肺泡表面活性物质减少导致表面张力增大，肺泡易于萎陷，肺顺应性降低。

肺顺应性增大常见于肺气肿，由于患者肺泡壁破坏，肺泡气腔体积增大，以及弹性纤维被破坏，肺组织弹性降低，故 CLst 增大。但是由于肺气肿患者肺弹性减弱，对支气管环状牵引力也减弱，病变部位支气管易塌陷闭合，而致肺单位充气不均，使 CLddx 降低。此外，小气道疾患时，肺顺应性受呼吸频率的影响。在呼吸频率较低时，气体有足够的时间进出于有病变的肺单位（慢肺泡），因此慢肺泡的 CLat 正常；但在呼吸频率增加时，由于吸气时间缩短，气体进出于慢肺泡的量逐渐减少，最终只能进出于快肺泡，因此吸入气体的分布范围逐渐减小，肺泡扩张受限，致 CLdyn 降低。呼吸频率增快时，顺应性降低，称为 CLdyn 的频率依赖性（FDC）。随着病情加重，FDC 更加明显。由于慢肺泡通气量小于快肺泡，慢肺泡为低 V/Q 肺单位，容易导致低氧血症。

除此，肺顺应性的检测更常用于机械通气，习惯测定总顺应性。通过呼吸机测定呼吸系统的压力—容积（P-V）曲线，在指导机械通气、呼吸衰竭监护、处理以及辅助诊断机械通气并发症方面都有重要意义。

二、气道阻力

（一）概念

按照阻力的物理特性不同可以分为弹性阻力、黏性阻力和惯性阻力。在呼吸力学上，弹性阻力用其倒数即顺应性的形式来表示。惯性阻力较小，平静呼吸时接近于零。因此，气道阻力是指气流产生的黏性阻力，是在呼吸过程中空气流经呼吸道时，由气流与气道壁之间以及气流本身相互摩擦而造成的。气道阻力为产生单位流量所需要的压力差，通常以每秒通过 1 L 空气量（$V = 1$ L/s）在肺泡和气道开口处（口腔）所造成的压力差（ΔP）来表示(公式1-14)，即：

$$Raw = \Delta P / V \qquad (1\text{-}14)$$

气道阻力的大小与气流方式、气体性质、气道口径和长度、肺容积大小等有关。

在人体，因为周围气道支气管数目增多，总横截面积不断增大，所以周围气道气流多为层流，而中心气道则易形成湍流。影响气道阻力的主要因素是气道半径。当气流为层流时，气道阻力与气道半径的 4 次方成反比，即气道半径缩小 1/2，气流阻力即增大 16 倍。当气流为湍流时，气道阻力与气道半径的 5 次方成反比，即气道半径缩小 1/2，气流阻力增大 32 倍。

为排除肺容积对气道阻力的影响，通常以 FRC 位时的气道阻力为标准。气道阻力的倒数为气道传导率（Gaw），即 $Gaw = 1/Raw = V/\Delta P$，表示每单位驱动压所引起的流量。Gaw 与 FRC 之比称为比气道传导率（sGaw），即 $sGaw = Gaw/FRC$，表示每单位肺容积的气道传导率，更适宜进行不同肺容积个体之间的比较。

（二）测定方法

由 $Raw = \Delta P/V$ 公式可见，测定气道阻力需要两个数据：肺泡和气道开口处的压力差和流量。流量可用流量仪测定，气道压力差可通过以下方法测定。

1. 脉冲震荡法

脉冲震荡法将信号源与被测试对象分离，信号源外置，由震荡器产生外加的压力信号，施加于平静呼吸时受试者的呼吸系统，测量该系统对该压力的流速改变，这样就测得了呼吸阻力。由于测定是在呼吸运动状态下测定，所以脉冲震荡法测得的阻力不只是一般所说的气道阻力（黏性阻力），而是整个呼吸系统的阻力，包括气道、肺组织、胸廓的黏性、弹性和惯性阻力，即为呼吸阻抗（Zrs）。

呼吸总阻抗中的黏性阻力绝大部分来自气道，包括中心气道阻力和周边气道阻力两部分，所以 IOS 测定气道阻力时，不同频率的震荡波传导的距离不同，反映的部位也不同，如低频震荡波，频率低，波长长，能量大，被吸收的也少，能到达呼吸系统各部分，反映总气道阻力；而高频震荡波，频率高，波长短，能量小，被吸收的又多，震荡波就不能达到细小的支气管，所以只能反映中心气道阻力的变化。

2. 体积描记仪法

在压力型体描仪中，密闭箱的容积是固定的。在呼吸过程中，不但有呼气和吸气流量的变化，同时也有箱内压力和肺泡内压力的同步变化。在 FRC 位受试者通过呼吸流速传感器作浅快呼吸时，可在屏幕上显示呼吸流量（V）对箱压的变化（P_{box}）坐标图（图 1-10）以及口腔压力（P_m）对肺容积改变（V）坐标图（图 1-11）。由于测试时气流暂时阻断，使呼吸道与肺泡形成一密闭空间，此时测得的口腔压改变（ΔP_m）等于肺泡压（ΔP_A）改变。由于胸廓容积的增量即肺容积的增量（ΔV）等于密闭舱容积的减量，而密闭舱容积的减少引起舱内压的增高，因此肺容积的变化与舱内压变化成正比关系。

口腔压代表肺泡压，箱内压反映了胸腔内压。阻断器在平静呼气末关闭，同时受试者继续吸气动作，口腔压降低，同时箱内压升高。箱内压的增高反映了胸腔内气体容积的变化。曲线末端代表了吸气末水平（$P_m - \Delta P_m$，$V + \Delta V$）。曲线的斜率取决于阻断器关闭时肺内气体的容积，即 FRC。

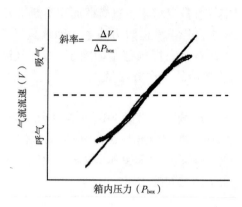

图 1-10　呼吸流量（V）变化与体描箱内压力（P_{box}）变化曲线

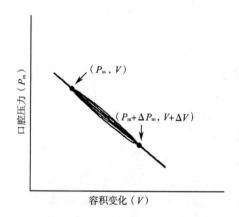

图 1-11　口腔压力（P_m）变化与肺容积（V）变化曲线

因 $Raw = \Delta P/V$，在受试者浅快呼吸过程中，阻断器开放时可以得到气流流速（V）与箱内压之间的关系，即 V/P_{box}；在阻断器关闭时，可以得到肺泡压（P_A）与箱内压之间的关系，即 P_A/P_{box}。将上述两条曲线的斜率相除，即可计算出气道阻力。

（三）临床意义

1. 支气管哮喘

哮喘患者的气道阻力增加，特别是发作期，即使在缓解期，气道阻力也较正常增高 2~3 倍。其吸气相和呼气相的阻力皆明显增加，呼气相更显著。这是因为哮喘患者主要病理改变是支气管黏膜充血、水肿和平滑肌痉挛，气道的基本结构仍完整，肺组织的结构正常，因此吸气相和呼气相的气道阻力皆增加，但由于呼气时气道内径缩小，所以呼气时气道阻力增加更明显。

2. 慢性阻塞性肺疾病

急性加重期和缓解期患者 Raw 均增高，其中呼气相阻力显著高于吸气相阻力的增加，同时呼气流量也呈相应降低。这是因为慢性阻塞性肺疾病的主要病理特点是肺组织弹性减弱。气道管壁破坏，肺组织对支气管的环状牵引力减弱，致使气道口径缩小，在呼气相容易出现塌陷，甚至完全陷闭，而吸气时在胸腔和间质负压的作用下仍能保持开放，因此呼气相气道阻力显著增加，而吸气相增加有限，甚至基本正常。此外，慢性阻塞性肺疾病患者小气道黏膜充血、水肿、痰栓等使气道狭窄，也是造成气道阻力增加的重要原因。同时由于肺组织各部位"时间常数"不一致，"慢速充盈"肺泡充气和排空的速度较慢，对周围的肺泡管造成压迫，引起阻塞。

3. 气道阻塞

气管内有黏液、渗出物、气道肿瘤、异物、瘢痕或气管外病变压迫等原因引起的气道阻塞均会导致气道阻力增加。

（张　松）

第二章

慢性阻塞性肺疾病

第一节 概述

慢性阻塞性肺疾病（COPD）是一种重要的慢性呼吸系统疾病，患病人数多，病死率高。由于 COPD 呈缓慢进行性发展，严重影响患者的劳动能力和生活质量。目前 COPD 在全球已成为第四位的致死原因，已引起世界各国的重视。在我国 COPD 同样也是一种常见病，严重影响广大人民的身体健康。近年来 COPD 流行病学调查表明，我国 40 岁以上人群中 COPD 的患病率为 8.2%，在世界上处于较高的发病率。据统计，在我国死因顺位中，COPD 占据第三位，而在农村中，COPD 则占死因的首位。由于我国是农业大国，农村人口占 80%，故对 COPD 预防和治疗更具有十分重要的意义。

我国早在 20 世纪 70 年代起就重视 COPD 的预防和治疗，做了大量的临床和实验室研究。美国胸科学会（ATS）、英国胸科学会（BTS）和欧洲呼吸学会（ERS）分别对 COPD 的诊断和治疗提出了各自的指南。但各国医学会制订的 COPD 诊治指南，对 COPD 的认识存在着一定的差异。2001 年 4 月，美国国立心、肺、血液学会（NHLBI）和 WHO 共同发表了"慢性阻塞性肺疾病全球创议"（GOLD），旨在引起全世界对 COPD 有足够的重视，降低 COPD 的发病率和病死率，帮助 COPD 患者逆转疾病发展趋势。GOLD 在现有各国医学会 COPD 指南的基础上，结合 COPD 近年研究新进展，提出了意见一致的研究报告，即 COPD 诊断、处理和预防的全球创议。由于 COPD 临床诊断和治疗的进展，GOLD 每年都在不断更新。

一、COPD 的定义

COPD 是一种可以预防、可以治疗的疾病，伴有一些显著的肺外效应，这些肺外效应与患者疾病的严重性相关。肺部病变的特点为不完全可逆性气流受限，这种气流受限通常进行性发展，与肺部对有害颗粒或气体的异常炎症反应有关。

COPD 的定义强调了 COPD 是可以预防和治疗的，其目的是给患者呈现出一个积极的前景，并鼓励医疗卫生工作者在 COPD 防治中勇于探索，克服对 COPD 的消极、悲观情绪，提倡采取乐观的应对态度。当患者有咳嗽、咳痰或呼吸困难症状和（或）疾病危险因素接触史时，应考虑 COPD。慢性咳嗽、咳痰常先于气流受限许多年存在，但不是所有有咳嗽、咳痰症状的患者均会发展为 COPD。

　　肺功能检查可明确诊断 COPD，即在应用支气管扩张剂后，FEV_1 占预计值% < 80%，同时 $FEV_1/FVC < 70\%$ 表明存在气流受限，并且不能完全逆转。为改进 COPD 的诊断，应努力提供标准化的肺功能检查。

　　在 COPD 的定义中采用了"气流受限"，而未用"气道阻塞"，是因为单纯肺气肿时，气道并无器质性阻塞性病变，但由于肺泡组织的弹性降低，因而肺泡压降低，使气流流速减慢、受阻。此外，细支气管上均附着有肺泡组织，当其弹性降低时，作用在细支气管壁上的牵拉力量也降低，使细支气管变窄，因而使流速减慢。在这种情况下，如果仍然称为"气道阻塞"，显然易被误解为气道内存在器质性阻塞性病变，故使用"气流受限"这一名称较为合理。

二、慢性支气管炎

　　慢性支气管炎指除外慢性咳嗽的其他各种原因后，患者每年慢性咳嗽、咳痰 3 个月以上，并连续 2 年，不一定伴有气流受限。由此可见，慢性支气管炎的定义是以症状学为基础的，具有这些症状的患者，其中一部分伴有气流受限，或者暂时没有出现气流受限，但是经过若干年后病情可以发展，从而出现气流受限。然而，另外一部分患者虽具有慢性咳嗽、咳痰症状，但始终不出现气流受限，此时，只能诊断为慢性支气管炎，而不能诊断为 COPD。与 COPD 有关的慢性支气管炎只是指伴有气流受限的慢性支气管炎。

三、肺气肿

　　肺部远端的气室到末端的细支气管出现异常持久的扩张，并伴有肺泡壁和细支气管的破坏而无明显的纤维化。"破坏"是指呼吸性气室扩大且形态缺乏均匀一致，肺泡及其组成部分的正常形态被破坏和丧失。这里需指出：慢性支气管炎的定义属于临床范畴，而肺气肿的定义为病理解剖术语。

四、COPD 与慢性支气管炎、肺气肿、支气管哮喘等之间的关系

　　COPD 与慢性支气管炎和肺气肿关系密切，但临床上患者有咳嗽、咳痰等症状时，并不能立即可诊断 COPD。如患者只有"慢性支气管炎"和（或）"肺气肿"，而无气流受限，则不能诊断为 COPD，患者仅可诊为单纯的"慢性支气管炎"和（或）"肺气肿"。虽然在各种类型的支气管哮喘中，许多特殊因素均可造成气流受限，但是根据支气管哮喘的定义，这种气流受限是可逆性的。所以如果支气管哮喘患者的气流受限能完全逆转，则患者没有合并 COPD。实际上在许多病例中，某些支气管哮喘患者并发的气流受限并不能完全逆转；而某些 COPD 患者却伴有气流受限的部分逆转，且合并气道高反应性，此时很难将这两类患者区分开。慢性支气管炎和肺气肿合并气流受限常同时存在，某些患者在患支气管哮喘的同时也可以并发这两种疾病，即慢性支气管炎和肺气肿。如果支气管哮喘患者经常暴露在刺激性物质中，如抽烟，也会发生咳嗽和咳痰，而咳嗽和咳痰是慢性支气管炎的一项重要特征。这类患者可诊断为"哮喘型支气管炎"或"COPD 的哮喘类型"。此外，已知病因或具有特异病理表现并有气流受限的一些疾病，如囊性纤维化、弥漫性泛细支气管炎或闭塞性细支气管炎等不包括在 COPD 内。

（张迎梅）

第二节　病因和发病机制

一、病因

COPD 的发病因素很多，迄今尚有许多发病因素还不够明了。近年来认为，COPD 有关发病因素包括个体易感因素以及环境因素两个方面，这两者相互影响。现在认为比较明确的个体易感因素为 α_1-抗胰蛋白酶缺乏，最主要的环境因素是吸烟，以及接触职业粉尘和化学物质（烟雾、过敏原、工业废气和室内空气污染等）。COPD 的危险因素还与烹调时产生的大量油烟和燃料产生的烟尘有关。

（一）个体因素

1. 遗传因素

某些遗传因素可增加 COPD 发病的危险性。常见遗传危险因素是 α_1-抗胰蛋白酶的缺乏。目前认为 α_1-抗胰蛋白酶的重度缺乏与非吸烟者的肺气肿形成有关。

2. 气道高反应性

支气管哮喘和气道高反应性被认为是发展成为 COPD 的重要危险因素，与某些基因因素和环境因素等相关的复杂发病因素有关。气道高反应性可能与吸烟或暴露于其他的环境因素相关。

（二）环境因素

1. 吸烟

吸烟为 COPD 重要发病因素，吸烟能使支气管上皮纤毛变短，不规则，纤毛运动发生障碍，降低局部抵抗力，削弱肺泡吞噬细胞的吞噬、灭菌作用，又能引起支气管痉挛，增加气道阻力。吸烟者肺功能的异常率较高，并多有呼吸道症状，FEV_1 的年下降率较快，吸烟者死于 COPD 的人数较非吸烟者为多。但并不是所有的吸烟者都可能发展为 COPD，这表明遗传因素可能起了一定的作用。被动吸烟也可能导致呼吸道症状以及 COPD 的发生。

2. 职业粉尘和化学物质

职业粉尘及化学物质（烟雾、过敏原、工业废气及室内空气污染等）的浓度过大或接触职业粉尘以及化学物质时间过久，均可导致与吸烟无关的 COPD 的发生。接触某些特殊的物质、刺激性物质、有机粉尘及过敏原能够使气道反应性增加，尤其当气道已接触其他的有害物质，吸烟或合并哮喘时更易并发 COPD。

3. 大气污染

化学气体，如氯、氧化氮、二氧化硫等烟雾，对支气管黏膜有刺激和细胞毒性作用。空气中的烟尘或二氧化硫明显增加时，慢性支气管炎的急性发作就显著增多。其他粉尘，如二氧化硅、煤尘、棉屑、蔗尘等也刺激支气管黏膜，使气道清除功能遭受损害，为细菌入侵创造条件。城市重度的空气污染对于存在心肺疾患的患者来说极其有害。燃料燃烧不完全及烹调时的油烟引起的室内空气污染也是 COPD 的危险因素。

4. 感染

呼吸道感染也是 COPD 发病和加剧的一个重要因素，目前认为肺炎球菌和流感嗜血杆菌可能为 COPD 急性发作的主要病原菌。病毒也对 COPD 的发生和发展起重要作用，肺炎衣原体和肺炎支原体与 COPD 发病的直接关系仍有待于进一步阐明。儿童期的重度呼吸道感染和成年时的肺功能降低及呼吸系统症状的发生有关。此外，低出生体重也与 COPD 的发生有关。

5. 社会经济地位

COPD 的发病与患者社会经济地位的相关性可能与室内外空气污染的不同程度、营养状况或其他和社会经济地位有关的因素等有一定的内在联系。

6. 其他

除上述因素外，气候变化，特别是寒冷空气能引起黏液分泌物增加，支气管纤毛运动减弱。在冬季，COPD 患者的病情波动与温度和温差有明显关系。迷走神经功能失调也可能是本病的一个内因，大多数患者有迷走神经功能失调现象。部分患者的副交感神经功能亢进，气道反应性较正常人增强。

二、发病机制

COPD 的发病学研究有很大进展，比较流行的发病机制如下。

（一）细胞机制

吸烟和其他吸入刺激物能诱发周围气道和肺实质内的炎性反应，并激活巨噬细胞。巨噬细胞在 COPD 的炎性过程中起了重要作用，被激活的巨噬细胞、上皮细胞和 CD8 T 淋巴细胞可释放出中性粒细胞趋化因子，巨噬细胞还能生成蛋白分解酶。COPD 患者的支气管肺泡灌洗液中巨噬细胞数目比正常可增加 5 ~ 10 倍，巨噬细胞主要集中在肺气肿最为显著的中心腺泡带。此外，肺泡壁上巨噬细胞和 T 淋巴细胞的数目与肺实质破坏的程度呈正相关。通过释放出中性粒细胞蛋白酶和其他蛋白酶，巨噬细胞在肺气肿蛋白持续分解的过程中起了重要作用，并进一步造成肺实质的破坏和刺激气道内黏液的过度分泌。白介素-8（IL-8）对中性粒细胞有选择性地吸附作用，在 COPD 患者的诱生痰液中存在高浓度的IL-8。巨噬细胞、中性粒细胞和气道上皮细胞均可分泌 IL-8。COPD 发病过程中，IL-8 在中性粒细胞所致的炎症中起了相当重要的作用。IL-8 的水平与中性粒细胞数量相关，并与气流受限的程度相匹配。COPD 患者的痰液中存在着高浓度的肿瘤坏死因子-α（TNF-α），可起动核因子-κB（NF-κB）的转录，随之又转向 IL-8 基因的转录。

气道内的白三烯 B$_4$（LTB$_4$）同样是一种重要的中性粒细胞趋化因子。α_1-抗胰蛋白酶（α_1-AT）缺乏的患者，其肺泡巨噬细胞可分泌大量的 LTB$_4$。T 淋巴细胞在 COPD 中的作用尚不清楚。优势的 CD8 细胞（抑制 T 细胞），通过释放多种酶，如颗粒酶和穿透因子，诱发肺实质细胞的凋亡。吸烟者仅少数发生肺气肿，其原因与肺内的抗蛋白酶水平有关，而抗蛋白酶水平由抗蛋白酶基因突变所决定（基因多态现象）。例如，约10% 的肺气肿患者可发生基因突变。突变位于基因的调节部位，提示 α_1-AT 产生的调节具有防御功能，尤其是在急性感染时期。

（二）蛋白酶—抗蛋白酶系统失衡

肺气肿是由于蛋白酶—抗蛋白酶系统失衡所致。蛋白酶可以消化弹性蛋白和肺泡壁上的其他蛋白结构，其中有中性粒细胞弹性酶（NE）、组织蛋白酶、基质金属蛋白酶（MMP）、颗粒酶、穿透因子。抗蛋白酶系统能对抗蛋白酶的作用，其中最重要的有 α_1-AT、分泌型白细胞蛋白酶抑制剂（SLPI）、基质金属蛋白酶组织抑制剂（TIMP）等。NE 为一种中性丝氨酸蛋白酶，是肺内促弹性组织离解活动的主要成分。NE 可消化连接组织和蛋白聚糖，从而导致肺气肿的形成。NE 除能使肺组织基质分解外，还可造成气道扩张、纤毛上皮变形和黏液腺增生以及纤毛摆动消失。NE 也有潜在的刺激黏液分泌的功能，并能从上皮细胞内诱发释放 IL-8，故可促使气道炎症的发生，形成慢性支气管炎。在 α_1-AT 缺乏的患者中，NE 在调节弹性组织离解中起主要作用；但是在吸烟所致的 COPD 患者中，NE 并不起主要的弹性组织离解酶作用。与吸烟相关的 COPD 中，吸烟所产生的氧化剂则起了重要作用。吸烟可造成肺泡内巨噬细胞的激活和中性粒细胞的募集，同时释放出中性粒细胞趋化因子，产生更多的炎症介质，并降价弹性蛋白和胶原。此外，吸烟也通过 α_1-AT 的氧化失活与 NE 的结合率的降低而造成肺组织的损伤。

蛋白酶 3 为另一种中性粒细胞中的中性丝氨酸蛋白酶，参与这些细胞的弹性组织离解活动。组织蛋白酶 G 为中性粒细胞的半胱氨酸蛋白酶，也参与弹性组织离解活动，组织蛋白酶 B、L 和 S 由巨噬细胞释放。MMPs 是一组 20 个相似的肽链内切酶，能降解肺实质所有细胞外基质成分，包括弹性蛋白、胶原、蛋白多糖、层黏素和纤维结合素。MMPs 是由中性粒细胞、肺泡巨噬细胞和气道上皮细胞所生成。肺气肿时支气管肺泡灌洗液中的胶原酶（MM-1）和明胶酶（MM-9）的水平增加。肺气肿患者肺泡灌洗液中，巨噬细胞内 MM-9 和 MMP1 的表达也高于正常人。肺泡巨噬细胞也能表达特有的 MMP1，即巨噬细胞金属—弹性酶。

对抗和平衡这些蛋白酶的物质是一组抗蛋白酶。其中较为重要的有 α_1-AT，也称为α_1-蛋白酶抑制剂，是一种肺实质内的主要抗蛋白酶，在肝内合成，再从血浆内分泌出去。遗传性的纯合子 α_1-AT 缺乏可能产生严重的肺气肿，尤其是吸烟者，但在 COPD 病例中这种基因型疾病少于 1%。α_1-AT 为对抗 NE 的主要成分，但不是唯一的抗蛋白酶成分。此外还有 α_1-抗糜蛋白酶，该酶主要存在于肺内，纯合子个体其水平较低，患 COPD 的危险性也增加。SLPI 为气道中最重要的保护物质，来自气道上皮细胞，为气道提供局部防御机制。MMP 可对抗基质金属蛋白酶的效应。

（三）氧化剂的作用

氧化剂在 COPD 的病理生理过程中起了重要作用。香烟中存在大量的氧化剂，活化的炎症细胞也能产生内源性氧化剂，这些炎症细胞包括中性粒细胞和肺泡巨噬细胞。COPD 患者呼出气中的凝集水内的过氧化氢（H_2O_2）增加，在急性加重期尤为明显，可说明内源性氧化剂生成增加。氧化剂以下列几种方式参与 COPD 的病理过程，包括损害血清蛋白酶抑制剂，加强弹性酶的活性和增加黏液的分泌。此外，氧化剂能活化转录 NF-κB，NF-κB 可协助转录其他许多炎症因子，包括 IL-8、TNF-α、诱导型一氧化氮（iNO）合成酶和诱导型环氧化酶。氧化剂通过直接氧化作用于花生四烯酸，而产生异前列腺素。COPD 患者中异前列腺素是增加的，对气道产生多种效应，包括支气管缩窄，增加血浆漏出和黏液过度分泌。

（四）感染

下呼吸道细菌感染和慢性炎症加剧了肺损伤，造成了支气管纤毛清除系统的破坏，寄生于上呼吸道的细菌移生至下呼吸道。细菌首先附着在黏膜内皮细胞上，一方面释放细菌产物，造成气道内皮细胞损伤；另一方面，炎症细胞释放各种细胞因子和蛋白酶，破坏了蛋白酶与抗蛋白酶系统平衡，从而促进了 COPD 的进展。肺炎衣原体慢性感染在 COPD 的发病中起了重要作用，COPD 患者在肺炎衣原体感染后，产生的免疫反应与机体因素有着密切的关系，如吸烟、慢性疾病、长期应用糖皮质激素、老年及某些基因因素等，均参与了免疫反应的调节及所产生 Th2 类型的免疫反应。如需清除细胞内感染的肺炎衣原体，则需要强有力的 Th1 免疫反应。细胞内持续寄殖的肺炎衣原体必然会引起机体的免疫反应，吸烟所致的炎症加重了肺炎衣原体产生的慢性感染，吸烟和肺炎衣原体的协同效应共同参与了气道阻塞的病理过程。

（五）黏液过度分泌和小气道阻塞

吸烟和吸入某些刺激性气体可使气道内分泌物增加。其机制涉及气道感觉神经末梢反射性增加了黏液分泌，并直接刺激某些酶的生成，如 NE。长期刺激可造成黏膜下腺体的过度增生和杯状细胞增殖，也能导致黏蛋白基因（MUC）的上调。目前已认识到人类至少有9种 MUC 基因，但尚不清何种基因在慢性支气管炎症时呈过度表达。黏液的过度分泌为气流阻塞的危险因素。因各种刺激物诱发的慢性气道炎症过程，其特征为中性粒细胞浸润，导致各种趋化因子释放，如巨噬细胞释放出 IL-8 和 LTB_4，从而导致周围气道的阻塞。进一步促使纤维生成介质分泌，偶可造成周围气道纤维化及周围气道的慢性炎症和结构重组。

（六）血管的病理改变

COPD 时，因长期慢性缺氧可导致肺血管广泛收缩和肺动脉高压，常伴有血管内膜增生，使原来缺乏血管平滑肌的血管出现血管平滑肌，某些血管发生纤维化和闭塞，造成肺循环的结构重组，少数 COPD 患者可发生肺心病。肺血管结构重组的过程中可能涉及血管上皮生长因子、成纤维生成因子以及内皮素-1（ET-1）。慢性缺氧所致的肺动脉高压患者中，肺血管内皮的 ET-1 表达显著增加，COPD 患者尿中的 ET-1 分泌也明显升高。ET-1 通过 ETA 受体诱发肺血管平滑肌的纤维化和增生，在 COPD 后期产生的肺动脉高压中起了一定的作用。

（张迎梅）

第三节　病理和病理生理

一、病理

常见病理改变有支气管黏液腺增生、浆液腺管的黏液腺化生、腺管扩张杯状细胞增生、灶状鳞状细胞化生和气道平滑肌肥大。慢性支气管炎黏液腺扩大为非特异性。

呼吸性细支气管显示明显的单核细胞炎症。膜性细支气管（直径＜2 mm）有不同程度的黏液栓、杯状细胞化生、炎症；平滑肌增生及纤维化管腔狭窄而扭曲。以上改变以及因肺气肿而引起的气道外部附着的肺泡丧失使气道横切面减少。

COPD 合并肺气肿时有 3 种类型：①中心型肺气肿，从呼吸性细支气管开始并向周围扩展，在肺上部明显；②全小叶肺气肿，均匀影响全部肺泡，在肺下部明显，通常在纯合子 α_1 抗胰蛋白酶缺乏症见到；③远端腺泡性肺气肿或旁间隔肺气肿，远端气道、肺泡管与肺泡囊受损，位于邻近纤维隔或胸膜。

小气道病变是气流阻塞的主要原因。早期病变是呼吸性细支气管单核细胞炎症。炎症性纤维化、杯状细胞化生黏液栓或黏液脓栓以及终末支气管平滑肌肥大是重要原因。附着于细支气管的肥大细胞由于肺气肿破坏而使细支气管塌陷也是重要原因。气流阻塞的另一原因是支气管及细支气管痉挛收缩。

二、病理生理

COPD 肺部病理学的改变导致相应的疾病特征性的生理学改变，包括黏液高分泌、纤毛功能失调、气流受限、肺过度充气、气体交换异常、肺动脉高压和肺心病。黏液高分泌和纤毛功能失调导致慢性咳嗽及多痰，这些症状可出现在其他症状和病理生理异常发生之前。呼气气流受限，是 COPD 病理生理改变的标志，是疾病诊断的关键，主要是由气道固定性阻塞及随之发生的气道阻力的增加所致。肺泡附着的破坏，这使小气道维持开放的能力受损，在气流受限中所起的作用较小。

COPD 进展时，外周气道阻塞、肺实质破坏及肺血管的异常减少了肺气体交换容量，产生低氧血症，以后出现高碳酸血症。在 COPD 晚期（Ⅲ级：重度 COPD）出现的肺动脉高压是 COPD 重要的心血管并发症，与肺心病的形成有关，提示预后不良。

（张迎梅）

第四节 临床表现

一、病史

COPD 患病过程有以下特征：①患者多有长期较大量吸烟史；②职业性或环境有害物质接触史，如较长期粉尘、烟雾、有害颗粒或有害气体接触史；③家族史，COPD 有家族聚集倾向；④发病年龄及好发季节，多于中年以后发病，症状好发于秋、冬季节，常有反复呼吸道感染及急性加重史，随病情进展，急性加重愈渐频繁；⑤COPD 后期可出现低氧血症和（或）高碳酸血症，并发慢性肺源性心脏病（肺心病）和右心衰竭。

二、症状

每个 COPD 患者的临床病情取决于症状严重程度（特别是呼吸困难和运动能力的降低）、全身效应和患者患有的各种并发症，而并不是仅仅与气流受限程度相关。COPD 的常见症状：①慢性咳嗽通常为首发症状，初起咳嗽呈间歇性，早晨较重，以后早晚或整日均有咳嗽，但夜间咳嗽并不显著，少数病例咳嗽不伴咳痰，也有少数病例虽有明显气流受限，但无咳嗽症状；②咳嗽后通常咳少量黏液性痰，部分患者在清晨较多，并发感染时痰量增多，常有脓性痰，并发感染时可咳血痰或咯血；③气短或呼吸困难是 COPD 的标志性症状，是患者焦虑不安的主要原因，早期仅于劳力时出现，此后逐渐加重，以致日常活动甚至休息时也感气短；④喘息和胸闷可为 COPD 的症状，但无特异性，部分患者特别是重度患者有喘息，胸部紧闷感通常于劳力后发生，与呼吸费力、肋间肌等容性收缩有关；⑤COPD 的肺外效应——全身效应，其中体重下降、营养不良和骨骼肌功能障碍等常见，此外，还有食欲减退、精神抑郁和（或）焦虑等，COPD 的并存疾病很常见，合并存在的疾病常使 COPD 的治疗变得复杂，COPD 患者发生心肌梗死、心绞痛、骨质疏松、呼吸道感染、骨折、抑郁、糖尿病、睡眠障碍、贫血、青光眼、肺癌的危险性增加。

三、体征

COPD 早期体征可不明显。随疾病进展，常有以下体征：①视诊及触诊胸廓形态异常，包括胸部过度膨胀、前后径增大、剑突下胸骨下角（腹上角）增宽及腹部膨凸等，常见呼吸变浅，频率增快，辅助呼吸肌如斜角肌及胸锁乳突肌参加呼吸运动，重症可见胸腹矛盾运动，患者不时采用缩唇呼吸以增加呼气量，呼吸困难加重时常采取前倾坐位，低氧血症者可出现黏膜及皮肤发绀，伴右心衰竭者可见下肢水肿、肝大；②叩诊时由于肺过度充气，使心浊音界缩小，肺肝界降低，肺叩诊可呈过清音；③听诊两肺呼吸音可减低，呼气延长，平静呼吸时可闻及干啰音，两肺底或其他肺野可闻及湿啰音；心音遥远，剑突部心音较清晰响亮。

四、COPD 急性加重期的临床表现

COPD 急性加重是指 COPD 患者急性起病，患者的呼吸困难、咳嗽和（或）咳痰症状变化超过了正常的日间变异，须改变原有治疗方案的一种临床情况。COPD 急性加重的最常见原因是气管—支气管感染，主要是病毒、细菌感染所致。但是约 1/3 的 COPD 患者急性加重不能发现原因。

COPD 急性加重的主要症状是气促加重，伴有喘息、胸闷、咳嗽加剧、痰量增加、痰液颜色和（或）黏度的改变及发热等，还可出现全身不适、失眠、嗜睡、疲乏、抑郁和精神紊乱等症状。与急性加重期前的病史、症状、体格检查、肺功能测定、血气分析等实验指标比较，对判断 COPD 严重程度甚为重要。对重症 COPD 患者，意识变化是病情恶化的重要指标。COPD 急性加重期的实验室检查如下。①肺功能测定，对于加重期患者，难以满意地进行肺功能检查，通常 $FEV_1 < 1$ L 可提示严重发作。②动脉血气分析，呼吸室内空气下，$PaO_2 < 8$ kPa（60 mmHg）和（或）$SaO_2 < 90\%$，提示呼吸衰竭，如 $PaO_2 < 6.67$ kPa（50 mmHg），$PaCO_2 > 9.33$ kPa（70 mmHg），pH < 7.30，提示病情危重，需要增加严密监护或住 ICU 治疗。③胸部 X 线检查和心电图（ECG）检查，胸部 X 线检查有助于 COPD 加重与其他具有类似症状疾病的鉴别，ECG 对右心室肥厚、心律失常及心肌缺血诊断有帮助，螺旋 CT 扫描和血管造影，或辅以血浆 D-二聚体检测是诊断 COPD 合并肺栓塞的主要手段，但核素通气—血流灌注扫描在此几无诊断价值，低血压和（或）高流量吸氧后 PaO_2 不能升至 8 kPa（60 mmHg）以上也提示肺栓塞诊断，如果高度怀疑合并肺栓塞，临床上需同时处理 COPD 加重和肺栓塞。④其他实验室检查，血红细胞计数及血细胞比容有助于识别红细胞增多症或出血，血白细胞计数通常意义不大，部分患者可增高和（或）出现中性粒细胞核左移，COPD 加重出现脓性痰是应用抗生素的指征，肺炎链球菌、流感嗜血杆菌及卡他莫拉菌是 COPD 加重常见的病原菌，因感染而加重的病例若对最初选择的抗生素反应欠佳，应及时根据痰培养及抗生素敏感试验指导临床治疗，血液生化检查有助于明确引起 COPD 加重的其他因素，如电解质紊乱（低钠血症、低钾血症和低氯血症等）、糖尿病危象或营养不良（低白蛋白）等，并可以了解合并存在的代谢性酸碱失衡。

（张迎梅）

第五节　辅助检查

一、肺功能检查

肺功能检查是判断气流受限且重复性好的客观指标，临床常用于 COPD 严重程度和治疗效果的肺功能指标有时间肺活量（FEV）、深吸气量（IC）、呼气峰流速（PEFR）、呼气中期最大流速（MMFR）、气道阻力和弥散功能等。

（一）时间肺活量

目前气流受限的常用肺功能指标是时间肺活量（图 2-1），即以第 1 秒用力呼气容积（FEV_1）和 FEV_1 与用力肺活量（FVC）之比（FEV_1/FVC）降低来确定的。时间肺活量对 COPD 的诊断、严重度评价、疾病进展、预后及治疗反应等均有重要意义。FEV_1/FVC 是 COPD 的一项敏感指标，可检出轻度气流受限。FEV_1 占预计值的百分比是中、重度气流受限的良好指标，变异性小，易于操作，应作为 COPD 肺功能检查的基本项目。吸入支气管扩张剂后 $FEV_1 < 80\%$ 预计值且 $FEV_1/FVC\% < 70\%$ 者，可确定为不能完全可逆的气流受限。

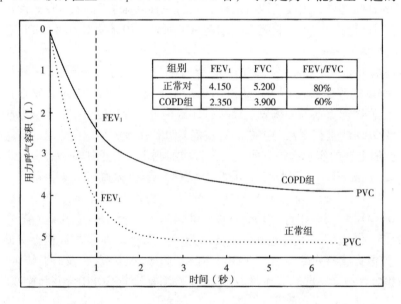

组别	FEV_1	FVC	FEV_1/FVC
正常对	4.150	5.200	80%
COPD组	2.350	3.900	60%

图 2-1　正常人和 COPD 患者的第 1 秒用力呼气容积（FEV_1）

FEV_1 是临床上评估 COPD 严重程度和支气管扩张药物疗效最重要的指标，也是肺通气功能指标，最常用 FEV_1、FVC 及 FEV_1/FVC。其中，FEV_1 由于检测结果稳定，可重复性好、分辨率高，应用最为广泛。临床上常以应用支气管扩张剂后，FEV_1 改善的最大程度来显示支气管扩张剂的即时效应，这有多种表达方式，如：FEV_1 改善值占基础 FEV_1 的百分数；占患者预计值的百分数；FEV_1 改善的绝对值等。上述表述方法各有其优缺点，相互之间并无优劣差别。美国胸科协会（ATS）及 GOLD 的专家认为，用药后 FEV_1 增加值占基础值的 12%，同时绝对值增加 200 mL 以上才表明患者对支气管扩张剂有反应。

FEV_1 应用虽然广泛，但也有局限性。由于 COPD 主要是小气道疾病，FEV_1 并不能敏感地反映小气道阻塞，同时其结果还与患者用力程度有关；而且 FEV_1 与患者平静呼吸及吹蜡烛或打喷嚏等日常生理活动也无关系；最重要的是，FEV_1 与 COPD 患者的一些临床指标，如呼吸困难及一些长期的预后指标，包括病死率或医疗诊治费用等相关性也不强。

第 1 秒用力呼气容积/肺活量（FEV_1/FVC）也常被用作观测气流阻塞性疾病患者长期疗效的指标，与 FEV_1 不同的是，这一指标与患者的年龄、性别、身高以及肺容量无关。$FEV_1/FVC\%$ 被认为是反映早期气流受限的敏感指标。因为 COPD 早期 FVC 可无明显变化，而 FEV_1 即可出现下降。故只要 FEV_1 有轻微下降，其比值就会有下降，能首先确定是否存在气流受限。只要 $FEV_1/FVC\% < 70\%$ 即可诊断 COPD，所以目前可以说 $FEV_1/FVC\% < 70\%$ 是 COPD 临床诊断肺功能的重要指标，也是"金标准"。

（二）深吸气量

肺功能检查中另一有意义的肺量计检测指标是深吸气量（IC）。有很多的 COPD 患者，在使用支气管扩张剂后虽然有明显效果，但其 FEV_1 却无显著改善，即"容量反映者"。在这些患者中，支气管扩张剂的应用导致患者肺容积下降，因而用药后进行肺量计检测时患者起始肺容积小于用药前。由于呼气流速与肺绝对容积呈正相关，肺容积下降后，仍采用传统肺通气功能指标如 FEV_1，则可能会忽略掉支气管扩张剂的疗效。当然，如果在检测 FEV_1 的同时也检测肺绝对容积，有助于明确避免这一误差，但这在实际工作中却不易实施。此时，如果采用深吸气量的指标，则可能避免这一误差。由于 FRC 下降，患者 IC 可有显著改善。IC 的检测相对比较容易，而且，IC 增加 0.3 L 则与患者呼吸困难的改善及活动耐力提高显著相关。但是，IC 检测的意义还需要更深入的研究。肺容积下降时，COPD 患者可在更低的、更舒适的肺容积基础状态下呼吸，因而有助于减轻呼吸困难。为了更准确地评测 COPD 患者使用支气管扩张剂的疗效，应常规检测 FEV_1 及深吸气量（图 2-2）。

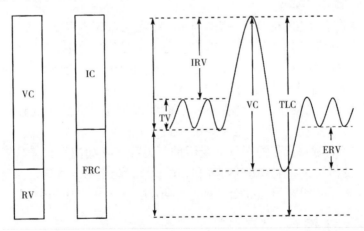

图 2-2　肺容量组成和 IC（深吸气量）

注　VC：肺活量；RV：残气量；IC：深吸气量；FRC：功能残气量；IRV：补吸气量；TV：潮气量；TLC：肺总量；ERV：补呼气量。

IC 同样是反映呼吸肌力特别是膈肌肌力的良好指标。COPD 是一个全身性疾病，重症 COPD 患者常有肌肉受累。如果全身肌肉重量下降达 30%，则膈肌的重量也同样可明显下降。肺功能指标与呼吸肌群张力有关，肺过度充气越严重，膈肌越低平，IC 越小。

吸气分数（深吸气量/肺总量，IC/TLC）也是一项有用的 COPD 严重程度的评估指标。近年研究表明，静态过度充气也能反映 COPD 的严重性，由于静态过度充气可能是动态过度充气的前体，在 COPD 症状产生中起重要作用。

（三）肺容量变化

COPD 患者在有效治疗后功能残气量和动态过度充气可出现改变。吸入支气管舒张剂后，COPD 患者活动耐力和呼吸困难有较明显的改善，这种改善与肺容量的降低有明显的关系，肺容量的降低表现为功能残气量（FRC）和肺动态过度充气的降低。肺容量增加对呼吸动力学有非常显著的不利影响：一方面降低吸气功能，动态过度充气改变了吸气肌的初长和形态，降低了吸气肌的收缩力和工作效率；另一方面增加呼吸做功和呼吸困难程度，COPD 患者产生内源性呼气末正压（PEEPi），患者必须首先产生足够的压力克服 PEEPi，使肺泡内压力低于大气压才能产生吸气气流，因此，胸腔内压下降幅度增加，吸气做功也相应增加。肺容量改变具有重要的生理学意义，肺容量的变化可能比通气功能（即 FEV_1）变化更敏感，可为 COPD 疗效评价的重要指标。

（四）其他指标

呼气峰流速（PEF）及最大呼气流量—容积曲线（MEFV）也可作为气流受限的参考指标，但 COPD 时 PEF 与 FEV_1 的相关性不够强，PEF 有可能低估气流阻塞的程度。气流受限也可导致肺过度充气，使肺总量（TLC）、功能残气量（FRC）和残气量（RV）增高，肺活量（VC）减低。TLC 增加不及 RV 增加的程度大，故 RV/TLC 增高。肺泡隔破坏及肺毛细血管床丧失可使弥散功能受损，一氧化碳弥散量（DLco）降低，DLco 与肺泡通气量（VA）之比（DLco/VA）比单纯 DLco 更敏感。

（五）支气管扩张试验

支气管扩张试验作为辅助检查有一定临床价值，结合临床表现可以协助区分 COPD 与支气管哮喘，也可获知患者应用支气管扩张剂后能达到的最佳肺功能状态。目前对支气管舒张试验有了新评价，我国 COPD 诊治指南指出，作为辅助检查，不论是用支气管舒张剂还是口服糖皮质激素进行支气管舒张试验，都不能预测疾病的进展。用药后 FEV_1 改善较少，也不能可靠预测患者对治疗的反应。患者在不同的时间进行支气管舒张试验，其结果也可能不同。

现在 GOLD 也不再建议仅仅根据气流受限的可逆程度（如使用支气管舒张剂或糖皮质激素后的 FEV_1 改变值）来鉴别 COPD 与哮喘，以及预计患者对支气管舒张剂或糖皮质激素长期治疗的反应。因为 COPD 可与哮喘并存，长期哮喘本身也可导致固定的气流受限。

二、胸部 X 线检查

胸部 X 线检查对确定肺部并发症及与其他疾病（如肺间质纤维化、肺结核等）鉴别有重要意义。COPD 早期胸部 X 线检查可无明显变化，以后出现肺纹理增多、紊乱等非特征性改变；主要 X 线征为肺过度充气：肺容积增大，胸腔前后径增长，肋骨走向变平，肺野透亮度增高，横膈位置低平，心脏悬垂狭长，肺门血管纹理呈残根状，肺野外周血管纹理纤细稀少等，有时可见肺大疱形成。并发肺动脉高压和肺源性心脏病时，除右心增大的 X 线征外，还可有肺动脉圆锥膨隆，肺门血管影扩大及右下肺动脉增宽等。

三、胸部 CT 检查

CT 检查一般不作为常规检查，但当诊断有疑问时，高分辨率 CT（HRCT）有助于鉴别诊断。另外，HRCT 对辨别小叶中心型或全小叶型肺气肿及确定肺大疱的大小和数量有很高的敏感性和特异性，对预计肺大疱切除或外科减容手术等的效果有一定价值。

此外，胸部 CT 由于能除外肺外结构的影像重叠，故可以反映肺组织的实际状况，能定量显示早期的肺气肿并准确分级。目前认为 CT 检查可早于肺通气功能检查发现肺解剖结构的异常，定量 CT 检查与肺组织学检查的结果相关性很好，是替代肺组织学检查最好的方法。运用计算机自动分级方法，CT 评分与 COPD 患者肺通气容量相关性很好，但与气流检查及血气检查结果相关性较差。定量 CT 在评价支气管炎气道病理解剖时用处还有限，但是将来随着高分辨率 CT 技术的发展，则可以定量检测气道的直/内径、气道壁的厚度。

四、血气分析

血气分析对晚期 COPD 患者十分重要。$FEV_1 < 40\%$ 预计值者及具有呼吸衰竭或右心衰竭临床征象者，均应做血气分析。血气异常首先表现为轻、中度低氧血症。随疾病进展，低氧血症逐渐加重，并出现高碳酸血症。呼吸衰竭的血气诊断标准为海平面吸空气时动脉血氧分压（PaO_2）< 60 mmHg（1 mmHg = 0.133 kPa）伴或不伴动脉血二氧化碳分压（$PaCO_2$）> 50 mmHg。

五、其他检查

低氧血症时，即 $PaO_2 < 7.32$ kPa 时，血红蛋白及红细胞可增高，血细胞比容 $> 55\%$ 可诊断为红细胞增多症。并发感染时，痰涂片可见大量中性粒细胞，痰培养可检出各种病原菌，如肺炎链球菌、流感嗜血杆菌、卡他摩拉菌、肺炎克雷伯菌等。

六、多因素分级系统（BODE）

虽然 $FEV_1\%$ 预计值对反映 COPD 严重程度、健康状况及病死率有用，但 FEV_1 并不能完全反映 COPD 复杂的严重情况，除 FEV_1 以外，已证明体重指数（BMI）和呼吸困难分级在预测 COPD 生存率等方面有意义。多因素分级系统（BODE）是比 FEV_1 更全面、更好地反映 COPD 预后的标准（表 2-1）。

表 2-1　BODE 评分细则

评分指标	BODE 评分的分值（各项累加，0~10 分）			
	0	1	2	3
$FEV_1\%$	≥65	50~64	36~49	≤35
6 分钟步行试验（m）	≥350	250~349	150~249	≤149
MMRC	0~1	2	3	4
BMI	>21	≤21		

如果将 FEV_1 作为反映气流阻塞的指标，呼吸困难分级作为症状的指标，BMI 作为反映营养状况的指标，再加上 6 分钟步行试验（6MWT）作为运动耐力的指标，将这 4 方面综合

起来建立一个多因素分级系统（BODE）。

BMI 等于体重（以 kg 为单位）除以身高的平方（以 m^2 为单位），BMI < 21 kg/m^2 的 COPD 患者病死率增加。

功能性呼吸困难分级，可用呼吸困难量表来评价：0 级，除非剧烈活动，无明显呼吸困难；1 级，当快走或上缓坡时有气短；2 级，由于呼吸困难比同龄人步行得慢，或者以自己的速度在平地上行走时需要停下来呼吸；3 级，在平地上步行 100 m 或数分钟后需要停下来呼吸；4 级，明显的呼吸困难而不能离开房屋或者当穿脱衣服时气短。

（张迎梅）

第六节　诊断和鉴别诊断

一、诊断

（一）全面采集病史进行评估

诊断 COPD 时，首先应全面采集病史，包括症状、既往史和系统回顾、接触史。症状包括慢性咳嗽、咳痰、气短。既往史和系统回顾应注意：童年时期有无哮喘、变态反应性疾病、感染及其他呼吸道疾病如结核；COPD 和呼吸系统疾病家族史；COPD 急性加重和住院治疗病史；有相同危险因素（吸烟）的其他疾病，如心脏、外周血管和神经系统疾病；不能解释的体重下降；其他非特异性症状，喘息、胸闷、胸痛和晨起头痛；要注意吸烟史（以包/年计算）及职业、环境有害物质接触史等。

慢性阻塞性肺疾病全球创议（GOLD）提出 COPD 诊断的主要线索为年龄大于 40 岁，出现以下任何症状，应考虑 COPD 的可能性，进行肺功能检查。临床症状本身不能诊断 COPD，但提示 COPD 的可能性。①呼吸困难：进行性（随时间恶化）、活动后加剧、持续性（每日都发生），患者诉说喘气费劲、呼吸用力、气不够用；②慢性咳嗽：可为间断，伴有多痰；③慢性咳痰：任何类型的痰量增多可能表明 COPD；④危险因素的接触史：吸烟、职业粉尘和化学物品、厨房烟尘和燃料等。

（二）诊断

COPD 的诊断应根据临床表现、危险因素接触史、体征及实验室检查等资料，综合分析确定。考虑 COPD 诊断的关键症状为慢性咳嗽、咳痰、呼吸困难及危险因素接触史，存在不完全可逆性气流受限是诊断 COPD 的必备条件。肺功能检查是诊断 COPD 的金标准。用支气管扩张剂后 $FEV_1 < 80\%$ 预计值及 $FEV_1/FVC < 70\%$ 可确定为不完全可逆性气流受限。凡具有吸烟史，和（或）环境职业污染接触史，和（或）咳嗽、咳痰或呼吸困难史者，均应进行肺功能检查。COPD 早期轻度气流受限时可有或无临床症状。胸部 X 线检查有助于确定肺过度充气的程度及与其他肺部疾病相鉴别。

GOLD 提出在诊断 COPD 时应该注意：①COPD 的诊断基础是患者有明显的危险因素接触史，以及有气流阻塞且不能完全逆转的实验室检查证据，可伴有或不伴有临床症状；②如果患者有咳嗽和多痰的症状，并且有危险因素接触史，无论有无呼吸困难，均应进行气流限制的测定，即肺功能检查；③诊断和评估 COPD 病情时，应用肺活量仪测定肺功能可作为一项"金"标准，其重复性强，标准化，能客观测定气流阻塞的程度；④在诊断和治疗 COPD 患者时应该使用肺活量仪；⑤所有 FEV_1 占预计值% <40% 或临床症状提示有呼吸衰竭或右心室衰竭时，均应进行动脉血气分析。

二、分级

COPD 严重程度分级是基于气流受限的程度。气流受限是诊断 COPD 的主要指标，反映了病理改变的严重程度。FEV_1 下降与气流受限有很好的相关性，故 FEV_1 的变化是严重度分级的主要依据。此外，还应考虑临床症状及并发症的程度。COPD 严重程度分为 4 级（表2-2）。

表2-2 COPD 病情严重程度分级

分级	特征
Ⅰ级：轻度 COPD	FEV_1/FVC <70%，但 $FEV_1 \geqslant 80\%$ 预算值
Ⅱ级：中度 COPD	FEV_1/FVC <70%，但 50% 预计值 $\leqslant FEV_1$ <80% 预计值
Ⅲ级：重度 COPD	FEV_1/FVC <70%，但 30% 预计值 $\leqslant FEV_1$ <50% 预计值
Ⅳ级：极重度 COPD	FEV_1/FVC <70%，但 FEV_1 <30% 预计值；或 FEV_1 <50% 预计值，合并慢性呼吸衰竭

注 FEV_1% 预计值为 FEV_1 占预计值百分比。

1. Ⅰ级

轻度 COPD，特征为轻度气流受限（FEV_1/FVC <70%，但 $FEV_1 \geqslant 80\%$ 预计值），通常可伴有或不伴有咳嗽、咳痰。此时，患者本人可能还未认识到自己的肺功能是异常的。

2. Ⅱ级

中度 COPD，特征为气流受限进一步恶化（50% 预计值 $\leqslant FEV_1$ <80% 预计值）并有症状进展和气短，运动后气短更为明显。此时，由于呼吸困难或疾病的加重，患者常去医院就诊。

3. Ⅲ级

重度 COPD，特征为气流受限进一步恶化（30% 预计值 $\leqslant FEV_1$ <50% 预计值），气短加剧，并且反复出现急性加重，影响患者的生活质量。

4. Ⅳ级

极重度 COPD，为严重的气流受限（FEV_1 <30% 预计值）或者合并有慢性呼吸衰竭。此时，患者的生活质量明显下降，如果出现急性加重，则可能有生命危险。

COPD 病程可分为急性加重期与稳定期。COPD 急性加重期是指在疾病过程中，患者短期内咳嗽、咳痰、气短和（或）喘息加重，痰量增多，呈脓性或黏脓性，可伴发热等炎症明显加重的表现。稳定期则指患者咳嗽、咳痰、气短等症状稳定或症状轻微。

三、鉴别诊断

GOLD 强调指出，COPD 应与支气管哮喘、支气管扩张症、充血性心力衰竭、肺结核等相鉴别（表2-3）。

表 2-3　COPD 的鉴别诊断

疾病	鉴别诊断要点
COPD	中年发病，症状缓慢进展，长期吸烟史，活动后气促，大部分为气流不可逆性受限
支气管哮喘	早年发病（通常在儿童期），每日症状变化快，夜间和清晨症状明显，也可有过敏史、鼻炎和（或）湿疹，哮喘家族史，气流阻塞大部分可逆
充血性心力衰竭	听诊肺基底部可闻及细啰音，胸部 X 线检查示心脏扩大、肺水肿，肺功能测定示限制性通气障碍（而非气流受限）
支气管扩张	大量脓痰，常伴有细菌感染，粗湿啰音、杵状指，胸片或 CT 示支气管扩张、管壁增厚
肺结核	所有年龄均可发病，胸部 X 线检查示肺浸润性病灶或结节状阴影，微生物检查可确诊，流行地区高发
闭塞性细支气管炎	发病年龄较轻且不吸烟，可能有类风湿关节炎病史或烟雾接触史，CT 在呼气相显示低密度影
弥漫性泛细支气管炎	大多数为男性非吸烟者，几乎所有患者均有慢性鼻窦炎，胸部 X 线检查和 HRCT 显示弥漫性小叶中央结节影和过度充气征

（一）支气管哮喘

COPD 主要与支气管哮喘进行鉴别诊断。一般认为 COPD 患者有重度的吸烟史，影像学上有肺气肿的证据，弥散功能降低，慢性低氧血症等支持 COPD 的诊断。而支气管哮喘则与上述 4 项特征相反，且应用支气管扩张剂或皮质激素后肺功能显著改善则支持哮喘的诊断。但在目前影像学和生理测定技术的情况下，对某些慢性哮喘与 COPD 作出明确的鉴别是不可能的。然而，此时 COPD 的治疗与支气管哮喘是相似的。

1. COPD 与支气管哮喘发病机制的差异

COPD 的炎症过程与支气管哮喘有着本质上的差别，当然少数患者可同时患有这两种疾病，具有这两种疾病的临床和病理生理特征。甚至有时鉴别 COPD 和支气管哮喘相当困难。几乎所有支气管哮喘患者周围血中的嗜酸性粒细胞均有增加，而 COPD 急性加重期也可有嗜酸性粒细胞的增多。重症哮喘患者则在气道中有中性粒细胞的炎症过程，这与 COPD 相似。

但是，COPD 与支气管哮喘的病因、病程中涉及的炎症细胞、产生的炎症介质均不同，且对皮质激素治疗的效果也不一样。COPD 炎症过程中，涉及的炎症细胞主要有中性粒细胞、CD8 细胞，较多的巨噬细胞；而哮喘炎症时参与的炎症细胞主要是肥大细胞、嗜酸性粒细胞、CD4 细胞，少许巨噬细胞。COPD 的主要炎症介质有 LTB_4、$TNF-\alpha$、IL-8 和较多的氧化剂作用参与；而哮喘炎症介质主要有白三烯 D_4（LTD_4）、组胺、白介素 IL-4、IL-5、IL-13 和少许的氧化剂作用参与。COPD 患者中，炎症效应主要作用于周围气道，气道高反应性不明显，常伴有气道上皮化生和中度的纤维化，有肺实质的破坏和较多的黏液分泌；而支气管哮喘患者中，炎症效应作用于所有气道，具有显著的气道高反应性，常伴有气道上皮细胞脱落，通常不累及肺实质，黏液分泌不多。

2. COPD 与支气管哮喘的临床鉴别诊断

虽然 COPD 与支气管哮喘的鉴别诊断有时存在一定的困难，但是临床上仍可依据以下数点鉴别诊断 COPD 与支气管哮喘（表 2-4）。COPD 多于中年后起病，哮喘则多在儿童或青少年期起病；COPD 症状缓慢进展，逐渐加重，严重时合并肺心病；支气管哮喘则症状起伏大，极少合并肺心病；COPD 多有长期吸烟史和（或）有害气体、颗粒接触史，支气管哮喘患者则常伴过敏体质、过敏性鼻炎和（或）湿疹等，部分患者有哮喘家族史；COPD 时气流受限基本为不可逆性，哮喘时则多为可逆性。然而，部分病程较长的哮喘患者已发生气道重塑，气流受限不能完全逆转；而少数 COPD 患者伴有气道高反应性，气流受限部分可逆。此时应根据临床及实验室所见全面分析，必要时做支气管激发试验、支气管扩张试验和（或）最大呼气流量（PEF）昼夜变异率来进行鉴别。在少部分患者中，两种疾病可重叠存在。

表 2-4　COPD 和支气管哮喘的区别

鉴别点	COPD	支气管哮喘
发病时间	多于中年后起病	多在儿童或青少年期起病
病史特点	多有长期吸烟史和（或）有害气体、颗粒接触史	常伴有过敏体质、过敏性鼻炎和（或）湿疹等，部分有哮喘家族史
症状	逐渐进展	间断发作
体征	严重时合并肺心病	极少有肺心病
对支气管扩张剂的效应	<12%	>12%
PEF 变异程度	<12%	>12%
对糖皮质激素的效应	<12%	>12%
炎症细胞	中性粒细胞	嗜酸性粒细胞

注　PEF，呼出气峰流速。

此外，COPD 与支气管哮喘相鉴别时，病史很重要，支气管哮喘常有过敏史，常因某些刺激而发生阵发性的哮喘发作或加重，又可经治疗或不经治疗而自然缓解，这些特点在COPD 是不具备的。肺功能有利于协助区别 COPD 和哮喘，二者均可有 FEV_1 的降低，但吸入支气管扩张剂后，哮喘的 FEV_1 改善率大于 COPD，一般以吸入支气管扩张剂后 FEV_1 改善 $\geq 12\%$ 为判断标准。如果患者吸入支气管扩张剂之后，FEV_1 改善 $\geq 12\%$，则有助于哮喘的诊断。现在不再建议仅仅根据气流受限的可逆程度（如使用支气管舒张剂的 FEV_1 改变值）来鉴别 COPD 与哮喘，在实际鉴别诊断时应综合评价，把病史、体征、X 线与肺功能等检查结合起来判断才比较可靠。因有一部分 COPD 患者经支气管扩张或吸入糖皮质激素治疗，FEV_1 的改善率也可能 $\geq 12\%$。

COPD 的炎症过程与支气管哮喘有着本质上的差别，当然少数患者可同时患有这两种疾病，具有这两种疾病的临床和病理生理特征（图 2-3）。甚至有时鉴别 COPD 和哮喘相当困难。几乎所有哮喘患者周围血中的嗜酸性粒细胞均增多，而 COPD 急性加重期也可有嗜酸性粒细胞增多。重症哮喘患者则在气道中有中性粒细胞的炎症过程，这与 COPD 相似。临床实际工作中，有时 COPD 与支气管哮喘很难区别，典型的支气管哮喘容易诊断，如以喘息为首发症状，有过敏史，发作间期症状消失，肺功能恢复正常。典型的 COPD 也容易诊断，如老年吸烟者，长年咳嗽、咳痰伴肺气肿，无过敏史，肺功能持续减退。但在这两个极端之间，常有一些患者出现重叠症状，即慢性喘息支气管炎，这些患者常先有多年的吸烟、咳嗽、咳痰，而后出现哮喘，于病情加重时，肺部出现广泛的哮鸣音，经治疗后哮鸣音有不同程度的减少，甚至完全消失，许多患者也有过敏表现与血 IgE 水平增高、嗜酸性粒细胞增多，这类患者的诊断最为困难，这类患者实际上是慢性支气管炎合并了支气管哮喘。对在慢性支气管炎的基础上发生了具有上述支气管哮喘发作特点的哮鸣可诊断为慢性支气管炎合并支气管哮喘，而且许多慢性支气管炎合并支气管哮喘的患者，其气道阻塞最终发展为不可逆，因此可以将慢性支气管炎合并支气管哮喘归入 COPD 的范畴。

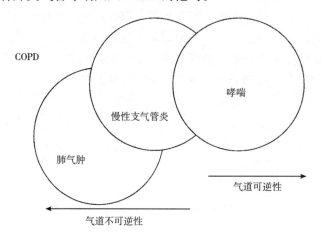

图 2-3　支气管哮喘和 COPD 的关系和重叠

3. COPD 与支气管哮喘的实验室鉴别辅助方法

COPD 与支气管哮喘的鉴别有时比较困难，支气管扩张试验可协助鉴别这两种疾病。虽然 COPD 与支气管哮喘患者均可有 FEV_1 的下降，但这两种疾病气流受限的可逆程度并不相同，因而结合临床能协助鉴别 COPD 与支气管哮喘。方法如下。

（1）试验前患者应处于临床稳定期，无呼吸道感染。试验前 6 小时、12 小时分别停用短效与长效 β_2 受体激动剂，试验前 24 小时停用长效茶碱制剂。

（2）试验前休息 15 分钟，然后测定 FEV_1，共 3 次，取其最高值，吸入 β_2 受体激动剂 400 μg，或 160 μg 以上抗胆碱药物，或二者联合使用。吸入短效支气管扩张剂 10 ~ 15 分钟后再测定 FEV_1 3 次，取其最高值。

（3）计算 FEV_1 改善值。

$$\frac{吸药后 FEV_1 - 吸药前 FEV_1}{吸药前 FEV_1} \times 100\% \geqslant 12\%$$

如果 FEV_1 改善值≥12%，而且 FEV_1 绝对值在吸入支气管扩张剂后增加 200 mL 以上，为支气管扩张试验阳性，表示气流受限可逆性较大。结合临床可以协助支持支气管哮喘的诊断，如吸入支气管扩张剂后，FEV_1 改善率 <12%，则有 COPD 的可能性。

必须指出，10% ~ 20% 的 COPD 患者支气管扩张试验或皮质激素可逆试验也可出现阳性，故单纯根据这一项检查来鉴别 COPD 或支气管哮喘是不可取的，应结合临床表现及其他实验室检查结果，进行综合判断才比较可靠。

（二）充血性心力衰竭

COPD 的重要临床表现之一是呼吸困难，而呼吸困难是心功能不全（充血性心力衰竭）的重要症状之一，有时临床上 COPD 需要与充血性心力衰竭相鉴别。

充血性心力衰竭产生呼吸困难的主要原因包括：①长期肺淤血，导致肺泡弹性减退和限制性通气功能障碍；②心排血量减少与血流速度减慢，换气功能障碍，可导致低氧血症与二氧化碳潴留；③肺循环压力增高，导致反射性呼吸中枢兴奋性增高。

充血性心力衰竭的主要症状为呼吸困难、端坐呼吸、发绀、咳嗽、咳血性痰、衰弱、乏力等。痰中有大量的心力衰竭细胞。体检发现左心增大、心前区器质性杂音、肺动脉瓣区第二心音亢进、奔马律、双肺底湿啰音等。臂—舌循环时间延长。

充血性心力衰竭所致呼吸困难的临床特点有：①患者有重症心脏病存在，如高血压心脏病、二尖瓣膜病、主动脉瓣膜病、冠状动脉粥样硬化性心脏病等；②呼吸困难在坐位或立位减轻，卧位时加重；③肺底部出现中、小湿啰音；④X 线检查心影有异常改变，肺门及其附近充血或兼有肺水肿征；⑤静脉压正常或升高，臂—舌循环时间延长。

急性右心衰竭见于肺栓塞所致的急性肺源性心脏病，主要表现为突然出现的呼吸困难、发绀、心动过速、静脉压升高、肝大与压痛、肝颈回流征等。严重病例（如巨大肺栓塞）迅速出现休克。

COPD 合并肺源性心脏病时，临床上需与反复发生肺血栓栓塞所致的慢性肺源性心脏病相鉴别。但两者一般较容易区别，COPD 患者往往有长期咳喘病史，而肺血栓栓塞所致的肺源性心脏病则有深静脉血栓病史；COPD 患者有肺气肿体征，听诊可闻及哮鸣音或干啰音，胸部 X 线检查显示肺部过度充气等，肺功能检查可发现气流受限。而肺血栓栓塞所致肺源性心脏病则缺乏这些特点。

（三）支气管扩张

支气管扩张患者有时可合并气流受限，以往将支气管扩张归入 COPD，目前已将支气管扩张与 COPD 分开。GOLD 特别指出，COPD 应该与支气管扩张相鉴别。支气管扩张多数有肺炎病史，特别是麻疹、百日咳、流感等所继发的支气管性肺炎。咯血是支气管扩张的常见症状，约 90% 的患者有不同程度的咯血，并可作为诊断的线索。咯血可在儿童期开始，支气管扩张的咯血有两种不同表现。

1. 小量咯血

在经常有慢性咳嗽、脓痰较多情况下，同时有小量咯血；有时在咯血前先有一段咳嗽较重的感染阶段。因感染，支气管内肉芽组织充血及损伤小血管而导致咯血。

2. 大咯血

由于支气管有炎症性变，血管弹性纤维被破坏，管壁厚薄不匀或形成假血管瘤，加以炎症影响下，易破裂而引起大咯血。血量每次超过 300 mL，色鲜红，常骤然止血（因此种出血常来自支气管动脉系统，压力高，而动脉血管壁弹性好，收缩力强，故可较快止血）。

患者病程虽长，但全身情况比较良好。咳嗽和咳痰也为常有的症状，咳嗽可轻微，也可相当剧烈；咳嗽和咳痰常与体位改变有关，如在晨起或卧床后咳嗽可加剧，咳痰增多。痰量可为大量，每日达数百毫升（湿性型）。痰液静置后可分为 3 层：上层为泡沫状黏液，中层为较清的浆液，下层为脓液及细胞碎屑沉渣。有些患者痰量甚少（干性型），如并发感染，痰量随之增多，并有发热、咯血等。

支气管扩张的好发部位是下肺，左下叶较右下叶多见，最多累及下叶基底支。病变部位出现呼吸音减弱和湿性啰音，位置相当固定，体征所在的范围常能提示病变范围的大小。常有杵状指（趾）。

胸部 X 线检查不易确诊支气管扩张，但可排除慢性肺脓肿及慢性纤维空洞型肺结核。

如患者有支气管扩张的临床表现，胸部 X 线检查又显示一侧或双侧下肺纹理增粗、紊乱及蜂窝状小透明区，或见有液平面，则支气管扩张的可能性最大，支气管造影检查可确定诊断，并对明确病变部位及决定治疗方案有重要意义。在进行支气管造影前，应做痰结核菌检查，以除外结核性支气管扩张。

胸部 HRCT 可用于支气管扩张的诊断，HRCT 诊断支气管扩张的敏感性为 63.9%~97.0%，特异性为 93%~100%。HRCT 可显示 2 mm 支气管，增强影像清晰度。支气管扩张的 CT 表现有：①柱状支气管扩张，如伴发黏液栓，呈柱状或结节状高密度阴影，当支气管管腔内无内容物时，表现为支气管管腔较伴随的肺动脉内径明显增大，管壁增厚，呈现为环状或管状阴影，肺野外带见到较多的支气管影像；②囊状支气管扩张，常表现为分布集中，壁内、外面光滑的空腔，有时可见液平；③支气管扭曲及并拢，因肺部病变牵拉导致支气管扩张时，常合并支气管扭曲及并拢。

（四）肺结核

与 COPD 不同，肺结核患者以青壮年占大多数，常以咯血为初发症状而就诊。咯血后常有发热，是由于病灶播散及病情发展所致。患者常同时出现疲乏、食欲减退、体重减轻、午后潮热、盗汗、脉快和心悸等全身中毒症状。

咯血是肺结核患者常见的症状，且常为提示此病诊断的线索。咯血量可多可少，多者一次可达 500 mL，少则仅为痰中带血。血色鲜红。咯血与结核病变的类型有一定的关系，多见于浸润型肺结核、慢性纤维空洞型肺结核和结核性肺炎，而少见于原发性综合征和急性血行播散性肺结核。咯血程度并不一定与病灶大小成比例，小的病灶可有较多的咯血，而病灶广泛的反可无咯血。出血量常和血管损害程度有关。血管壁渗透性增高所致的咯血，出血量少，但持续时间较长，而小血管的破裂则多引起小量出血，这多由于慢性活动性肺结核所致。大咯血多为肺动脉分支破损所致，其中以空洞内形成的动脉瘤破裂所致的大咯血为多。

肺结核的诊断主要依靠症状、体征、胸部 X 线检查和痰结核菌检查。如青壮年患者一侧肺尖部经常听到湿啰音，又有上述全身性中毒症状，则支持活动性肺结核的诊断。胸片检查通常能确定病灶的存在、性质及范围。因此，定期进行胸片检查能及时发现早期病灶，并有助于早期治疗。有以下表现应考虑肺结核的可能：①咳嗽、咳痰 3 周或以上，可伴有咯血、胸痛、呼吸困难等症状；②发热（常午后低热），可伴盗汗、乏力、食欲降低、体重减轻、月经失调；③结核变态反应引起的过敏表现，结节性红斑、泡性结膜炎和结核风湿症等；④结核菌素皮肤试验，我国是结核病高流行国家，儿童普种卡介苗，阳性对诊断结核病意义不大，但对未种卡介苗儿童则提示已受结核分枝杆菌（简称结核菌）感染或体内有活动性结核病，当呈现强阳性时表示机体处于超过敏状态，发病概率高，可作为临床诊断结核病的参考指征；⑤患肺结核时，肺部体征常不明显。肺部病变较广泛时可有相应体征，有明显空洞或并发支气管扩张时可闻及中、小水泡音。

临床上细菌学检查是肺结核诊断的确切依据，但并非所有的肺结核都可得到细菌学证实。胸部 X 线检查也常是重要的，肺结核胸部 X 线表现有：①多发生在肺上叶尖后段、肺下叶背段、后底段；②病变可局限也可多肺段侵犯；③X 线影像可呈多形态表现（即同时呈现渗出、增殖、纤维和干酪性病变），也可伴有钙化；④易合并空洞；⑤可伴有支气管播散灶；⑥可伴胸腔积液、胸膜增厚与粘连；⑦呈球形病灶时（结核球）直径多在 3 cm 以内，周围可有卫星病灶，内侧端可有引流支气管征；⑧病变吸收慢（1 个月以内变化较小）。

痰结核菌检查阳性可确诊为肺结核，且可肯定病灶为活动性。但痰菌阴性并不能否定肺结核的存在，对可疑病例须反复多次痰液涂片检查，如有需要，可采取浓集法、培养法、PCR 法、BACTEC 法。在咯血前后，因常有干酪性坏死物脱落，其中痰菌阳性率较高。

（五）闭塞性细支气管炎

闭塞性细支气管炎是一种小气道疾病，患者可能有类风湿关节炎病史或烟雾接触史，发病年龄通常较轻且不吸烟。临床表现为快速进行性呼吸困难，肺部可闻及高调的吸气中期干鸣音；胸部 X 线检查提示肺过度充气，但无浸润阴影，CT 在呼气相显示低密度影。肺功能显示阻塞性通气功能障碍，而一氧化碳弥散功能正常。肺活检显示直径为 1～6 mm 的小支气管和细支气管的瘢痕狭窄和闭塞，管腔内无肉芽组织息肉，而且肺泡管和肺泡正常。闭塞性细支气管炎对皮质激素治疗反应差，患者常预后不良。

（六）弥漫性泛细支气管炎（DPB）

DPB 是一种鼻窦—支气管综合征，其特征为慢性鼻窦炎和支气管炎症。主要表现为慢性咳嗽、咳痰，伴有气流受限和活动后呼吸困难，并可导致呼吸功能障碍。常有反复发作的肺部感染，并可诱发呼吸衰竭。DPB 是以肺部呼吸性细支气管为主要病变区域的特发性、弥漫性、炎性和阻塞性气道疾病。DPB 与 COPD 在临床症状有相似之处，但 DPB 具有特殊的病理学和影像学表现。目前国内临床医师对 DPB 仍认识不足，DPB 可被误诊为 COPD、支气管扩张和肺间质纤维化等。

1. 临床表现

DPB 通常隐匿、缓慢发病，常见症状为咳嗽、咳痰及活动时气短。几乎所有患者都有慢性鼻窦炎的病史，通常发生于 20～40 岁，男性多于女性。肺部听诊可闻及湿啰音、干啰音或高调的喘鸣音。早期可出现低氧血症，伴有发绀及轻度杵状指。慢性鼻窦炎症状有鼻塞、流脓性鼻涕、嗅觉减退等。

2. 胸部 X 线检查

表现为含气量增加所致的肺透亮度增强和两肺野弥漫性小结节状和粟粒样阴影。结节直径 2～5 mm，边缘不清，形状不规整，主要分布于双肺肺底部。这种小结节的存在有别于 COPD。轻度的支气管扩张常可发生于中叶和舌叶，表现为双轨征。随着病情进展，有些病例可有囊性病变或弥漫性支气管扩张。

CT 显示小结节或粟粒样阴影的特点，表现为：①弥漫性小结节影和线状阴影，小叶中心性小颗粒状，肺小动脉逐渐分支变细，在其前端或其邻近可见小结节，宛如"小雪团挂在树枝上"的影像，而且与胸壁有少许间隔是其特点，CT 上的圆形影常散在分布于胸膜至支气管和血管分支的末端以及叶中部区域；②小支气管和细支气管扩张，细支气管扩张表现为双轨状或小环形，多数病例以两肺下叶最明显，多呈弥漫性，在其近端的细支气管常有扩张和肥厚；③支气管壁增厚；④常合并中叶和舌叶肺不张。

3. 肺功能检查

表现为阻塞性损害，FEV_1 降低，某些进展性的病例中，在阻塞性肺功能损害的基础上可伴有限制性通气障碍。但肺顺应性和弥散功能多在正常范围，血气分析显示早期低氧血症，晚期伴有高碳酸血症。残气量（RV）和残气量与肺总量之比（RV/TLC）通常是增加的。如肺泡通气不足加重，可出现高碳酸血症，病程较长者可并发肺动脉高压和肺源性心脏病，最终将演变为慢性呼吸衰竭。

诊断 DPB 的最低条件为：慢性鼻窦炎、慢性咳嗽、多痰和活动性呼吸困难；X 线上表现为弥漫结节影，其边缘不清，肺功能为阻塞性障碍；冷凝集试验呈持续性的增加。通常在其疾病过程中，大部分患者有这些临床特点。

DPB 和 COPD 虽均表现为阻塞性通气功能障碍，但 COPD 患者的胸部 X 线检查缺乏结节状阴影；病理学检查有助于对本病的确诊。DPB 的病理诊断标准：①淋巴组织增生（淋巴滤泡的肥大、增生），淋巴细胞和浆细胞浸润；②脂肪吞噬细胞（泡沫细胞）的聚集；③胶原纤维化（纤维化）。上述 3 项的改变中至少有 2 项者，可诊断 DPB。

弥漫性泛细支气管炎是一种慢性和进展性疾病，预后较差。疾病的进展依赖于炎症部位的范围和严重程度，以及慢性气道感染的并发症。采用长期、低剂量红霉素疗法，DPB 患者的预后得到了显著的改善。

（张迎梅）

第七节　治疗

一、稳定期的治疗

慢性阻塞性肺疾病（COPD）稳定期治疗目的主要是减轻症状，阻止 COPD 病情发展，同时缓解或阻止肺功能下降，改善 COPD 患者的活动能力，提高其生活质量，达到降低病死率的目标。

（1）教育与管理：通过教育与管理可以提高患者及有关人员对 COPD 的认识和自身处理疾病的能力，更好地配合治疗和预防措施的实施，减少反复加重，维持病情稳定，提高生活质量。主要内容包括：①教育与督促患者戒烟；②使患者了解 COPD 的病理生理与临床基础知识；③掌握一般和某些特殊的治疗方法；④学会自我控制病情的技巧，如腹式呼吸及缩唇呼吸锻炼等；⑤了解赴医院就诊的时机；⑥社区医生定期随访管理。

（2）控制职业性或环境污染，避免或防止粉尘、烟雾及有害气体吸入。

二、药物治疗

药物治疗用于预防和控制症状，减少急性加重的频率和严重程度，提高运动耐力和生活质量。

（一）支气管舒张剂

支气管舒张剂可松弛支气管平滑肌、扩张支气管、缓解气流受限，是控制 COPD 症状的主要治疗措施。短期按需应用可缓解症状，长期规则应用可预防和减轻症状，增加运动耐力。但不能使所有患者的 FEV_1 得到改善。

主要的支气管舒张剂有 β_2 受体激动剂、抗胆碱药及甲基黄嘌呤类，根据药物的作用及患者对治疗的反应选用。定期用短效支气管舒张剂较为便宜，但不如长效支气管舒张剂方便。不同作用机制与作用时间的药物联合可增强支气管扩张作用、减少不良反应。短效 β_2 受体激动剂与抗胆碱药异丙托溴铵联合应用与各自单用相比，可使 FEV_1 获得较大与较持久的改善；β_2 受体激动剂、抗胆碱药和（或）茶碱类药物联合应用，肺功能与健康状况亦可获进一步改善。

1. β_2 受体激动剂

β_2 受体是一种广泛分布于呼吸道平滑肌、上皮细胞和内皮细胞膜上的跨膜受体，尤以小气道和肺泡中的数量居多。β_2 受体激动剂主要作用于呼吸道平滑肌细胞中的 β_2 受体，以舒张支气管。同时 β_2 受体激动剂还能抑制气道的胆碱能神经递质传递，减少血浆蛋白的渗出和细胞因子的分泌，增加气道的排痰作用，改善心血管的血流动力学，降低肺动脉高压，改善膈肌的耐力和收缩力，对减轻气道炎症和预防 COPD 病情恶化有重要意义。

β_2 受体激动剂可通过吸入或口服应用，临床常用的口服制剂有丙卡特罗和特布他林等。丙卡特罗为第三代高度选择性支气管 β_2 受体激动剂，对心脏的作用要明显弱于特布他林，该药在舒张支气管平滑肌的同时，还具有较强抗过敏和促进呼吸道纤毛运动的作用，因此还具有祛痰和镇咳作用。上述口服制剂均可有心悸、手颤等不良反应，临床应用受到一定限制。

临床上稳定期以吸入制剂为主，常用短效制剂主要有沙丁胺醇、间羟舒喘宁等，为定量雾化吸入剂，由支气管吸收迅速，数分钟内开始起效，15～30 分钟达到峰值，持续疗效 4～5 小时，每次剂量100～200 μg（每喷 100 μg），24 小时不超过 12 喷。主要用于缓解症状，按需使用。沙美特罗与福莫特罗为长效支气管舒张剂，通过定量吸入装置吸入，起效快，且不良反应少。福莫特罗可于 3～5 分钟起效。沙美特罗在 30 分钟起效，作用持续 12 小时以上。沙美特罗 50 μg，每日 2 次，可改善 COPD 患者的健康状况。

2. 抗胆碱药

COPD 患者的迷走神经张力较高，而支气管基础口径是由迷走神经张力决定的，迷走神经张力越高，则支气管基础口径越窄，此外，各种刺激均能刺激迷走神经末梢，反射性地引起支气管痉挛，抗胆碱药可与迷走神经末梢释放的乙酰胆碱竞争性地与平滑肌细胞表面的胆碱能受体相结合，因而可阻断乙酰胆碱所致的支气管平滑肌收缩。随着药物研究的发展，尤其是异丙托溴铵季胺结构类药物的发现，抗胆碱药已成为安全有效的支气管扩张剂，选择性、长效胆碱能受体阻断剂的临床应用，使其扩张支气管的作用明显增加，在气流阻塞性疾病尤其是 COPD 治疗中占据重要地位。抗胆碱药在 COPD 的很多阶段都被提倡使用，能提高患者肺功能和健康相关的生活质量及运动耐力，降低急性发作和病死率。目前临床上用于 COPD 治疗的抗胆碱药主要有：①短效抗胆碱药，如异丙托溴铵、氧托溴铵；②长效抗胆碱药，如噻托溴铵；③短效 β_2 受体激动剂和抗胆碱药联合制剂，如沙丁胺醇/异丙托溴铵。

（1）异丙托溴铵：属于水溶性的阿托品季胺类衍生物，经胃肠道黏膜吸收很少，不易被全身吸收，不能透过血脑屏障，从而可避免吸入后出现类似阿托品的一些不良反应，在 COPD 治疗中发挥着重要作用。异丙托溴铵为非亚型选择性的抗胆碱药，同时阻断 M_1、M_2、M_3 受体，而阻断 M_2 受体会导致更多的乙酰胆碱释放，降低其扩张支气管的作用。目前临床常用短效抗胆碱药主要为异丙托溴铵，起效 30～90 分钟，作用持续时间 3～6 小时，较 β_2 受体激动剂起效慢但作用期长，尤其适用于需立即缓解症状且不能耐受 β_2 受体激动剂的患者。

异丙托溴铵用定量吸入器（MDI）每日喷 3～4 次，每次 2 喷，每喷 20 μg，必要时每次可喷 40～80 μg，剂量越大则作用时间越长；水溶液用雾化吸入（用雾化器）每次剂量可用至 0.5 mg。定量吸入时，开始作用时间比沙丁胺醇等短效 β_2 受体激动剂慢，但持续时间长，30~90 分钟达最大效果，维持 6~8 小时。由于此药不良反应少，可长期吸入，资料显示，早期 COPD 患者吸入异丙托品每日 3 次，每次 40 μg，经 5 年观察，未发现耐药与明显的不良反应。而抗胆碱药（溴化异丙托品）有效、持久的支气管扩张效应，长期使用抗胆碱药能改善基础肺功能，并可增加气道气流和改善 COPD 患者健康状况。

（2）噻托溴铵：是一种长效季胺类抗胆碱药，选择性结合 M 受体，能较快地从 M_2 受体解离，而与 M_1、M_3 受体结合时间较长，尤其与 M_3 受体结合时间长达 34.7 小时，支气管扩张作用 1~3 小时达峰，持续时间 >24 小时，每日 1 次给药，疗效持久，时间长，支气管扩张效果明显。该药作为一种选择性和长效的抗胆碱药，与 M 受体的结合力约是异丙托溴铵的 10 倍，支气管扩张作用更强。使用方便，提高了患者的治疗依从性，在 COPD 的治疗中具有特异、强大的抗胆碱能作用。噻托溴铵 18 μg，每日 1 次吸入治疗，支气管扩张作用优于异丙托溴铵每日 4 次。噻托溴铵能显著缓解呼吸困难临床症状，提高 COPD 患者活动耐力，降低 COPD 急性发作的频率和严重程度，持续、显著改善肺功能。噻托溴铵不易被胃肠道吸收，安全性较好，全身不良反应小，主要的不良反应为口干，发生率为 10%~16%，能较易耐受。研究表明，噻托溴铵可以有效改善 COPD 患者的肺功能，改善健康相关的生活质量，降低急性加重和相关住院风险，降低病死率。目前尚未发现其对支气管扩张作用有耐受性。

（3）抗胆碱药和 β_2 受体激动剂联合应用：抗胆碱药和 β_2 受体激动剂具有不同的作用机制，为联合应用提供了理论依据和理论基础。当单独使用药物吸入治疗不能很好地控制 COPD 患者临床症状时，可以推荐联合用药，尤其吸入性抗胆碱药和 β_2 受体激动剂联合，能更好地缓解症状，提高肺功能。噻托溴铵的支气管扩张作用大于 24 小时，联合长效 β_2 受体激动剂（LABA），达到更快的支气管平滑肌的松弛。研究显示，噻托溴铵联合福莫特罗较噻托溴铵单用，显著提高 FEV_1，更好地缓解呼吸困难症状，减轻 COPD 急性加重。严重气流受限、反复急性加重、持续呼吸困难的 COPD 患者，推荐抗胆碱药和 β_2 受体激动剂以及糖皮质激素联合吸入治疗。

3. 茶碱类药物

茶碱类药物可解除气道平滑肌痉挛，在 COPD 应用广泛。另外，还有改善心搏血量、扩张全身和肺血管，增加水盐排出，兴奋中枢神经系统、改善呼吸肌功能以及某些抗炎作用等。但总体来看，在一般治疗血浓度下，茶碱的其他多方面作用不很突出。缓释型或控释型茶碱每日 1 次或 2 次口服可达稳定的血浆浓度，对 COPD 有一定的效果。茶碱血浓度监测对估计疗效和不良反应有一定的意义。血清中茶碱浓度大于 5 $\mu g/mL$，即有治疗作用；茶碱在较高的血清水平时，有一种剂量—治疗效应的相应关系。但是当茶碱水平上升到一定的水平时，药物的治疗作用就不再增加。在茶碱的血清水平达到 15 $\mu g/mL$ 之后，FEV_1 就变得平坦，症状也不再改善，然而茶碱的不良反应却会显著增加，甚至在治疗水平范围内也会发生，故大于 15 $\mu g/mL$ 时不良反应明显增加。吸烟、饮酒、服用抗惊厥药和利福平等可引起肝脏酶受损并减少茶碱半衰期。老年人、持续发热、心力衰竭和肝功能明显障碍者，同时应用西咪替丁、大环内酯类药物（红霉素等）、氟喹诺酮类药物（环丙沙星等）和口服避孕药等都可使茶碱血浓度增加。

茶碱在治疗 COPD 中有多系统效应，具体如下。

（1）茶碱对呼吸系统的效应：茶碱能使严重的 COPD 患者改善通气，使陷闭气体的容量减少。茶碱能增加呼吸肌的强度和效能，并能增加膈肌血流，故能预防和减轻 COPD 患者的膈肌疲劳。COPD 患者使用茶碱治疗后，其肺功能的改进与呼吸肌功能的改善密切相关。茶碱也能增加气道内黏液的清除，通过降低气道对刺激物的反应性，能减轻气道的炎症反应和分泌物的量，从而缓解支气管痉挛。

（2）茶碱对心血管系统的效应：茶碱也是一种肺血管扩张剂，可增加心肌收缩力，所以能改善右心室功能，因而可使 COPD 患者的运动能力提高和改善 COPD 患者的生活质量。

（3）茶碱对中枢通气驱动力的效应：茶碱类药物也是一种呼吸兴奋剂，能在中枢中起到增加中枢通气驱动力的作用。

临床上应用茶碱治疗 COPD 时应注意以下几方面：①开始使用茶碱治疗时，应使用相对较低的剂量（如在中等身材的成年 COPD 患者中，可选用缓释制剂）；②通过几日对患者的观察，如治疗效应不明显，可适当增加剂量；③如有不良反应出现，则应测定血清茶碱水平，并根据所测结果重新调整茶碱剂量；④如果有低氧血症，发热，充血性心力衰竭或肝功能不全等，茶碱的清除率下降，则应暂时降低茶碱的剂量；⑤加用其他药物时应该慎重，因为可能影响茶碱的清除率或产生中毒的可能，必要时应测定茶碱的血清浓度，西咪替丁、喹诺酮应尤为小心，因为此二药可迅速增加血清茶碱的水平；⑥无论患者还是医师发现有茶碱的不良反应表现时，应立即测定茶碱的血浓度，并应相应地降低茶碱剂量。

（二）糖皮质激素

糖皮质激素对支气管哮喘的治疗效果较好，但对 COPD 的效果目前尚不清楚，一般来说，只有 10%～15% 的患者对皮质激素治疗有效，故对于糖皮质激素在 COPD 治疗中的应用，仍有不同的意见。在 COPD 患者应用糖皮质激素应取谨慎态度。在 COPD 急性加重期，可考虑口服或静脉滴注糖皮质激素，但要尽量避免大剂量长期应用。通常糖皮质激素可通过 3 种途径给药：静脉、口服和吸入。急性加重期可口服或静脉给药，一般试用泼尼龙 30～40 mg/d，7～10 日，但是这种全身给药的方法，有糖皮质激素的不良反应，如肥胖、肌无力、高血压、心理障碍、糖尿病、骨质疏松、皮肤变薄等。10 日后，如无疗效，则停用；如有效，则改为吸入疗法。吸入疗法具有无或很少发生全身不良反应等优点，但对其疗效仍有争议。有研究表明，COPD 稳定期应用糖皮质激素吸入治疗并不能阻止其 FEV_1 的降低。吸入激素的长期规律治疗只适用于具有症状且治疗后肺功能有改善者。目前有关长期吸入激素治疗 COPD 的效果和安全性尚无结论。对稳定期 COPD 患者，不推荐长期口服糖皮质激素治疗。

1. 糖皮质激素在 COPD 稳定期的应用

COPD 稳定期治疗原则是根据病情采用个性化治疗方案，目标为提高生活质量，减少症状和并发症。目前认为 $FEV_1 < 50\%$ 预计值并有症状的 COPD 患者（Ⅲ、Ⅳ期）或反复加重的患者规律性吸入糖皮质激素治疗，可减少恶化次数，改善健康状态及降低病死率。吸入性糖皮质激素（ICS）作为 COPD 稳定期吸入用药，属于局部给药，与全身用药相比具有以下优点：①局部靶区域可达到较高的药物浓度，充分利用了药物剂量反应曲线的顶部；②较少的剂量进入全身，极大地减少不良反应的发生，增加药物的安全性，研究发现 ICS（布地奈德 800 μg/d 或丙酸氟替卡松 1 mg/d）能使稳定期 COPD 患者急性发作频率、就诊率降低，改善健康生活质量，降低气道高反应。

2. 联合用药

ICS 联合长效 β_2 受体激动剂（LABA）在 COPD 稳定期的疗效已明确。ICS 和 LABA 有相互促进作用，糖皮质激素可提高 β_2 肾上腺受体的表达，而 LABA 可加速激素受体核转位，促进诱导基因的转录和表达，增强糖皮质激素的抗炎效应。吸入氟替卡松，每次500 μg，每日 2 次，联合吸入沙美特罗，每次 50 μg，每日 2 次，可大幅减少气道炎症细胞，尤其是 $CD8^+T$ 细胞和巨噬细胞（$CD68^+$），对痰中性粒细胞有一定影响。两者在气道细胞内相互补充的这种生物效应在临床上产生协同效应，因此在气道平滑肌细胞和上皮细胞代谢，炎症介质释放及对呼吸道黏膜的保护作用等方面，两药联用的疗效比单用一种要好。中重度 COPD 患者应用氟替卡松/沙莫特罗 8 周，可以减少急性发作，改善健康状态，其效果明显优于单一用药，肺功能也有一定程度的改善。TORCH 研究证明，联合吸入治疗可以改善 COPD 患者的呼吸困难评分、6 分钟步行距离、生活质量评分等指标，并减少急性加重次数和住院次数。目前临床上常用的长效 β_2 受体激动剂和糖皮质激素联合制剂有福莫特罗/布地奈德、沙美特罗/氟替卡松、倍氯米松/福莫特罗、环索奈德/福莫特罗、莫米松/茚达特罗、卡莫特罗/布地奈德均等。

临床上对于严重气流受限、反复急性加重、持续症状的 COPD 患者，抗胆碱药和 β_2 受体激动剂以及糖皮质激素联合使用，可使其支气管达到最大程度的扩张。噻托溴铵＋沙美特罗＋氟替卡松 3 种药物联合应用吸入治疗 COPD，在住院次数、健康相关生活质量方面显示出相当明显的疗效。

（三）其他药物

1. 祛痰药（黏液溶解剂）

COPD 气道内可产生大量黏液分泌物，可促使继发感染，并影响气道通畅，应用祛痰药似有利于气道引流通畅，改善通气，但除少数有黏痰患者获效外，效果并不十分确切。常用药物有盐酸氨溴索、乙酰半胱氨酸等。

2. 抗氧化剂

COPD 气道炎症使氧化负荷加重，促使 COPD 的病理、生理变化。应用抗氧化剂如N-乙酰半胱氨酸，可降低疾病反复加重的频率。但目前尚缺乏长期、多中心临床研究结果，有待今后进行严格的临床研究考证。

3. 免疫调节剂

对降低 COPD 急性加重严重程度可能具有一定的作用，但尚未得到确证，不推荐作为常规使用。

4. 疫苗

流感疫苗可减少 COPD 患者的严重程度和死亡，可每年给予 1 次（秋季）或 2 次（秋、冬）。它含有灭活的或活的、无活性病毒，应每年根据预测的病毒种类制备。肺炎球菌疫苗含有 23 种肺炎球菌荚膜多糖，已在 COPD 患者应用，但尚缺乏有力的临床观察资料。

5. 中医治疗

辨证施治是中医治疗的原则，对 COPD 的治疗亦应据此原则进行。实践中体验到某些中药具有祛痰、支气管舒张、免疫调节等作用，值得深入地研究。

三、戒烟

大部分 COPD 患者发病与吸烟有关，目前戒烟在这些患者中是减缓 COPD 进展最有效的措施。现在常用的有尼古丁替代疗法及抗抑郁药物，但两者效果差，患者复吸率高。随着对尼古丁成瘾的神经机制逐渐明确，多种新型戒烟药物将应用于临床。伐尼克兰为 $\alpha_4-\beta_2$ 尼古丁受体部分拮抗剂，通过减轻或阻断尼古丁对人体的作用，帮助吸烟者戒烟。恶心是最常见的不良反应，其他还包括头痛、呕吐、肠胃胀气、失眠、多梦和味觉障碍。利莫那班是首个 1 型大麻素受体（CB1）拮抗剂，通过作用于大脑与脂肪组织中的大麻素受体来减少食物和烟草的摄取，达到戒烟及减肥的效果。

四、氧疗

COPD 稳定期进行长期家庭氧疗（LTOT）对具有慢性呼吸衰竭的患者可提高其生存率。对血流动力学、血液学特征、运动能力、肺生理和精神状态都会产生有益的影响。LTOT 应在Ⅲ级重度 COPD 患者应用，具体指征是：①$PaO_2 < 7.33$ kPa（55 mmHg）或 $SaO_2 < 88\%$，有或没有高碳酸血症；②PaO_2 7.33～9.33 kPa（55～70 mmHg），或 $SaO_2 < 89\%$，并有肺动脉高压、心力衰竭水肿或红细胞增多症（血细胞比容 >55%）。LTOT 一般是经鼻导管吸入氧气，流量 1.0～2.0 L/min，每日吸氧持续时间 >15 小时。长期氧疗的目的是使患者在海平面水平、静息状态下，$PaO_2 > 8$ kPa（60 mmHg）和（或）使 SaO_2 升至 90%，这样才可维持重要器官的功能，保证周围组织的氧供。

五、康复治疗

康复治疗可以使进行性气流阻塞、严重呼吸困难而很少活动的患者活动能力改善、提高生活质量，是 COPD 稳定期患者一项重要的治疗措施。它包括呼吸生理治疗、肌肉训练、营养支持、精神治疗与教育等多方面措施。在呼吸生理治疗方面包括帮助患者咳嗽，用力呼气以促进分泌物清除；使患者放松，进行缩唇呼吸以及避免快速浅表的呼吸以帮助克服急性呼吸困难等措施。在肌肉训练方面有全身性运动与呼吸肌锻炼，前者包括步行、登楼梯、踏车等，后者有腹式呼吸锻炼等。在营养支持方面，应要求达到理想的体重，同时避免过高碳水化合物饮食和过高热卡摄入，以免产生过多二氧化碳。

六、夜间无创机械通气

无创通气在稳定期 COPD 中的应用存在争议，缺乏足够证据。临床上对明显 CO_2 潴留[$PaCO_2 \geq 6.93$ kPa（52 mmHg）]的患者，尤其是夜间存在缺氧和睡眠障碍的患者，无创通气获益最大。而对 CO_2 潴留不明显者，尽管其气流受限很明显，但由于患者呼吸肌疲劳问题不突出，因而无创通气的效果并不明显。

理论上 COPD 患者夜间无创机械通气可使呼吸肌群得到休息，改善通气，纠正夜间低氧血症，并降低睡眠时的 $PaCO_2$。同时改善睡眠质量，而且可使白天的 PaO_2 和 $PaCO_2$ 也得到明显改善。部分严重夜间低氧血症的 COPD 患者能够从夜间无创机械通气受益，目前常用的方法如下。

（一）经鼻持续气道正压（CPAP）

COPD 患者在睡眠中上气道阻力可有显著的增加。CPAP 通过对上气道的作用，使上气道的阻力降低，并降低睡眠时吸气肌群的作用。CPAP 可使用较低的压力，$0.49 \sim 0.78$ kPa（$5 \sim 8$ cmH$_2$O）。研究证明，经鼻 CPAP 应用 7 日后，COPD 患者的最大吸气压力可得到显著改善。夜间 CPAP 治疗也能减少内源性 PEEP（PEEPi），尤其在 REM 时期，CPAP 可有效地对抗 PEEPi。

（二）经鼻间歇正压通气（IPPV）

经鼻 IPPV 能治疗 COPD 所致的慢性呼吸衰竭，并缓解呼吸肌疲劳，可通过改善肺部顺应性来消除微小肺不张，也能使呼吸中枢得到休息，最终纠正夜间低氧血症，因而可用于治疗 COPD 所致的夜间严重的气体交换异常。COPD 患者如使 CPAP 效果欠佳时，可考虑使用 IPPV。

（三）经鼻/面罩双水平气道正压通气（BiPAP）

BiPAP 应用时，设定气道内吸气正压水平（IPAP）和气道内呼气正压水平（EPAP）。IPAP 通常为 $0.49 \sim 1.96$ kPa（$5 \sim 20$ cmH$_2$O），而 EPAP 尽可能保持较低水平。IPAP 的设定数值增加，可改善肺泡通气，增加每分钟通气量，以纠正低通气，使 PaCO$_2$ 下降。而 EPAP 数值的增加，可使上气道维持开放状态，以克服阻塞性通气障碍。BiPAP 可用于 COPD 患者的夜间通气治疗。BiPAP 与经鼻 CPAP 相比，BiPAP 能提供吸气辅助，把患者的潮气量"放大"，因而可对微弱的呼吸肌群提供辅助。而 CPAP 不能提供吸气辅助。此外，CPAP 由于有时不能有效地改善通气，因而可在睡眠时导致 CO$_2$ 潴留；但 BiPAP 能改善通气而避免 CO$_2$ 潴留。

七、外科治疗

（一）肺容量减容术（LVRS）

LVRS 为近年来新发展的手术以用于治疗 COPD 合并重症肺气肿的方法，即通过手术切除部分肺组织，以缓解 COPD 患者的临床症状，改善肺功能。其治疗机制为：①多个楔形切除严重肺气肿组织可恢复肺的弹性回缩力，使邻近相对正常的肺组织扩张，在呼气时维持气道的扩张，使气道阻力下降；②由于 LVRS 降低肺容量，因而可改变原先膈肌过度变平的状态，改善膈肌的收缩力；③切除病变的肺气肿组织后，使相对正常肺组织复张，恢复通气，改善通气血流比例及动脉血氧合；④部分肺组织切除后也可缓解对组织血管的压迫作用，使总血管阻力降低和肺动脉内压力降低，改善右心功能。

LVRS 的指征有：COPD 患者有明显的呼吸困难、活动受限，影像学检查提示肺过度充气，通气/血流扫描出现肺气肿组织分布不均，有明显的肺气肿区。肺功能检查：FEV$_1$ < 35% 预计值，RV > 250% 预计值，肺总量 > 125% 预计值等。心功能正常，年龄 < 75 岁。总之，LVRS 为 COPD 合并重症肺气肿的患者提供了一种有效的治疗方式，但是其适应证、疗效、手术方法都有待于进一步评估。

（二）微创肺减容术

由于 LVRS 手术创伤较大，对手术条件有一定要求，且存在一定的围手术期病死率，目前正在探索一些不需开胸的微创 LVRS 技术，主要包括内镜下单向活瓣的放置、内镜下肺气肿局部注射聚合体使其不张，支气管肺开窗增加呼气流量，胸腔镜下压缩肺气肿部位等方法。其中，通过支气管镜在肺气肿最严重的部位气管内放置单向活瓣，导致局部肺不张，可以达到类似 LVRS 的效果，此项研究较多。

（三）肺大疱切除术

在有指征的患者，术后可减轻患者呼吸困难的程度并使肺功能得到改善。术前胸部 CT 检查、动脉血气分析及全面评价呼吸功能对于决定是否手术是非常重要的。

（四）肺移植术

对于适合此手术的 COPD 晚期患者，肺移植术可改善其生活质量，改善肺功能，但技术要求高，花费大，很难推广应用。

八、预防

COPD 的预防应包括预防 COPD 的发生和防止慢性支气管炎、肺气肿患者进展为气流阻塞。主要措施包括：①戒烟，吸烟者应立即戒烟；②避免或减少有害粉尘、烟雾或气体吸入；③预防呼吸道感染，包括病毒、支原体、衣原体或细菌感染，流感疫苗和肺炎球疫苗等对于预防易受到流感病毒或肺炎球菌感染的易感者可能有一定的意义，但目前难以广泛应用；④对慢性支气管炎患者进行监测肺通气功能（FEV_1、FEV_1/FVC 及 $FEV_1\%$），及早发现慢性支气管炎气流阻塞发生以便及时采取措施也有重要意义。此外，提高患者的生活水平，避免环境污染，加强卫生宣教和改善工作条件与卫生习惯等对 COPD 防治都有重要的意义。

九、研究进展

近年来随着对 COPD 研究的进展，COPD 的治疗也有了不少新的动向，这些新疗法能预防气流阻塞的加重，改善 COPD 患者的预后。

（一）新型支气管扩张剂

目前认为，支气管扩张剂在控制 COPD 症状方面起了关键作用，是治疗 COPD 的首选药物，研究长效支气管扩张剂成为新的课题。

1. 新型抗胆碱药

在 COPD 的治疗方面，抗胆碱药是较好的支气管扩张药物，比 β_2 受体激动剂疗效为佳。目前对蕈毒碱受体的药理学研究已有很大进展，认识到气道上有多种蕈毒碱受体，具有不同的生理功能，故应用选择性的蕈毒碱受体拮抗剂比非选择性的药物，如溴化异丙托品更有优越性。M_1 受体位于副交感神经节，阻断这些受体可以缓解支气管痉挛。乙酰胆碱的支气管痉挛作用主要通过 M_1 受体起作用。相反，M_2 受体位于胆碱能神经的末梢，能抑制乙酰胆碱的释放。非选择性的抗胆碱能制剂同时阻断 M_1 和 M_2 受体，然而，阻断 M_2 受体可增加乙酰胆碱释放，使支气管扩张效应减弱。噻托溴铵可迅速与 M_2 受体解离，而与 M_1 和 M_3 受体解离缓慢。该药最重要的特征是作用时间长，在气道平滑肌上对蕈毒碱受体产生长时间的阻断作用。噻托溴铵这一长效吸入性抗胆碱能药物成为 COPD 治疗中重要的里程碑。

新型长效抗胆碱药，如阿地溴铵（LAS34273）、LAS35201、GSK656398（TD5742）、

GSK233705、格隆溴铵（NVA237）和 OrM3、CHF5407、QAI370 正在研究中。和噻托溴铵和异丙托溴铵相比，阿地溴铵较噻托溴铵起效更快，较异丙托溴铵作用时间更久，具有24 小时持续活性。NVA237 作用与噻托溴铵相似，但对心血管影响较低。OrM3 是4-乙酰胺哌啶衍生物，不同于 M_2 受体，对 M_3 受体具有高度选择性，同时能口服给药，尤其适用于顺应性差及不能吸入给药的患者。CHF5407 对 M_3 受体结合持续时间与噻托溴铵相似，但于 M_2 受体作用时间更短。GSK233705 通过吸入给药应用于动物模型，作用时间长，每日 1 次给药对 COPD 起到扩张支气管作用。

临床上使用包含多种支气管扩张剂的吸入器将简化用药，对治疗起有利作用。临床试验结果显示，LABA 和噻托溴铵联合明显扩张支气管，改善 COPD 症状，作用大于单独使用及 LABA + ICS 联合。目前福莫特罗 + 噻托溴铵联合吸入治疗、沙美特罗 + 噻托溴铵联合吸入治疗目前正在进行临床试验，卡莫特罗 + 噻托溴铵，茚达特罗 + NVA237，GSK159797 + GSK233705 都在研究之中。

2. 长效 β_2 受体激动剂

每日使用 1 次的新型吸入型长效 β_2 受体激动剂，如茚达特罗和卡莫特罗现正处于临床开发阶段。茚达特罗是一种非常有效的小气道扩张剂，对 COPD 患者的支气管扩张作用超过24 小时，起效迅速，且未出现明显不良反应或患者耐药现象。茚达特罗和卡莫特罗均为新型超长效 β_2 受体激动剂（VLABA），可迅速起效，疗效持续 24 小时。临床试验显示，卡莫特罗可使 FEV_1 改善 30 小时以上，布地奈德和卡莫特罗合用可增加疗效，很可能制作成一种联合剂型。茚达特罗在游离支气管中表现出高度的内在拟交感活性，在中、重度哮喘患者可保持 24 小时扩张支气管的疗效，200 mg 的剂量可保证安全有效，有可能单独或与其他药物合用。超长效 β 受体激动剂可以简化治疗，使患者应用更便利，依从性提高，最终改善疾病的预后。如与长效抗胆碱药合用可以起到疗效协同作用。

阿福特罗为福莫特罗一种新的变构体，阿福特罗可减少小气道上皮细胞在受到抗原刺激后 IL-8 的释放。其吸入制剂和雾化剂型在美国已经获得批准并将投入临床，可用于维持治疗 COPD 引起的支气管收缩。该药起效快，主要疗效持续时间不足 24 小时，通常每日 2 次。临床试验显示，患者吸入较高剂量后，FEV_1% 在 24 小时后仍可改善 15%，因此在某些情况下可每日 1 次。

（二）抗感染治疗

COPD 的特征为气道炎症、支气管灌洗液中有中性粒细胞数量的增加。COPD 患者的痰液中有中性粒细胞数量的增加。COPD 患者的痰液中有 TNF-α 的增加。白三烯 B_4 为气道中的化学介质，在 COPD 患者痰液中的浓度显著增加。目前已有多种药物用于抑制 COPD 患者的气道炎症。

1. 化学激动因子抑制剂

COPD 痰液中白介素-8（IL-8）有显著的升高，阻断 IL-8 的抗体可抑制中性粒细胞炎症。转录因子 NF-κB 可诱发 IL-8，抑制 NF-κB 则能抑制 IL-8。TNF-α 也能增加气道中的 IL-8。目前人类 TNF 抗体已被用于临床治疗，对某些慢性炎症性疾病，如类风湿关节炎和克罗恩病有效。可溶性的 TNF 受体能结合释放出来的 TNF，目前已在临床试用，未来也许能用于 COPD 的治疗。

2. 磷酸二酯酶抑制剂

抑制磷酸二酯酶（PDE）可增加中性粒细胞中的环腺苷酸（cAMP）的含量，降低其化学趋化性、活性、脱颗粒和黏附作用。其主要同工酶为 PDE_4，现在临床上正在试用几种 PDE_4 抑制剂治疗哮喘。第一代 PDE_4 抑制剂由于存在某种不良反应，如恶心，而限制了其临床应用。第二代 PDE_4 抑制剂不良反应较少。既往常用的茶碱制剂，作用较弱，并且是一种非选择性 PDE 抑制剂。而 PDE_4 抑制剂不仅能抑制从肺泡巨噬细胞中释放出化学趋化因子，而且对中性粒细胞产生直接作用。PDE_4 为人体内肺泡巨噬细胞内 PDE 的主要亚型。罗氟司特是一种选择性 PDE_4 抑制剂，在吸烟小鼠 COPD 模型中，罗氟司特能抑制肺内炎症和肺气肿。COPD 患者口服罗氟司特 4 周以上可明显减少痰内中性粒细胞数量和 CXCL8（即 IL-8）浓度。在临床研究中，服用罗氟司特 6 个月或 12 个月以上可轻度改善 COPD 患者肺功能。

3. 转化生长因子 β 抑制剂

小气道纤维化是 COPD 患者 FEV_1 和活动能力进行性下降的主要原因之一，转化生长因子（TGF）-β 可能在其中起关键作用。在氧化应激状态下或患者吸烟时，TGF-β 可被激活。COPD 患者小气道内 TGF-β 相关基因表达上调。TGF-β 受体酪氨酸激酶（激动素受体样激酶5）的小分子抑制剂如 SD-280 已经问世。并且一种哮喘模型已显示 SD-280 能抑制气道纤维化。然而，对于长期的 TGF-β 抑制尚存顾虑。TGF-β 对维持调节型 T 淋巴细胞水平有重要作用。TGF-β 的很多功能是通过结缔组织生长因子介导的，因此抑制该因子或其受体可能在将来是一条更有吸引力的途径。

4. 核因子-κB 抑制剂

核因子（NF）-κB 调节 CXCL8 和其他趋化因子、TNF-α 和其他炎症细胞因子及 MMP-9 表达。COPD 患者巨噬细胞和上皮细胞中 NF-κB 处于被激活状态，COPD 急性加重的患者尤为明显。在多条可能抑制 NF-κB 的途径中，NF-κB 激酶（IKK）2 的小分子抑制物可能是最有前景的。

5. p38 MAP 激酶抑制剂

有丝分裂原激活的蛋白激酶（MAPK）在慢性炎症中发挥重要作用，p38 MAPK 通路就是其中一种，在细胞应激状态下被激活，调控炎症因子表达。COPD 患者肺泡巨噬细胞中，p38 MAPK 处于激活状态。已开发出几种 p38 MAPK 小分子抑制剂。SD-282 是 p38-α 亚型的一种强效抑制剂，在体外能有效抑制肺巨噬细胞释放TNF-α，并能有效抑制吸烟 COPD 小鼠模型的炎症。

（三）表面活性物质

表面活性物质的重要功能是防止气道关闭，且有免疫调节效应和黏液清除作用。吸烟使表面活性物质生成减少，对气道产生不良作用。外源性的表面活性物质疗法可能对 COPD 治疗有效，但价格昂贵。

（四）抗蛋白酶制剂

COPD 患者中存在着消化弹性蛋白酶和对抗消化弹性蛋白酶之间失平衡，故抑制这种蛋白溶解酶或者增加抗蛋白酶，理论上都能预防 COPD 患者气道阻塞的加重。

1. 中性粒细胞弹性蛋白酶抑制剂

中性粒细胞弹性蛋白酶是肺强力蛋白溶解活性的主要成分，能刺激黏液分泌，此外还能使上皮细胞释放出 IL-8，造成炎症状态。中性粒细胞弹性蛋白酶的多种肽抑制剂如 ICI 200355 和非多肽类抑制剂如 ONO-5046，能抑制中性粒细胞弹性蛋白酶诱发的肺损伤和黏液分泌。但目前还没有在 COPD 患者中应用此类抑制剂的研究报道。

2. α_1-抗胰蛋白酶制剂（α_1-AT）

α_1-AT 缺乏与肺气肿的关系，提示这种内源性的中性粒细胞蛋白酶抑制剂可能对 COPD 有治疗作用。虽然人类 α_1-AT 已能应用于 α_1-AT 缺乏患者和严重肺气肿患者的治疗，但目前只发现 α_1-AT 对 FEV_1 的改善有边缘效应，没有证据表明α_1-AT 能阻断 COPD 患者病程的进展。

（五）抗氧化制剂

氧化剂参与了 COPD 的病理过程，氧化剂有损伤作用，可加强弹性蛋白酶的活性和增加黏液的分泌。此外，还能活化许多炎性因子，如 IL-8 和诱导型一氧化氮（NO）合成酶。这些均提示抗氧化剂可用于 COPD 的治疗。N-乙酰半胱氨酸在体内外有抗氧化作用，能抑制内毒素诱发的中性粒细胞炎症，在 COPD 患者中可减慢 FEV_1 的下降速度，并且缓解重症 COPD 患者的病情。将来可能有更有效的抗氧化制剂应用于临床。

（六）黏液调节制剂

COPD 患者的气道内黏液分泌增多与 FEV_1 的迅速下降有着密切关系。这提示临床上应有一种药物能抑制黏液的过度分泌，而且又不影响纤毛的清除功能以及腺体的正常分泌功能。

1. 速激肽拮抗剂

速激肽为一种有效的刺激黏膜下腺体和杯细胞分泌的物质，速激肽受体拮抗剂能显著地抑制黏液分泌，也许能成为 COPD 患者黏液过度分泌的一种调节制剂。临床试验表明，对 COPD 患者能有效地减少黏液生成和缓解咳嗽症状。

2. 感觉神经多肽释放抑制剂

阻断速激肽的调节效应，抑制感觉神经末端释放出速激肽，也为减少黏液分泌的一种途径。吗啡能作用于感觉神经而抑制黏液分泌，但由于吗啡能成瘾而不能用于临床治疗。然而，周围作用的阿片，如 BW443，不能透过血脑屏障，临床上有一定的应用前途。

3. 黏液溶解制剂

已有多种药物能降低黏液的黏稠度，使之容易从呼吸道中被清除，包括半胱氨酸衍生物，如 N-乙酰半胱氨酸、甲基半胱氨酸能有效地降低黏液的黏稠度。DNA 酶也能降低痰的黏稠度，尤其是感染性的痰液。

（七）肺血管扩张药物

血管活性肠肽（VIP）有抗炎、扩张血管和支气管的作用，因此有可能治疗 COPD。COPD 患者雾化吸入 VIP 3 个月，6 分钟步行试验行走距离明显增加，生活质量改善，且无严重的不良反应。初步证实 VIP 可改善 COPD 患者的运动能力及生活质量。

十、加重期的治疗

（一）COPD 急性加重的诱因

COPD 急性加重（AECOPD）的最常见原因是气管—支气管感染，主要是病毒、细菌感染。部分病例加重的原因尚难以确定。肺炎、充血性心力衰竭、气胸、胸腔积液、肺血栓栓塞和心律失常等可以引起与 AECOPD 类似的症状，需加以鉴别。

AECOPD 的主要症状是气促加重，常伴有喘息、胸闷、咳嗽加剧、痰量增加、痰液颜色和（或）黏度的改变及发热等，此外亦可出现全身不适、失眠、嗜睡、疲乏、抑郁和精神紊乱等症状。当患者出现运动耐力下降、发热和（或）胸部 X 线影像异常时可能为 AECOPD 的征兆。痰量增加及出现脓性痰常提示细菌感染。

与加重前的病史、症状、体格检查、肺功能测定、动脉血气检测和其他实验检查指标进行比较，对判断 AECOPD 的严重性甚为重要。应注意了解本次病情加重或新症状出现的时间，气促、咳嗽的严重程度和频度，痰量和颜色，日常活动的受限程度，是否曾出现水肿及持续时间，既往加重情况和是否曾住院治疗，以及目前的治疗方案等。本次加重期肺功能和动脉血气结果与既往对比可提供非常重要的信息，这些指标的急性改变较其绝对值更为重要。对于严重 COPD 患者，意识变化是病情恶化的最重要指标，一旦出现，需及时送医院诊治。是否出现辅助呼吸肌参与呼吸运动、胸腔矛盾呼吸、发绀、外周水肿、右心衰竭、血流动力学不稳定等征象亦可有助于判定 COPD 加重的严重程度。

（二）AECOPD 的评估

1. 肺功能测定

对于加重期患者，难以满意地进行肺功能检查。通常 $FEV_1 < 1$ L 可提示严重发作。

2. 动脉血气分析

呼吸室内空气下，$PaO_2 < 8$ kPa（60 mmHg）和（或）$SaO_2 < 90\%$，提示呼吸衰竭。如 $PaO_2 < 6.67$ kPa（50 mmHg），$PaCO_2 > 9.33$ kPa（70 mmHg），pH 值 < 7.30，提示病情危重，需加严密监护或住 ICU 治疗。

3. 胸部 X 线摄片和心电图（ECG）

胸部 X 线摄片有助于 COPD 加重与其他具有类似症状疾病的鉴别。ECG 对右心室肥厚、心律失常及心肌缺血诊断有帮助。螺旋 CT 扫描和血管造影或辅以血浆 D-二聚体检测是诊断 COPD 合并肺栓塞的主要手段，D-二聚体不升高是排除肺栓塞的指标之一。但核素通气—血流灌注扫描在此几无诊断价值。低血压和（或）高流量吸氧后 PaO_2 不能升至 8 kPa（60 mmHg）以上也提示肺栓塞诊断。如果高度怀疑合并肺栓塞，临床上需同时处理 COPD 加重和肺栓塞。

4. 其他实验室检查

血红细胞计数及血细胞比容有助于识别红细胞增多症或出血。血白细胞计数通常意义不大。部分患者可增高和（或）出现中性粒细胞核左移。COPD 加重出现脓性痰是应用抗生素的指征。肺炎链球菌、流感嗜血杆菌以及卡他莫拉菌是 COPD 加重最常见的病原菌。因感染而加重的病例若对最初选择的抗生素反应欠佳，应及时根据痰培养及抗生素敏感试验指导临床治疗。血液生化检查有助于明确引起 COPD 加重的其他因素，如电解质紊乱（低钠血症、低钾血症和低氯血症等）、糖尿病危象或营养不良（低白蛋白）等，并可以了解合并存在的代谢性酸碱失衡。

（三）AECOPD 的治疗

1. 门诊治疗

对于 COPD 加重早期、病情较轻的患者可以在门诊治疗，但需特别注意病情变化，及时决定送医院治疗的时机。COPD 加重期的院外治疗包括适当增加以往所用支气管舒张剂的量及频度。若未曾使用抗胆碱药物，可以加用，直至病情缓解。对更严重的病例，可以使用数日较大剂量的雾化治疗，如沙丁胺醇 2 500 μg、异丙托溴铵 500 μg 或沙丁胺醇 1 000 μg 加异丙托溴铵 250~500 μg，用生理盐水稀释后雾化吸入。

全身使用糖皮质激素对加重期治疗有益，可能加快病情缓解和肺功能恢复。如果患者的基础 FEV_1 <50% 预计值，除支气管舒张剂外，可考虑加用糖皮质激素，如给予泼尼松龙每日 30~40 mg，连用 10 日。

COPD 症状加重，特别是有痰量增加并呈脓性时应给予抗生素治疗。抗生素的选用需依据患者所在地常见病原菌类型及药物敏感情况决定。

2. 住院治疗

COPD 急性加重且病情严重者需住院治疗。COPD 急性加重期住院患者的处理方案：①根据症状、血气分析、胸片等评估病情的严重程度；②控制性氧疗，并于 30 分钟后复查血气；③应用支气管扩张剂，增加剂量或频度；联合应用 β_2 受体激动剂和抗胆碱能药物，使用贮雾器或气动雾化器，考虑静脉加用茶碱类药物；④口服或静脉加用糖皮质激素；⑤细菌感染是 COPD 急性加重的重要原因，应密切观察细菌感染征象，积极、合理地使用抗生素；⑥考虑应用无创性机械通气；⑦整个治疗过程中应注意水和电解质平衡及营养状态，识别和处理可能发生的并发症，如心力衰竭、心律失常等，对患者情况进行密切监测。此外，鉴于近来血栓栓塞病例增多的趋势，在 COPD 治疗中应对本病给予注意，必要时考虑皮下注入低分子肝素进行预防。

COPD 加重期主要的治疗方法如下。

（1）控制性氧疗：氧疗是 COPD 加重期患者住院的基础治疗。无严重并发症的 COPD 加重期患者氧疗后较容易达到满意的氧合水平［PaO_2 > 8 kPa（60 mmHg）或 SaO_2 > 90%］，但有可能发生潜在的 CO_2 潴留。给氧途径包括鼻导管或 Venturi 面罩，其中 Venturi 面罩更能精确地调节吸入氧浓度。氧疗 30 分钟后应复查动脉血气以确认氧合满意而未引起 CO_2 潴留或酸中毒。

（2）抗生素：当患者呼吸困难加重，咳嗽伴有痰量增加及脓性痰时，应根据患者所在地常见病原菌类型及药物敏感情况积极选用抗生素。由于多数 COPD 急性加重由细菌感染诱发，故抗感染治疗在 COPD 加重治疗中具有重要地位。COPD 患者多有支气管—肺部感染反复发作及反复应用抗生素的病史，且部分患者合并有支气管扩张，因此这些患者感染的细菌耐药情况较一般肺部感染患者更为严重。长期应用广谱抗生素和糖皮质激素者易导致真菌感染，宜采取预防和抗真菌措施。

（3）支气管舒张剂：短效 β_2 受体激动剂较适用于 COPD 加重期治疗。若疗效不显著，建议加用抗胆碱药物。对于较为严重的 COPD 加重者，可考虑静脉滴注茶碱类药物，监测血茶碱浓度对估计疗效和不良反应有一定意义。

（4）糖皮质激素：COPD 加重期住院患者宜在应用支气管扩张剂基础上加服或静脉使用糖皮质激素。糖皮质激素的剂量要权衡疗效及安全性，建议每日口服泼尼松龙

30~40 mg，连续 7~10 日。也可静脉给予甲泼尼龙。延长给药时间不能增加疗效，相反使不良反应增加。

（5）无创性机械通气：COPD 急性加重期患者应用无创性间断正压通气（NIPPV）可以降低 $PaCO_2$，减轻呼吸困难，从而降低气管插管和有创机械通气的使用，缩短住院时间，降低患者的病死率。使用 NIPPV 要注意掌握应用指征和合理的操作方法，避免漏气，从低压力开始，逐渐增加辅助吸气压和采用有利于降低 $PaCO_2$ 的方法，从而提高 NIPPV 的效果。

（张迎梅）

第三章

支气管哮喘

第一节　概述

支气管哮喘通常简称为哮喘，其实支气管哮喘和哮喘所表达的是两种不同的临床概念。支气管哮喘是一种疾病，而哮喘是一种症状。换言之，并非所有哮喘症状的人都是支气管哮喘的患者。"哮"与"喘"亦有差别，气促而呼吸有声为哮，"哮"也即"鸣"，可见于支气管哮喘。气促而呼吸无声为喘，"喘"不是支气管哮喘特有的症状，还可见于肺泡充填性疾病（如肺泡蛋白沉积症）、肺泡弹性下降（如肺间质病）、肺膨胀受限（如大量胸腔积液或气胸）、心功能不全等，因此给支气管哮喘下一个恰当的定义极为重要。随着医学的不断发展，支气管哮喘的定义也不断更新、充实、完善。《全球支气管哮喘防治创议》对支气管哮喘的定义作了如下的规定：支气管哮喘是由多种细胞（如嗜酸性粒细胞、肥大细胞、淋巴细胞、中性粒细胞和气道上皮细胞等）和细胞组分参与的气道慢性炎症疾患。这种慢性炎症导致气道高反应性，并引起反复发作性的喘息、气急、胸闷或咳嗽等症状，常在夜间和（或）清晨发作、加剧，通常出现广泛多变的可逆性气流受限，多数患者可自行缓解或经治疗缓解。哮喘发病的危险因素包括宿主因素（遗传因素）和环境因素两个方面。

支气管哮喘是一种世界性疾病，无地域和种族的局限性，也无年龄和性别的明显差异。世界各国或地区所报道的哮喘患病率很不一致，为 $0.3\% \sim 20\%$。我国报道的支气管哮喘患病率也有差别，为 $0.50\% \sim 5.29\%$。这说明不同地区、不同调查者和不同调查对象，其患病率可以有相当大的差异。但总体来说，支气管哮喘的发病率不低，全世界的哮喘患者估计为1.5亿，估计我国超过1 000万，而且近年尚有逐渐增高的趋势。不少国家（如新西兰等）还报道，支气管哮喘的病死率近年也有增加的趋势。

哮喘不仅直接影响患者的健康，而且成为严重的社会问题，如增加患者及其家庭的经济负担，影响青少年的学习和社会活动，限制了职业选择范围，造成患者心理上的创伤，影响家庭的和睦甚至婚配，增加社会的离婚率等。由此可见，哮喘防治有着极高的社会意义和效益。

（田振楠）

第二节　病因和发病机制

一、病因

支气管哮喘的发病原因极为复杂，至今尚无满意的病因分类法，目前多主张将引起支气管哮喘的因素分为致病因素和诱发因素两大类。致病因素是指支气管哮喘发生的基本因素，因此是该疾病的基础，无论在支气管哮喘的发生抑或发作中均起重要作用。诱发因素也可称为激发因素，是指患者在已有哮喘病的基础（即气道炎症和气道高反应性）上促使哮喘急性发作的因素，是每次哮喘发病的"扳机"。

在哮喘的气道炎症学说提出以前，传统上把哮喘分为外源性（过敏性）和内源性（隐源性）哮喘。现在已经普遍感觉到这种分类法的明显不足和理论上的不合理性。其实哮喘的内因更多指作为哮喘的易感者的患者本身的"遗传素质"、免疫状态、内分泌调节等因素，但同时也包含精神心理状态，而后者并不是"哮喘易感者"的决定因素，一般作为激发因素起作用。实际上这些因素对外源性或内源性哮喘患者来说都是存在的。周围环境的因素在哮喘的发病过程中既起致病作用，又起激发作用。

（一）遗传因素

支气管哮喘有非常明确的家族性，表明哮喘的发生与遗传有密切的关系，但它属于"多基因病"，环境因素也起重要的作用，因此遗传只决定患者的过敏体质，即是否容易对各种环境因素产生变态反应，是否属于哮喘的易感人群。引起哮喘发病还必须有环境因素，如过敏原和激发因素。

哮喘主要是发生在气道的过敏性（即变态反应性）炎症，而变态反应是因免疫功能异常造成的。许多有过敏性（或称特应性）体质的患者，患者的一级亲属发生各种过敏性疾病（包括过敏性哮喘、过敏性鼻炎、花粉症、婴儿湿疹、荨麻疹等）的概率，比其他无过敏体质的家庭成员高得多。就哮喘而言，许多哮喘患者祖孙三代，甚至四代均有患哮喘的患者。我们曾经对 150 例确诊的哮喘患者进行了问卷调查，其三代成员共 1 775 人，哮喘患病率高达 18.3%，相当一般人群的近 20 倍。文献也报道哮喘家族的哮喘患病率高达 45%。我们采用序列特异性引物聚合酶链反应研究了人白细胞抗原（HLA）-DRB 的等位基因在 50 例哮喘患者和 80 例健康对照者间的分布，同时用 RAST 法测定了 50 例哮喘患者的血清总免疫球蛋白 E（TIgE）、屋尘螨（d1）特异性免疫球蛋白 E（sIgE）及其与醋甲胆碱支气管激发试验和 β 受体激动剂支气管扩张试验，受试者均为北京及其周边地区的居民。结果显示，HLA-DR6（13）、DR52 基因频率在哮喘组明显高于对照组，相对危险度（RR）分别为 7.55、4.70。而 DR2（15）、DR51 则低于对照组。HLA 单体型 DRB113-DRB3 在哮喘组也显著高于对照组，差异具有统计学意义。70% DR6（13）及 56% DR52 阳性个体血清 d1 的 sIgE +4 级。27% DR6（13）及 28% DR52 阴性个体血清 d1 sIgE +4 级。HLA-DRB 等位基因与 TIgE 及气道高反应性（BHR）间无显著相关性。研究提示，DR6（13）、DR52 为北京地区哮喘人群的易感基因，而 DR2（15）、DR52 可能是哮喘发病的抗性基因。DR6（13）、DR52 基因与 d1 sIgE 抗体的产生呈正相关。上述结果表明，HLA-DRB 基因在哮喘患者对某种变应原（过敏原）的特异性免疫应答中起重要作用，也表明遗传因素在哮喘的发病中的确起十分重要的作用。然而，并非所有具遗传因素者都会发生哮喘，父亲或母亲患哮喘的同一个家庭中，兄弟姐妹数人，并非每人都发生哮喘。因此只能认为遗传因素导致"潜在"性发展为哮喘的过敏性或特应性体质。

遗传因素对哮喘发病的影响可能是通过调控免疫球蛋白 E（IgE）的水平及免疫反应基因，两者相互作用、相互影响的结果，导致气道受体处于不稳定状态或呈高反应性。文献报道，第 11 对染色体 13q 区存在与哮喘发病有关的基因，此外，还发现了其他的染色体异常。

既然遗传因素在哮喘的发病中起着重要作用，那么是不是出生后很快就发作哮喘呢？不一定，其规律目前还不很清楚。下一代可以在出生后的婴幼儿期即发病，也可以到了成年后才发病，也可以在第三代才出现哮喘患者，即隔代遗传。我们曾见到 1 例哮喘患者，其女儿只有过敏性鼻炎症状，毫无哮喘症状，但气道激发和扩张试验显示明显的气道高反应性。经过半年以后，因感冒，其哮喘即开始发作，肺底可闻及哮鸣音。

（二）外源性变应原

引起哮喘的变应原与引起变态反应的其他变应原一样，大多是蛋白质或含有蛋白质的物质。它们在变态反应的发病过程中起抗原的作用，可以引起人体内产生对应的抗体。

1. 外源性变应原的分类

（1）吸入性变应原：一般为微细的颗粒。包括：①家禽、家畜身上脱落的皮屑；②衣着上脱落的纤维，如毛毯、绒衣或羽绒服上脱落的毳毛；③经风媒传播的花粉；④飞扬在空气中的细菌、真菌等微生物和尘螨等昆虫，人因吸入昆虫排泄物诱发哮喘也有报道，以蟑螂为多见，有学者认为它是华东地区主要过敏原之一，有些昆虫如蜜蜂、黄蜂则经叮刺后诱发Ⅰ型变态反应；⑤尘土或某种化学物质，这些微小物质一旦从鼻孔中吸入，就可能引起过敏性哮喘的发作；⑥油烟；⑦职业性吸入物，例如棉纺厂、皮革厂、羊毛厂、橡胶厂和制药厂的工人吸入致敏性或刺激性气体和灰尘可诱发哮喘。

（2）摄入性变应原：通常为食品，经口腔进入，如牛奶、鸡蛋、鱼、虾、蟹及海鲜等，引起过敏反应的药物实际也属这一类。

（3）接触性变应原：可以为某些日用化妆品、外敷的膏药、外用的各种药物。药物涂擦于皮肤，吸收入体内后，即可引起过敏反应。可表现为局部反应，如接触性皮炎，也可导致哮喘发作。

2. 哮喘的常见变应原

严格讲，除了食盐和葡萄糖外，世界上千千万万的物质都可能成为变应原，但什么人发生过敏，这要看他（她）是否是易感者，对什么过敏。

虽然理论上几乎什么东西都可以引起过敏，但至今比较明确的过敏原约有 500 种，能够用特异性免疫球蛋白 E（sIgE）抗体检测出来的变应原约为 450 种。引起哮喘的变应原多由特异性 IgE 介导，因此多为速发型过敏反应。

（1）屋尘和粉尘：包括卧室中的灰尘和工作环境的灰尘，如图书馆的灰尘。粉尘包括面粉厂粉尘、皮革厂粉尘、纺织厂棉尘、打谷场粉尘等。卧室或某些工厂车间的灰尘含大量的有机物，如人身上脱落的毛发、上皮，微生物，小的昆虫尸体，螨及各种衣物的纤维碎屑等。这些有机物都是引起呼吸系统等过敏的重要致敏原。

（2）花粉：花粉是高等植物雄性花产生的生殖细胞，可引起花粉症。主要分为风媒花和虫媒花两大类。风媒花粉经风传播，虫媒花粉是由昆虫或小动物传播。引起过敏者主要是风媒花粉，其体积小，在风媒花植物开花的季节，空气中风媒花粉含量高，很容易被患者吸入呼吸道而致病。这类花粉春天多为树木花粉，如榆、杨、柳、松、杉、柏、白蜡树、胡桃、枫杨、桦树、法国梧桐、棕榈、构、桑、臭椿等；夏、秋季多为杂草及农作物花粉，如蒿、豚草、藜、大麻、莠草、蓖麻、向日葵、玉米等。这些花粉的授粉期一般在 3~5 月和 7~9 月，所以花粉症和花粉过敏的哮喘患者多集中在这两个季节发病。其中蒿和豚草花粉是强变应原，危害极严重，可引起花粉症的流行。花粉引起人体过敏，是因为它含有丰富的植物蛋白。由于花粉粒体积很小，大多数直径在 20~40 μm，加上授粉季节空气中花粉含量很高，极易随着呼吸进入人体。当花粉粒被其过敏者吸入后，便和支气管黏膜等组织的相应抗体（特异性 IgE）相结合，产生抗原抗体反应，引起发病。

（3）真菌：真菌是一个庞大家族，有 10 万多种。它们寄生于植物、动物及人体，或腐生于土壤。但无论是哪种生存方式，在繁殖过程中都会把大量的孢子散发到空气中，在过敏患者的周围形成包围圈。常见的致敏真菌为毛霉、根霉、曲霉、青霉、芽枝菌、交链孢霉、匍柄霉、木霉、镰刀菌、酵母菌等。真菌的孢子和菌丝碎片均可引起过敏，但以真菌的孢子致敏性最强。真菌和花粉一样，都富含多种生物蛋白，其中某些蛋白质成分可引起过敏。许多患者的哮喘发作有明确的季节性，或在某一季节加重，这除了与季节花粉过敏有关外，还与真菌和气候条件的变化有关。

（4）昆虫：昆虫过敏的方式可分为叮咬过敏、蜇刺过敏和吸入过敏等。引起叮咬过敏的昆虫如蚊、白蛉、跳蚤等，它们通过口部的吸管排出分泌物进入人体皮肤后引起过敏；蜇刺过敏的昆虫主要为蜜蜂、马蜂等，它们通过尾部蜇针（排毒管）蜇刺，并将毒液注入人体而引起过敏；吸入过敏的昆虫主要有蟑螂、家蝇、象鼻虫、娥、螺，而最主要者为尘螨，它是引起哮喘的最常见，也是最重要的过敏原。此外，一些昆虫的排泄物、分泌物等经与人体接触后亦可引起皮疹、湿疹等。

螨在分类学上属于蜘蛛纲，目前已知约有 5 万种，但与人类变态反应有关系的螨仅是少数几种，如屋尘螨、粉尘螨和宇尘螨等。屋尘螨主要生活在卧室内的被褥、床垫、枕套、枕头、沙发里或躲藏在木门窗或木椅桌的缝隙里，附着在人的衣服上，也可与灰尘混在一起，随灰尘到处飘扬。据统计，1 g 屋尘内最多可有 2 000 只螨。粉尘螨生长在各种粮食（如面粉）内，并以其为食，因此在仓储粮食内，常有大量的螨生长。宇尘螨为肉食螨，以粮食、屋尘等有机物中的真菌孢子为食料。

尘螨的致敏性很强，但引起过敏的原因并不是活螨进入人体内，而是螨的尸体、肢体碎屑、鳞毛、蜕皮、卵及粪便。这些过敏原随着飘浮的灰尘被吸入人的呼吸道内而致病。尘螨引起的哮喘发病率极高，对尘螨过敏的患者一般是全年都可发病，但在尘螨繁殖高峰季节，症状常常加重。

（5）纤维：包括丝、麻、木棉、棉、棕等。这类物品常用于服装、被褥、床垫等的填充物或各种织品。患者因吸入它们的纤维碎屑而发病，其中对丝过敏者最多见。

（6）皮毛：包括家禽和家畜皮毛，如鸡毛、鸭毛、鹅毛、羊毛、驼毛、兔毛、猫毛、马毛等，它们的碎屑可致呼吸道过敏。

（7）食物：米面类、鱼肉类、乳类、蛋类、蔬菜类、水果类、调味食品类、硬壳干果（如腰果、花生、巧克力等）类等食物均可成为变应原，引起皮肤、胃肠道、呼吸系统等过敏。

食物过敏大都属Ⅰ型变态反应，即由过敏原和特异性 IgE 相互作用而发生。临床可见哮喘患者常伴有口腔黏膜溃疡，有些患儿可出现"地图样"舌，或伴有腹痛和腹泻等消化道症状，而食物过敏患儿也常伴有哮喘的发作。

（8）化妆品：化妆品种类很多，成分也较复杂，常用的如唇膏、脂粉、指甲油、描眉物、面霜及染发剂等。这些化妆品大部分为化学物质，属于半抗原，不单独引起过敏，但当它们和人体皮肤蛋白质结合后，即可形成全抗原，可引起接触性皮炎，有时也可引起哮喘。

其他可引起过敏者尚有药物、有机溶剂、各种金属饰物等。

（三）哮喘发作的主要诱因

引起哮喘发作的诱因错综复杂。作为诱因，主要是指变应原以外的各种激发哮喘发作的非特异因素，包括气候、呼吸道感染、运动、药物、食物和精神等。吸入、摄入或接触变应原虽然也可激发哮喘的发作，但它主要是作为特异性（即为特应性）的致病因子参与气道炎症和哮喘的发病过程的，有别于非特异（非特应性）的激发因素。

1. 气候

许多哮喘患者对天气的变化非常敏感，气候因素包括气压、气温、风力和风向、湿度、降水量等。气压低往往使哮喘患者感到胸闷、憋气。气压低诱发哮喘发作的原因尚不清楚，可能是低气压使飞扬于空气中的花粉、灰尘及真菌孢子沉积于近地面空气层，增加患者吸入机会之故。气压突然降低可使气道黏膜小血管扩张、充血、渗出增多，支气管腔内分泌物增加，支气管腔变窄，支气管痉挛而加重哮喘。南方初春的黄梅季节就是气压较低、湿度又大的季节，哮喘发病也增加。

气温的影响中温差的变化尤其重要。冷空气侵袭往往发生于季节变化时刻。如华东地区的秋季日平均气温从 25 ℃下降到 21 ℃时，哮喘发作的患者明显增多。初冬季节，寒潮到来，气温突然下降，温差迅速增大，哮喘发作者猛增。在秋天，空气中的花粉要比春季少得多，这时螨类数量虽增加，但气温和湿度并不适合它的大量繁殖。由此可见，秋季哮喘发作的主要原因可能是由于冷空气刺激具有高反应性气道之故，这也说明哮喘患者对气温的变化特别敏感。

风力的作用与哮喘发作的关系主要有两方面：风力强，空气流动快，常导致气温的下降，若在秋天或初冬，必定会增加气道的冷刺激；强风时增加了气道的阻力，使本来存在呼气性呼吸困难的哮喘患者更加感到出不来气。风向常与空气的湿润度有关，初冬时主要刮来自西伯利亚的西北风，途经沙漠地带，因此特别干燥，这对哮喘患者不利，因为哮喘患者的气道比正常人更需要温暖和湿润。

正常人的气道必须有一定的湿度，降水量和空气的湿度直接影响哮喘患者气道的湿润度。但过于潮湿的空气和环境有利于真菌的繁殖，增加了吸入气中过敏原的密度，对哮喘患者不利。

空气离子浓度对哮喘的发作也有一定关系。一般情况下空气中的阳离子多于阴离子。空气中的阳离子可使血液碱化，致支气管平滑肌收缩，对健康人和哮喘患者均不利，而阴离子可使支气管纤毛运动加速，使支气管平滑肌松弛，可缓解哮喘的发作。对于正常人来说，阳离子与阴离子的作用基本处于平衡状态。但当气候变化使空气中阳离子浓度增加时，气道处于高反应性的患者就容易发作哮喘。相反，如果 1 cm³ 空气中含有 10 万 ~100 万个阴离子时就具有防治疾病的作用。国内外已应用阴离子发生器来改善环境气候，防治哮喘等疾病。

环境污染与哮喘发病有密切的关系，诱发哮喘的有害刺激物中，常见的是煤气（尤其是煤燃烧产生的二氧化硫）、油烟、被动吸烟、杀虫喷雾剂、蚊香等。烟雾对已经处于高反应状态的哮喘患者气道来说，是一种非特异的刺激，可以使支气管收缩，甚至痉挛，使哮喘发作。烟雾的有害物质在气道沉积下来以后，可导致慢性支气管炎。慢性支气管炎形成后支气管黏膜增厚，分泌物增多等因素不但可增加气道的刺激，而且可进一步造成管腔的狭窄。这些因素都会加重哮喘患者的病情，给治疗造成困难。

2. 运动

由于运动诱发的支气管收缩在哮喘患者中是一种很普遍的问题，人们在运动与哮喘的关系方面做了大量的研究，但仍有很多问题尚待解决。首先，在哮喘患者的运动耐量问题上，人们普遍认为重度的哮喘患者的运动耐量是减低的，但在轻中度的哮喘患者中则有不同意见。有报道认为是减低的，亦有报道认为是与正常无差异的。在临床上，大多数哮喘或过敏性鼻炎的患者，运动后常导致哮喘发作或出现咳嗽、胸闷。短跑、长跑和登山等运动尤其容易促使轻度哮喘或稳定期哮喘发作。游泳的影响相对比较轻，因此较适于哮喘患者的运动锻炼。但我们的研究发现，轻、中度哮喘患者的运动耐量与相同日常活动量的正常人是没有差异的。哮喘患者与正常人在无氧阈水平和最大运动量水平上均显示了与正常人相似的氧耗量、分钟通气量和氧脉搏，由此推论他们具有与正常人相等的运动能力，亦即在哮喘患者中不存在对运动的通气和循环限制。FEV_1是衡量哮喘严重程度的主要指标之一，但我们的研究发现，FEV_1无论以绝对值形式还是占预计值的百分比的形式表示，都与运动所能取得的最大氧耗量没有相关关系，表明在轻、中度哮喘患者中，疾病的严重程度并不影响其运动耐量。有研究发现，即使是在重度的哮喘患者，下降的运动耐量与控制较差的疾病之间也没有相关性，表明运动能力的下降是多因素的，不能仅仅用疾病本身来解释。在这些因素中，日常活动量起很重要的作用。然而，运动过程中FEV_1可能会有不同程度的下降，对此，也许可以通过预先吸入β_2受体激动剂而得到解决。因此目前大多数研究表明，运动锻炼在哮喘患者中是安全而有效的，经过运动锻炼，运动耐量是可以提高的，在完成相同运动时的通气需求是下降的，从而也能预防 EIA 的发生。

3. 呼吸道感染

呼吸道感染一般不作为特应性因子激起哮喘的发作，但各种类型的呼吸道感染，如病毒性感染、支原体感染和细菌性感染往往都诱发哮喘的发作或加重。

呼吸道病毒性感染尤其多见于儿童，好发于冬、春季节，以上呼吸道为常见，但可向下蔓延引起病毒性肺炎。病毒感染与支气管哮喘的发作之间确实有着密切的关系，尤其是 5 岁以下的儿童。儿童呼吸道病毒感染引起哮喘发作者高达 42%，在婴幼儿甚至可达 90%。成人虽较少，但也有约 3%。在有过敏体质或过敏性疾病家族史者中，呼吸道病毒感染引起哮喘发作更为多见，尤其男性。引起哮喘发作的病毒种类可因年龄而有所不同。一般来说，成人以流感病毒及副流感病毒较为多见，而儿童则主要为鼻病毒及呼吸道合胞病毒，婴幼儿主要是呼吸道合胞病毒。病毒可作为变应原，通过机体 T 细胞、B 细胞的一系列反应，继而刺激浆细胞产生特异性 IgE。特异性 IgE 与肥大细胞上的 IgE 受体结合，长期停留在呼吸道黏膜的肥大细胞上。当相同的病毒再次入侵机体时，即可发生过敏变态反应，损伤呼吸道上皮，增加了炎性介质的释放和趋化性，降低了支气管壁 β 受体的功能，增加了气道胆碱能神经的敏感性，还可产生对吸入抗原的晚相（迟发性）哮喘反应。

病毒的感染大多在冬末春初和晚秋温差变化比较大时发生。一般起病较急，起病初可有发热、咽痛，以后很快出现打喷嚏、流涕、咳嗽、全身酸痛、乏力和食欲减退等症状，继而出现气急、呼气性呼吸困难等哮喘的症状，肺部可闻及明显的哮鸣音。文献报道，持续和（或）潜伏性腺病毒感染，可能影响皮质激素和支气管扩张剂对哮喘的疗效。

呼吸道病毒感染不但可使哮喘患者的气道反应性进一步增高，哮喘发作，而且可引起健康人的气道反应性增高和小气道功能障碍，这种状态一般持续 6 周左右。

气道急性或慢性细菌感染并不引起过敏反应，但由于气道分泌物增多，因此可加重哮喘患者的气道狭窄，使哮喘发作或加重。这时抗菌药物的使用是必要的，而且有效的抗菌治疗往往可收到缓解症状之功。呼吸道细菌性感染虽然也可诱发气道平滑肌痉挛，但较病毒性感染要轻得多。

4. 精神和心理因素

精神和心理状态对哮喘的发病肯定有影响，但这一因素往往被患者和医务人员忽视。许多患者受到精神刺激以后哮喘发作或加重，而且很难控制。

据报道，70%患者的哮喘发作有心理因素参与，而在引起哮喘发作的诸多因素中，单纯以外源性过敏原为主要诱因者占29%，以呼吸道感染为主要诱因者占40%，心理因素为主的占30%。还有的学者报道，在哮喘发作的诱因中过敏反应并发精神因素占50%。与哮喘有关的精神心理状态涉及非常广泛的因素，包括社会因素、性格因素和情绪因素，社会因素常通过对心理和情绪的影响而起作用。哮喘患者在出现躯体痛苦的同时，伴有多种情绪、心理异常表现，主要为焦虑、抑郁和过度的躯体关注。因此，往往形成依赖性强、较被动、懦弱而敏感、情绪不隐和自我中心等性格特征，是比较典型的呼吸系统的心身疾病。哮喘儿童的母亲也常呈"神经质性"个性，母亲的焦虑、紧张、唠叨、烦恼的表现影响儿童哮喘的治疗和康复。

精神因素诱发哮喘的机制目前还不清楚，有学者认为在可接受大量感觉刺激的人脑海马回部位，可能存在与基因有关的异常。遗传素质或早年环境的影响，造成某些哮喘患者精神心理的不稳定状态。同时精神忧虑或紧张的哮喘患者，生理上气道的敏感性升高，可能与迷走神经兴奋性增强有关。长期的情绪低落、心理压抑可使神经—内分泌—免疫网状调节系统功能紊乱，引起一系列心身疾病。

精神和心理因素也属于内因，但它有别于遗传背景。精神和心理因素不决定一个人是否成为哮喘的易感者，然而可明显地影响哮喘的发作及其严重程度，对于哮喘常年反复发作的患者来说，这种影响尤其显著。因此，许多学者强调哮喘的防治必须采用包括心与身两方面的综合性治疗措施。

5. 微量元素缺乏

以缺铁、缺锌较为常见，这些微量元素缺少可致免疫功能下降。

6. 药物

药物引起哮喘发作有特异性过敏和非特异性过敏两种，前者以生物制品过敏最为常见，因为生物制品本身即可作为完全抗原或半抗原引起哮喘发作。非特异性过敏常发生于交感神经阻断药，如普萘洛尔（心得安）和增强副交感神经作用药，如乙酰胆碱和新斯的明。

二、发病机制

支气管哮喘的发作是气道综合性的病理生理变化的结果，包括炎症基础和气流阻塞两方面的因素。气道炎症引起气道的高反应性，并通过释放细胞因子而导致支气管痉挛、气流受阻。气流受阻的主要机制是小支气管平滑肌收缩、小支气管黏膜的水肿、以嗜酸性粒细胞为主的黏膜下炎性细胞浸润、黏膜腺体的分泌功能亢进，造成分泌物阻塞，黏膜结缔组织、腺体及上皮层的增生与肥厚（气道重建）等。由此可见，支气管哮喘的发病机制极为复杂，许多环节仍然迷惑不清，有待深入研究。

（一）IgE 的合成

支气管哮喘的气道炎症是由 IgE 介导的变应性炎症，是指变应原进入致敏机体后所诱发的、局部组织以嗜酸性细胞浸润为主的炎症反应。IgE 是在 T 淋巴细胞的控制和调节下，由 B 淋巴细胞合成的，肺泡巨噬细胞也参与 IgE 合成。其中 T 淋巴细胞是 IgE 合成调节的主要效应细胞，抑制性 T 细胞（Ts）在调节 IgE 合成中起重要作用，其功能下降，数目减少或功能缺陷可造成体内 IgE 合成增加，这可能是变态反应发生的主要因素。IgE 是目前已知人体血清中含量最低的一种免疫球蛋白，其含量仅占人体血清免疫球蛋白总量的十万分之一，个体差异也很大。

在病理情况下，变应原进入机体以后，肺泡巨噬细胞作为抗原提呈细胞将抗原信息传递给 T 淋巴细胞。Stannegard 等已证实，体内 IgE 水平与 Ts 的功能呈负相关。Geha 等采用单克隆抗体技术也证明血清总 IgE 水平增高的同时随着 Ts 数目减少和辅助性 T 细胞（Th）数目增多。近年来许多文献报道，白介素（IL）-4、IL-13，变态反应增强因子可促进 IgE 合成，而 γ-干扰素（IFN-γ）、IgE 抑制因子可抑制 IgE 的合成。其中以 IL-4 和 IFN-γ 在 IgE 的合成调节中的作用最为重要，因此 IL-4 被誉为 IgE 增强因子。IL-4 是由辅助性 T 细胞 2（Th2）产生的，它不仅可以促进 T 细胞与 B 细胞的相互作用，还可使 B 淋巴细胞的抗体应答向 IgE 种型转化，但 IL-4 不能单独诱导 B 淋巴细胞产生 IgE，它需要 IL-5、IL-6 的参与和单核细胞的配合。

另外，IgG_4 在变应性炎症的发生过程中也起一定的作用。

（二）气道变态反应在支气管哮喘发病中的作用

哮喘大多与吸入周围环境的变应原有关，因为气道是一个高度开放的器官，终日不停地进行呼吸，因而飘浮在空气中的变应原得以随时侵入呼吸道，引起一系列的变态反应。这个过程可分为致敏期、反应期和激发期。

1. 致敏期

致敏期又称感应期，变应原被吸入后，可被气道黏膜黏附、溶解或吸收，也可被肺泡巨噬细胞吞噬，有些可溶性成分被淋巴细胞"胞饮"，并提呈给局部淋巴结或全身淋巴组织，其中的抗原特异性提呈给特异性的 IgE 型浆细胞，促其产生过敏性抗体（又称反应素）。此类反应素实际上就是特异性的 IgE。每个 IgE 分子经酶的作用而分解成 Fab 片段和 Fc 片段。所有的 IgE 均属亲细胞性抗体，与肥大细胞和嗜碱性粒细胞的亲和性尤其明显。支气管哮喘患者的气道肥大细胞表面有大量高度亲 IgE 的 Fc 受体（FcR-1），其中包括分子量为 45 000 的 R 受体、分子量为 55 000 的 H 受体和分子量为 71 000 的 71K 受体。嗜碱性粒细胞主要分布于周围血液循环中，它在形态和花生四烯酸代谢方面虽然与肥大细胞有所不同，但其分化来源、异染性、IgE 受体特性及其功能方面很相似，在变态反应性炎症的发生过程中发挥协同而又互相补充的作用。一旦 IgE 形成，即有选择地迅速将其 Fc 端与支气管黏膜下毛细血管周围或固有层的肥大细胞的表面或血中嗜碱性粒细胞的表面 Fc 受体结合。它们都是 IgE 的靶细胞，可以接受大量的 IgE 分子。当 IgE 分子与气道黏膜下的肥大细胞牢固结合以后，机体即完成了致敏过程，处于特异性的致敏状态。

2. 反应期

反应期又称攻击期，当引起机体产生某种特应性 IgE 的相同变应原再次进入人体，接触已致敏的肥大细胞或嗜碱性粒细胞时，每一个致敏抗原分子与 2 个或 2 个以上的肥大细胞膜上的 IgE 的 Fab 端相结合，产生立体异构现象，构成 IgE 的激发机制，使细胞外的钙、镁离子进入细胞内，激活一系列的酶原活性，使肥大细胞或嗜碱性粒细胞发生脱颗粒，释放到细胞外。此类颗粒中含有多种化学活性介质，包括组胺、白三烯（慢反应物质）、缓激肽、5-羟色胺、嗜酸性粒细胞趋化因子、血小板激活因子、肝素等。

3. 激发期

激发期又称效应期，即各种化学活性介质从靶细胞内释出时引起的支气管反应。这些活性介质具有很强的化学活性，当它们达到一定浓度时，即可使支气管平滑肌收缩、痉挛，毛细血管扩张，通透性增高，血浆渗漏，腺体分泌增多，嗜酸性粒细胞等炎症细胞向病灶区募集等，使小气道狭窄，气流受限，通气功能下降，出现哮鸣和呼吸困难。

临床上要确定气道的变态反应性炎症是比较困难的，但进入 20 世纪 80 年代，随着哮喘患者痰液细胞学检查、支气管镜检查和支气管肺泡灌洗术、肺组织活检的逐步广泛地应用和对哮喘病死者进行的尸检研究，支气管哮喘最主要的病理学变化是气道炎症性反应的性质才得以明确，主要特点如下。

（1）在支气管黏膜上皮组织中、黏膜下及气管腔内有大量以嗜酸性粒细胞为主的炎症细胞浸润。同时淋巴细胞、巨噬细胞、肥大细胞、浆细胞和中性粒细胞亦可伴随存在，但与以中性粒细胞浸润为主的化脓性炎症，或以淋巴细胞浸润为主的慢性炎症截然不同，称为气道变态反应性炎症。

（2）在变态反应性炎症的作用下导致支气管上皮细胞坏死、脱落，上皮纤毛功能损害，上皮下或黏膜下神经末梢裸露，黏膜下腺体增生，杯状细胞增生，分泌亢进，基底膜增厚。

（3）黏膜下组织血管充血、扩张，通透性增高，大量血浆及炎症细胞渗出。

（4）由于炎症细胞及血浆渗出导致支气管黏膜水肿，气管腔内分泌物积聚，甚至形成黏液栓，黏液栓中有大量嗜酸性粒细胞聚集。

以上各种由变态反应性炎症造成的小支气管的病理改变导致持久而弥漫的支气管通气障碍，构成支气管哮喘最主要的病理基础。这一理论和观念上的改变，必将导致哮喘病预防和治疗上的变化。

支气管哮喘的性质属于变态反应，而小支气管是主要的效应器官及组织。不过，这种机制是否就是变态反应性支气管哮喘发作的唯一机制，目前尚有很多争议。如 Ricci 等认为过敏性支气管哮喘亦可见于Ⅲ型变态反应。在支气管哮喘患者的血清中可以发现大量的自身抗平滑肌抗体，用荧光免疫法可以显示这种抗体集中分布在增厚的支气管基底膜及上皮层下。然而，若用外源性特异性抗原作皮肤试验，这些患者一般为阴性。

（三）炎症免疫细胞在支气管哮喘发病中的作用

1. 肥大细胞和嗜碱性粒细胞的激活和介质释放

肥大细胞和嗜碱性粒细胞是变应性炎症中释放炎性介质的主要效应细胞。肥大细胞主要分布于易发生变应性炎症的部位，如哮喘患者的支气管黏膜、肺泡等。嗜碱性粒细胞主要分布于周围血液循环中。肥大细胞和嗜碱性粒细胞在变应性炎症中的激活和释放炎性介质过程是非常复杂的，其机制包含了 IgE 介导的机制和非 IgE 介导的机制两种形式，但近年来通过对纯化肥大细胞的研究发现，肥大细胞与嗜碱性粒细胞释放炎性介质的方式和种类均有较多差异。

由 IgE 介导的肥大细胞释放介质的机制主要为：①过敏原进入机体，使肥大细胞膜表面 IgE 受体分子间的搭桥交联；②搭桥交联后使细胞膜发生磷脂甲基化；③细胞膜磷脂甲基化导致的 Ca^{2+} 内流和传递激活信息，以及 Ca^{2+} 内流前后的一系列酶的激活；④cAMP 的参与。

非 IgE 介导的肥大细胞和嗜碱性粒细胞释放介质是借助 48-80 化合物、抗 IgE、钙离子载体 A23187、P 物质、刀豆素-A 和右旋糖酐等的诱发，这些非特异性的介质促发剂在探讨肥大细胞释放炎性介质机制的实验中起重要作用。48-80 化合物诱发的介质释放过程与 IgE 介导的介质释放有许多相似之处，如作用潜伏期短，有钙离子内流过程等。48-80 化合物可以诱发迟发性的肥大细胞介质释放，其作用部位可能在细胞膜上，而不在细胞内。

研究表明，肥大细胞表面存在着 IgG_4 受体，它们与 IgE 受体相似。变应原进入机体时，IgG_4 可以介导肥大细胞释放介质。在由 IgE 介导的迟发性介质释放中，IgG_4 可能担任重要角色。此外，C_{3a}、C_{5a} 等补体碎片、某些白介素也可以引起肥大细胞的免疫性激活。

2. 嗜酸性粒细胞

变应性炎症是 I 型变态反应的主要病理学特征。传统观念认为，I 型变态反应是由肥大细胞脱颗粒引起的，但近年来发现，嗜酸性粒细胞、巨噬细胞或单核细胞、淋巴细胞、中性粒细胞甚至血小板均在变应性炎症中起一定的作用，而且相继在嗜酸性粒细胞、巨噬细胞等细胞表面发现了低亲和力的 IgE 受体（FcR II），提示 IgE 在 I 型变态反应中不仅激活肥大细胞—嗜碱性粒细胞，还能激活其他炎症细胞。

以嗜酸性粒细胞为主的炎症细胞浸润是变应性炎症的特征，它具有炎性损伤作用，是一种重要的炎症效应细胞。嗜酸性粒细胞可释放多种活性物质参与变应性炎症的调节，而且其表面具有大量的低亲和力 IgE 受体，在变应性炎症的维持和发展中起重要作用。

嗜酸性粒细胞活化后可以释放多种炎性介质，如白三烯（LT）B_4、LTC_4 和血小板激活因子（PAF）。现已知嗜酸性粒细胞是所有参与变应性炎症的细胞中合成 LTC_4 和 D_4 能力最强的细胞。在某些刺激下，低密度嗜酸性粒细胞可比正常密度嗜酸性粒细胞产生更多的 LTC_4 和 D_4，但人类嗜酸性粒细胞仅产生少量 LTB_4。嗜酸性粒细胞活化后还可产生大量 PAF，后者具有强烈的嗜酸性粒细胞趋化活性，又可吸引大量嗜酸性粒细胞在炎症区域浸润，以致产生更多的 PAF，这种恶性循环是造成持续性变应性炎症的重要因素之一。

嗜酸性粒细胞还可合成多种上皮毒性物质，如主要碱性蛋白、嗜酸细胞阳离子蛋白、嗜酸细胞过氧化物和嗜酸细胞衍生的神经毒素等，这些物质对气道上皮、鼻黏膜上皮以及其他炎症区组织均有较强的损伤作用。

3. 单核细胞或巨噬细胞

单核细胞或巨噬细胞在变应性炎症中起主要效应细胞的作用，而且在支气管哮喘的发病机制中属于较为早期的效应细胞。它们的主要免疫功能是呈递抗原信息给 T 淋巴细胞，促其分泌多种细胞因子和炎性介质前体。

研究证实，在单核细胞或巨噬细胞表面有大量低亲和力 IgE 受体，激活这些受体（尤其是巨噬细胞的受体）可以产生数十种细胞因子和炎性介质，参与支气管哮喘的发病。巨噬细胞激活后可以释放 LTB_4、LTC_4、前列腺素和血小板激活因子等直接参与气道炎症的调节。还可通过合成组胺释放因子、IL-1、IL-8 和颗粒细胞单核细胞集落刺激因子（GM-CSF）等作用于其他细胞，间接参与变应性炎症的调节。总之，单核细胞或巨噬细胞以多种效应参与了变应性炎症的调节，它与 T 淋巴细胞、嗜酸性粒细胞、肥大细胞和中性粒细胞等相互作用，以及巨噬细胞对变应性炎症的直接参与，均对变应性炎症的形成有较复杂的相互影响。

4. 淋巴细胞

T 淋巴细胞和 B 淋巴细胞是变应性炎症中的重要调节细胞。IgE 既是在 T 淋巴细胞的控制和调节下，由 B 淋巴细胞合成的。如果能从 T 淋巴细胞调控 B 淋巴细胞的各种细胞因子中寻找出抑制 IgE 合成的因子，无疑将使变态反应疾病的治疗从目前的拮抗炎性介质来控制症状的水平上大大提高。通常认为 Th 可以促进 B 淋巴细胞合成 IgE，而 Ts 则可抑制 IgE 的合成。研究发现，特应性患者周围血中 Th 数目增多，功能增强，而 Ts 数目减少或功能缺陷，Th/Ts 比例失调。

Th 可分 Th1 和 Th2 两种亚型。Th1 可以产生 IFN-γ 和 IL-2，而 Th2 则主要产生 IL-4、IL-5、IL-6 等。Th1/Th2 失衡在哮喘发病机制中起着非常重要的作用，他们通过各自的细胞因子作用于不同的效应细胞，引起一系列的病理生理反应，但 Th1/Th2 失衡并不能解释所有的病理生理现象。

T 淋巴细胞主要借助 IL-4 来促进 B 淋巴细胞合成 IgE。另外，T 淋巴细胞分泌的 γ-干扰素又可抑制 B 淋巴细胞合成 IgE。由此推测，IL-4 和 γ-干扰素的比例失调可能是 IgE 增高的主要原因，但从目前的临床研究来看，γ-干扰素并不能有效地控制变应性炎症的发生和发展，这主要可能与 γ-干扰素是一种多功能淋巴因子有关，值得进一步研究以得到更有效的抑制 IgE 合成的物质。

5. 中性粒细胞

动物实验表明，多形核白细胞在变应性炎症的发生和发展中也起一定作用。在变应性炎症发生前、发生过程中和发生后的炎区组织中均有不同程度的中性粒细胞增高，提示变应性炎症与多形核白细胞有一定关系。初步研究表明，多形核白细胞在变应性炎症中也可释放白三烯、前列腺素和血小板激活因子等，亦可以产生可引起皮肤肥大细胞再次释放炎性介质的组胺释放的活性物质，在迟发相皮肤反应中起重要作用。

6. 血小板

血小板可能是变应性炎症中的效应细胞之一，血小板表面有低亲和力的 IgE 受体。在特应性患者的周围血中，具有 IgE 受体的血小板数目增加，并发现了在变应性炎症发生过程中有血小板激活的证据。血小板激活因子作为变应性炎症中的重要炎性介质引起了广泛重视，它可在变应性炎症中激活血小板，并使血小板释放血小板激活因子和组胺释放因子。研究还证实血小板对迟发相哮喘反应亦有一定作用。

（四）介质的致炎效应

随着肥大细胞、嗜酸性粒细胞、巨噬细胞等炎症细胞的激活，大量原发性炎性介质如组胺和大量继发性介质如白三烯、血小板激活因子、前列腺素等被释放到炎症局部区域组织中（表3-1）。根据释放炎性介质的种类、浓度和炎区的部位不同而引起相应的变应性炎症，导致不同的临床症状。但是无论原发性介质还是继发性介质，其致炎效应过程都依赖以下3种作用。

表3-1 各种炎症介质对哮喘患者气道的调节作用

介质	支气管痉挛	气道黏液分泌	血管通透性增加	趋化活性	支气管高反应性
组胺 H_1	＋＋	－	＋＋	＋	＋
组胺 H_2	－	＋	？	－	－
前列腺素 D_2，$F_{2\alpha}$	＋＋	＋	？	？	＋
前列腺素 E_2	－	＋	－	＋	－
前列腺素 I_2	－	？	＋	－	？
血栓素 A_2	＋＋	？	－	±	－
白三烯 B_4	－	－	±	＋＋	±
白三烯 C_4，E_4，F_4	＋＋	＋＋	＋＋	？	±
血小板激活因子	＋＋	＋	＋＋	？	±
缓激肽	＋	＋	＋＋	－	－
腺苷 A_1	＋	？	？	？	－
腺苷 A_2	－	？	－	－	－
P物质	＋	＋＋	＋＋	±	－
神经肽 A	＋＋	＋	＋	－	－
补体碎片	＋	＋	＋	＋＋	－
5－羟色胺	±	？	？	？	－
氧自由基	＋	？	＋	？	－

注 ＋＋，显著作用；＋，中等效应；±，可能有轻度的作用；？，目前还不清楚。

1. 促炎作用

这些介质可以使炎症区毛细血管扩张充血，渗漏增加，水肿形成，甚至微血栓形成，这就是组织的炎性损伤。除支气管黏膜以外，皮肤、鼻黏膜、消化道黏膜也易发生变应性炎症。其特征因发生的组织不同而有所区别，但其共同特征是在炎症早期以渗出性炎症为主，而长期反复发作可导致增生性炎症，并可形成不可逆转的炎性损伤。

2. 炎性细胞趋化作用

这些介质多具有对炎症细胞的趋化作用，吸引嗜酸性粒细胞、巨噬细胞、中性粒细胞和淋巴细胞聚集在炎症部位。某些介质还可激活这些炎症细胞，从而加重局部的炎症反应。炎症细胞的趋化与多种细胞膜上的糖蛋白黏附分子的激活有密切关系。

3. 致痉作用

这些介质多具有对支气管平滑肌、肠道平滑肌的致痉作用，这可以导致管腔狭窄，从而引发哮喘和肠痉挛，使气道的气流受限。

（五）白介素在哮喘发病中的作用

白介素（IL）是与哮喘发病有密切关系的一组细胞因子，1979年在瑞士召开的第二届国际淋巴因子会议上，将白细胞间相互作用的一类细胞因子统一命名为白介素（IL），当时主要为白介素 1~8，其后又发现许多白介素，如 IL-1α、IL-1β 及 IL-9~14。目前已知与哮喘发病关系比较密切的白介素为以下数种。

1. 白介素 4（IL-4）

1982 年发现，由活化的 T 细胞产生，是一种促进白细胞增殖的因子，也称为 B 细胞生长因子-Ⅰ（BCGF-Ⅰ）或 B 细胞刺激因子（BSF-Ⅰ）。不同浓度的 IL-4 可使 B 细胞合成不同类型的免疫球蛋白（Ig），例如产生 IgE 及部分 IgG。IL-4 促进肥大细胞增殖并使 CD23 表达 IgE 受体。IL-4 和 IL-3 共同作用时可进一步促进肥大细胞增殖，因此 IL-4 与 IgE 的产生和其受体表达，即与Ⅰ型变态反应的发病有关。哮喘属于 IgE 介导的Ⅰ型变态反应性疾病，有报道，哮喘发作期和缓解期外周血中 IL-4 的水平升高，分泌 IL-4 的细胞增加，IL-4 值和分泌 IL-4 的细胞阳性率与血清中 IgE 水平有显著相关性。IFN-γ 对 IL-4 有拮抗作用，它不仅可抑制 IL-4 刺激 IgE 的生成，也可抑制 IgE 受体的产生。哮喘的发病可能与 IL-4/IFN-γ 平衡失调有关；临床应用 IFN-γ 来抑制 IL-4 的产生，减少 IgE 合成，从而达到抗哮喘的作用。

2. 白介素 5（IL-5）

又称 B 细胞生长因子-Ⅱ（BCGF-Ⅱ）、嗜酸性粒细胞集落刺激因子(E-CSF)或嗜酸性粒细胞分化因子（EDF），有促进抗原刺激 B 细胞分化成为产生抗体的浆细胞、调节抗体水平及激活、增殖、分化、吸引嗜酸性粒细胞的作用。这些作用都可能参与哮喘过敏性炎症的发生。

3. 白介素 8（IL-8）

1986 年发现，1989 年命名为白介素 8（IL-8）。它主要为单核细胞产生的一种中性粒细胞趋化因子。内皮细胞、成纤维细胞和表皮细胞等也能产生 IL-8。IL-8 能吸引中性粒细胞、T 细胞和嗜碱性粒细胞，尤其使中性粒细胞黏附在上皮细胞上，使之激活并释放溶菌酶。它还能刺激中性粒细胞产生白三烯 B$_4$（LTB$_4$）。白三烯 B$_4$ 进一步吸引多形核白细胞到气道，参与气道炎症反应。IL-8 还可刺激嗜碱性粒细胞，使其释放组胺，参与哮喘的发病。

4. 白介素 3（IL-3）

1981 年发现，它与其他细胞因子共同促进巨噬细胞、中性粒细胞、嗜酸性粒细胞、嗜碱性粒细胞、肥大细胞、巨核细胞的产生和分化，还可促进嗜酸性粒细胞与血管内皮细胞的粘连，加强它们之间的作用，从而加重气道过敏性炎症。

5. 白介素 10（IL-10）和白介素 12（IL-12）

哮喘是以 Th2 亚型的 Th 反应为特征的气道炎症性疾病。许多实验证明 IL-10 使 T 细胞去活化，因此造成过敏性哮喘时 Th2 的耐受性，而 IL-12 可使反应适于 Th1 类型。肺泡巨噬细胞（AM）可分泌这两种细胞因子，因而调节哮喘时 T 细胞的作用。IL-10 和转移生长因子 β（TGF-β）不仅可以抑制 B 细胞、T 细胞、IgE 产生，以及肥大细胞增生，而且可引起嗜酸性粒细胞的凋亡。因此，这些细胞因子是与哮喘和过敏有关的候选基因。流行性感冒 A 病毒感染可使 IL-10 产生减少，而甲泼尼龙却可以上调单核细胞 IL-10 的产生。

（六）白三烯在哮喘发病中的作用

白三烯（LT）是由普遍存在的花生四烯酸（AA）合成的重要介质，在哮喘发病中起着重要的作用。目前有足够的证据说明哮喘患者体内的白三烯增加，实验结果表明，哮喘和特应性体质患者血中白细胞的 LTB_4 和 LTC_4 要比正常人高 $3 \sim 5$ 倍。哮喘稳定期患者血浆的 LTC_4 和 LTD_4 的含量也高于健康人。白三烯参与了哮喘发病的各种病理生理过程，如支气管痉挛、支气管黏膜的微血管渗漏、黏液分泌增加和富含嗜酸性细胞的炎症细胞浸润。

1. 收缩支气管

半胱氨酰白三烯有强力收缩气道平滑肌的功能，LTC_4、LTD_4 收缩人平滑肌的能力相当，比组胺至少强 1 000 倍，因此以往称之为过敏性慢反应物质。LTE_4 收缩平滑肌效应的有关报告不一，有的学者认为与其他半胱氨酰白三烯相当，但也有学者报道 LTE_4 收缩平滑肌的活性只有其他半胱氨酰白三烯的 $1/1\ 000 \sim 1/100$。

半胱氨酰白三烯对健康人和哮喘患者的支气管均有收缩作用，但哮喘患者吸入白三烯后的反应比健康人强烈得多。其中 LTC_4 和 LTD_4 的作用相当，而 LTE_4 则只有它们的 $1/30 \sim 1/100$。就起效时间而言，LTD_4 和 LTE_4 在服药后 $4 \sim 6$ 分钟即开始发挥作用，而服用 LTC_4 后需 $10 \sim 20$ 分钟才起作用。因为人类与豚鼠不同，豚鼠有 LTC_4 和 LTD_4 的对应受体，而人只有 LTD_4 受体，而无 LTC_4 受体。LTC_4 必须首先转化为 LTD_4 方能起作用，因此它对支气管的收缩是"迟到"的作用。白三烯受体的分子结构目前还不清楚。

Adelroth 等以呼气峰流速下降 30% 为额度，对健康人和哮喘患者进行气道激发试验，结果发现，哮喘患者所需的醋甲胆碱的累积量只相当于健康人的 $1/8$。所需的 LTD_4 量只有健康人的 $1/13$。这表明醋甲胆碱对支气管的非特异刺激强度为 LTD_4 的 6 倍（也有报告 $1 \sim 10$ 倍）。LTB_4 具有很强的趋化作用，但不引起平滑肌收缩。

有些学者还报道，雾化吸入半胱氨酰白三烯时，药物对支气管的激发效果与呼吸状态有关，深呼吸可减弱激发效应。通常认为深呼吸使外周气道打开，深呼吸减弱激发效应表明半胱氨酰白三烯对外周气道也有作用。因此可见，半胱氨酰白三烯对气道具有外周和中心双重效应。

2. 增加血管通透性

在炎症反应中，血管通透性增加发生于毛细血管后静脉，由于血管内皮裂隙形成或扩大，使大分子物质外漏，继而水分渗出，水肿即形成。前列腺素、缓激肽和血小板激活因子（PAF）等介质参与这一过程。实验证明半胱氨酰白三烯可明显增加血管的渗漏。

3. 促进黏液分泌

哮喘发作的病理特征之一是黏液分泌增多，并进而引起气道阻塞。严重哮喘时可形成黏液栓塞，其栓子是黏膜下腺分泌的黏液与富含嗜酸性粒细胞及中性粒细胞的炎性渗出液的混合物。组胺、前列腺素、血栓素及血小板激活因子等介质参与这个过程。现已证明半胱氨酰白三烯是所研究的促黏液分泌素中最活跃者之一。狗的实验也证明 LTC_4 的存在使气管黏膜下腺分泌的黏液增加。

4. 细胞浸润

LTB_4 是中性粒细胞的强趋化剂，但其他半胱氨酰白三烯似无趋化作用。

5. 提高气道高反应性

半胱氨酰白三烯可提高气道反应性，但较组胺或醋甲胆碱的作用弱。然而，吸入半胱氨酰白三烯能够增加哮喘患者气道对组胺的敏感性，这种作用可持续 7 日。这些效应说明白三烯在哮喘患者气道高反应的发生机制中起着重要作用。

半胱氨酰白三烯至少须与两种不同的高亲和性立体选择性膜结合受体，即 cys LT_1 和 cys

LT_2 相互作用。cys LT_1 受体存在于包括人在内的多种动物的肺。半胱氨酰白三烯与哮喘有关的病理生理学基础均由受体的刺激所介导。根据上述原理，学者们研究并生产了白三烯受体阻断剂，经临床实践证明对于控制哮喘的临床症状有较好的疗效。

（七）气道炎症与气道高反应性

通过大量动物实验和哮喘患者的支气管激发试验，包括醋甲胆碱及组胺等非特异性激发试验和各种变应原的特异性激发试验，均证明支气管哮喘患者都有程度不等的气道高反应性（AHR）。AHR 实际上就是气道的易收缩性和易舒张性，它基于气道的变态反应性炎症可能的机制如下。

（1）炎症导致的气道上皮损伤，使黏膜屏障功能下降。

（2）炎症使气道神经末梢受损或裸露，使其对各种刺激的敏感性提高。

（3）炎症使气道黏膜纤毛黏液毡的清除功能下降，利于变应原或刺激物的沉积，激发特异性抗原抗体反应。

（4）炎症导致嗜酸性粒细胞释放各种毒性蛋白，包括主要碱性蛋白、嗜酸性粒细胞阳离子蛋白、嗜酸性粒细胞神经毒素、嗜酸性粒细胞过氧化物等。此类生物活性物质均可提高气道上皮对外界刺激的敏感性。

（5）变态反应性炎症细胞激活后释放芳基硫酸酶、透明质酸酶、溶酶体酶等激动气道平滑肌受体，使平滑肌应激功能降低。

（6）变应性炎症使毛细血管扩张，血流变慢，导致各种血管内细胞的黏附分子表达，向血管外转移，加重局部的炎症反应，使气道反应性呈持续而循环反复地增高。

实际上气道高反应性的形成机制十分复杂，少数慢性支气管炎患者，甚至有些正常人，气道激发试验也可显示"气道高反应性"。文献报道，无哮喘病、无 COPD、不吸烟的正常成人进行气道反应性测定时，约20%的受试者可有不同程度的反应性升高，说明除变态反应性炎症以外，还有一些体质性因素可以影响气道高反应性的发生。这些人日后可能成为支气管哮喘的潜在发病者。

（田振楠）

第三节　病理

气道壁的正常组织学结构可分为上皮（包括分泌腺）、平滑肌、软骨和起网络支撑作用的结缔组织。分泌腺只存在于含软骨的气道壁内，细支气管壁既无软骨又无黏液腺，但细支气管壁平滑肌可占管壁总厚度的50%。气道上皮含8种不同的细胞，即基底细胞或干细胞（它们是其余细胞的前身），中间和未分化细胞（后者形成纤毛细胞），刷状或微绒毛细胞，克拉拉细胞，浆液和黏液分泌细胞，Kulchitsky 细胞。肺外气道上皮和少数肺内气道上皮含丰富的交感神经网，对许多刺激，包括气体、烟、尘、雾和抗原起反应。靠近管腔处有适应快速伸展的受体或称刺激性受体，沿细胞周径分布。支配气管支气管平滑肌的输出神经纤维复杂，不同种系之间差别很大，如豚鼠的气道平滑肌组成多单位结构，每一肌细胞有许多神经支配，肌细胞之间连接较少，而人类气道平滑肌为单一的单位，每个肌细胞之间有许多连接，而神经末梢相对较少，这些解剖结构的不同可能与喘息的发作有一定的关系。

支气管哮喘患者喘息的主要病理生理基础为：①平滑肌痉挛；②气道炎症和水肿；③黏

液分泌过多，加重了支气管管腔的狭窄和阻塞。这3种病变在喘息发展过程中所占的比重不同，如平滑肌痉挛在喘息发作时是气道堵塞的主要原因，但经舒张平滑肌的药物治疗后能很快逆转，而气道炎症、水肿和黏液分泌过多形成的黏液栓则成为喘息难于逆转或不可逆转的主要原因。

一、解剖

尸检时从胸腔取出的肺不塌陷，肺表面显示过度膨胀和萎陷区。这是由于部分气道形成不同程度的阻塞所致。如阻塞完全，末梢部分的空气被吸收，使该处肺组织萎陷。如阻塞不完全，在吸气时空气仍能进入末梢肺组织，但呼气时空气不能经狭窄的气道排出，因而存留在肺组织内，使肺组织过度膨胀。这时，肺切片可见软而呈胶冻状或灰色橡皮样的黏液栓，最常见于中等到小支气管腔内。死于喘息持续状态的患者这种黏液栓更为常见。

二、显微镜下所见

支气管平滑肌显著增厚，死于喘息持续状态的患者支气管平滑肌厚度可达正常人的2.6倍，而慢性支气管炎患者的气道平滑肌增厚不明显，这是鉴别哮喘和慢性支气管炎的病理要点。

支气管黏膜下水肿、血管扩张充血和炎症免疫细胞浸润。这些细胞包括嗜酸性粒细胞、浆细胞、淋巴细胞和中性粒细胞。有时嗜酸性粒细胞很少或无，主要为浆细胞和淋巴细胞。黏膜基底膜增厚、玻璃样变，基底膜的厚度可达正常的2.5倍。基底膜的增厚主要是胶原纤维沉积增多和蛋白渗出的结果。

黏膜下分泌腺增生，但不如慢性支气管炎时严重。黏膜下分泌腺中分泌黏液的细胞，即杯状细胞增多，而纤毛细胞减少，表面上皮内的杯状细胞亦增多。正常情况下支气管黏膜上皮内杯状细胞只见于大、中支气管和有软骨的小支气管，这种小支气管直径为 1～2 mm，由此小支气管以远的气道黏膜上皮内无杯状细胞。但哮喘患者的外周细支气管黏膜上皮内亦有丰富的杯状细胞。黏液内有较多酸性蛋白、DNA 结合纤维和渐进性纤维素形成以及糖蛋白和蛋白多糖比例改变，这些都使黏液的化学性质改变，黏液变稠成胶冻样。白蛋白和其他蛋白从损伤的支气管壁内漏至黏液内。黏液和蛋白分层增多显示这些分泌物较陈旧。黏液中的嗜酸性粒细胞一般保存较好，可能是由于这些细胞新近才渗至黏液内的缘故，它们成串混在黏液内。皮质激素治疗可减少黏液内细胞成分，但不能影响黏液栓的形成。纤毛细胞的纤毛由于蛋白性液体和炎症细胞产物的作用，特别是嗜酸性粒细胞的主要碱性蛋白损伤，加上腔内已有的黏稠物质使这些纤毛细胞很难移去管腔内的内容物。

支气管腺的开口扩张使支气管黏膜向外凸出，这是由于支气管腔内压的增加和平滑肌收缩以及通过这些部位的黏液滞留的结果。支气管黏膜的外凸有不同的名词描述，如上皮隐窝样突出、支气管憩室等，如发生炎症，则称为支气管憩室炎。组织学上有明确的喘息病变并死于喘息者，支气管憩室的发生率可高达92%。憩室破裂可导致间质性肺气肿甚至气胸。

哮喘患者的细支气管和痰内可见柯什曼螺旋体。这种螺旋体是一种小的、线状、有螺纹的绳样物，螺纹向同一方向旋转，中心为一高度可折光的致密的盘卷或编成辫子状的线圈。哮喘患者支气管腔内黏液和蛋白性液体中可混杂炎症细胞。嗜酸性粒细胞脱颗粒所形成的双锥体形六角形的嗜酸性结晶，称为夏柯—雷登结晶，后者由嗜酸性细胞膜溶血磷脂酶构成。夏柯—雷登结晶在变态反应性鼻窦炎的细胞外黏液中较常见，亦可见于胸腔积液和血液中。

呼吸道纤毛上皮可变性、碎裂和从基底膜上剥脱。这种变性、断裂、脱落的纤毛上皮被称为 Creola 小体，在组织切片、痰标本或黏液栓或管型中可见到。纤毛细胞的成团脱落使支气管树的纤毛运动进一步受阻。主要碱性蛋白是嗜酸性粒细胞颗粒的一个重要成分，一些学者研究了主要碱性蛋白对肺的毒性作用时，发现从喘息患者提取的纯化的主要碱性蛋白也能损伤肺泡细胞。喘息的发作是由于抗原与 IgE 抗体在肥大细胞和嗜碱性粒细胞表面作用后，激活肥大细胞和嗜碱性粒细胞使之脱颗粒，释放出一系列已合成的活性介质，如组胺、过敏性嗜酸性粒细胞趋化因子（ECF-A）、PAF 和花生四烯酸产物等，在激活释放过程中又合成慢反应性物质（SRS）-A。这些介质能使血管扩张，血管通透性增加，平滑肌收缩，并使嗜酸性粒细胞等炎症细胞聚集，从而产生一系列组织损伤和病变。

（刘晓华）

第四节　临床表现

几乎所有的哮喘患者都有长期性和发作性（周期性）的特点，因此，认为典型哮喘发作 3 次以上，有重要诊断意义。哮喘的发病大多与季节和周围环境、饮食、职业、精神心理因素、运动或服用某种药物有密切关系。过敏性疾病的病史和家族性的哮喘病史对哮喘的诊断也很有参考意义。此外，还应注意有无并存呼吸道感染及局部慢性病灶。

一、症状

自觉胸闷、气急，即为呼吸困难，以呼气期为明显，但可以自行缓解或经用平喘药治疗而缓解。典型的哮喘发作症状易于识别，但哮喘病因复杂，其发作与机体的反应性，即遗传因素和特应性素质的个体差异，过敏原和刺激物的质和量的不同均可导致哮喘发作症状的千变万化。有些患者表现为咳嗽，称为咳嗽变异性哮喘或过敏性咳嗽，其诊断标准（小儿年龄不分大小）是：①咳嗽持续或反复发作 >1 个月，常在夜间（或清晨）发作，痰少，运动后加重；②没有发热和其他感染表现或经较长期抗生素治疗无效；③用支气管扩张剂可使咳嗽发作缓解；④肺功能检查确认有气道高反应性；⑤个人过敏史或家族过敏史和（或）过敏原皮试阳性等可作为辅助诊断指标。

二、体征

发作时两肺（呼气期为主）可听到如笛声的高音调，呼气期延长的声音称为哮鸣音，是诊断哮喘的主要依据之一。一般哮鸣音的强弱和气道狭窄及气流受阻的程度相一致，哮鸣音越强，往往说明支气管痉挛越严重。哮喘逐步缓解时，哮鸣音也随之逐渐减弱或消失。但应特别注意，不能仅靠哮鸣音的强弱和范围来估计哮喘严重度，当气道极度收缩加上黏痰阻塞时，气流反而减弱或完全受阻，这时哮鸣音反而减弱，甚至完全消失，这不是好现象，而是病情危笃的表现，应当积极抢救。

三、哮喘严重发作

（一）哮喘持续状态

哮喘严重发作通常称为哮喘持续状态，这是指一次发作的情况，并不代表该患者的基本病情，但往往发生于重症的哮喘患者，而且与预后有关，可威胁患者的生命。因此，哮喘严重发作是哮喘病本身的一种最常见的急症。

以往给哮喘持续状态所下的定义是："哮喘严重持续发作达 24 小时以上，经用常规药物治疗无效"。现在认为这样的定义是不全面的。因为事实上，许多危重哮喘病例的病情发展常常在一段时间内逐渐加剧，因此所有重症哮喘的患者在某种因素的激发下都有随时发生严重的致命性急性发作的可能，而无特定的时间因素。其中一部分患者可能在哮喘急性发作过程中，虽经数小时至数日的治疗，但病情仍然逐渐加重。也有一些患者在间歇一段相对缓解的时期后，突然出现严重急性发作，甚至因得不到及时和有效的治疗而在数分钟到数小时内死亡，这就是"哮喘猝死"。"哮喘猝死"的定义通常定为：哮喘突然急性严重发作，患者在 2 小时内死亡。其原因可能为哮喘突然发作或加剧，引起气道严重阻塞或其他心肺并发症导致心搏和呼吸骤停。重症哮喘患者出现生命危险的临床状态称为潜在性致死性哮喘。这些因素包括：①必须长期口服糖皮质激素类药物治疗；②以往曾因严重哮喘发作住院抢救治疗；③曾因哮喘严重发作而行气管切开，机械通气治疗；④既往曾有气胸或纵隔气肿病史；⑤本次发病过程中须不断超常规剂量使用支气管扩张剂，但效果仍不明显。除此以外，在本次哮喘发作过程中，还有一些征象值得高度警惕，如喘息症状频发，持续甚至迅速加剧，气促（呼吸超过 30 次/分），心率超过 140 次/分，体力活动和说话受限，夜间呼吸困难显著，取前倾位，极度焦虑、烦躁、大汗淋漓，甚至出现嗜睡和意识障碍，口唇、指甲发绀等。患者的肺部一般可以听到广泛哮鸣音，但若哮鸣音减弱，甚至消失，而全身情况不见好转，呼吸浅快，甚至意识淡漠和嗜睡，则意味着病情危笃，随时可能发生心搏和呼吸骤停。此时其他有关的肺功能检查很难实施，唯一的检查是血液气体分析。如果患者呼吸空气（即尚未吸氧），那么若其动脉血氧分压 <8 kPa（60 mmHg）和（或）动脉血二氧化碳分压 >6 kPa（45 mmHg），动脉血氧饱和度 <90%，则意味着患者处于危险状态，应马上进行抢救，以挽救患者生命。

（二）脆性哮喘

正常人的支气管舒缩状态呈现轻度生理性波动，第 1 秒用力呼气容积（FEV_1）和最大呼气流速（PEF）在晨间降至最低（波谷），而午后达最大值（波峰），在哮喘患者，这种变化尤其明显。有学者报道将哮喘患者的肺功能改变分为 3 种主要类型：①治疗后 PEF 始终不能恢复正常，但有一定程度的可逆；②用力呼气肺活量（FVC）改变可逆，而 FEV_1 和 PEF 的降低不可逆；③FEV_1 和 PEF 在治疗前、后或一段时间内大幅度地波动，即为"飘移者"，有学者将这一类型称为脆性哮喘（BA）。其后关于 BA 的定义争论不休。如美国胸科协会（AST），用此概念描述那些突发、严重、危及生命的哮喘发作。Ayres 在综合各种观点的基础上提出 BA 的定义和分型如下。

（1）Ⅰ型 BA：尽管采取了正规、有力的治疗措施，包括吸入皮质激素（如每日吸入二丙酸倍氯米松1 500 μg以上），或口服相当剂量皮质激素，同时联合吸入支气管扩张剂，连续观察至少 150 日，半数以上观察日的 PEF 变异率 >40%。

（2）Ⅱ型 BA：特征为在基础肺功能正常或良好控制的背景下，无明显诱因突然急性发作的支气管痉挛，3 小时内哮喘严重发作伴高碳酸血症，可危及生命，常需机械通气治疗。经期前哮喘发作往往属于此种类型。

四、特殊类型的哮喘

（一）运动性哮喘

运动性哮喘也称运动诱发性哮喘，是指达到一定的运动量后引起支气管痉挛而产生的哮喘，因此，其发作都是急性的、短暂的，而且大多数能自行缓解。运动性哮喘固然均由运动引起，但运动的种类、持续时间、量和强度均与哮喘的发作有直接关系。运动性哮喘并非说明运动即可引起哮喘，实际上短暂的运动不但不会引起哮喘，而且还可兴奋呼吸，使支气管有短暂的扩张，肺通气功能改善，FEV_1 和 PEF 有短暂的升高。其后随着运动时间的延长，强度的增加，支气管转而发生收缩。虽然运动性哮喘常常兼发于支气管哮喘患者，但与过敏性哮喘不同，其特点为：①发病均在运动后；②有明显的自限性，发作后只需经过一定时间的安静休息即可逐渐恢复正常；③无外源性或内源性过敏因素参与，特异性变应原皮试阴性；④一般血清 IgE 水平不高。但有些学者认为，运动性哮喘常与过敏性哮喘共存，因此认为运动性哮喘与变态反应（过敏反应）存在着一些间接的关系。

临床表现疑为运动性哮喘者，应进一步做运动前后的肺功能检查，根据运动前后的肺功能变化来判断是否存在运动性哮喘，这种方法也称为运动诱发试验。常用的运动方式有跑步、自行车功率试验和平板车运动试验。如果运动后 FEV_1 下降 20%~40%，即可诊断轻度运动性哮喘，如果 FEV_1 下降 40%~65%，即为中度运动性哮喘，FEV_1 下降 65% 以上，则属重度运动性哮喘。受检患者患有严重心肺或其他影响运动的疾病则不能进行运动试验，试验时要备有适当抢救措施，应在专业医务人员指导下进行。

（二）药物性哮喘

由使用某些药物引起（诱发）的哮喘称为药物性哮喘。可能引起哮喘发作的药物很多，常见者为：阿司匹林，β 受体阻滞剂（包括非选择性 β 受体阻滞剂——普萘洛尔、噻吗洛尔和选择性 β 受体阻断剂），局部麻醉剂，添加剂（如酒石黄，是一种黄色染料，广泛用作食品、饮料及药物制剂的着色剂），医用气雾剂中的杀菌复合物（如用作定量气雾剂的防腐剂氯化苯甲烃铵抗氧化剂），用于饮用酒、果汁、饮料和药物作防腐保藏剂（如亚硫酸盐）和抗生素或磺胺药（包括青霉素、磺胺药、呋喃类药）等。个别患者吸入定量的扩张支气管的气雾剂时，偶尔也可引起支气管收缩，这可能与其中的氟利昂或表面活性剂有关。免疫血清、含碘造影剂等除了可引起皮疹、发热、血管炎性反应、嗜酸性粒细胞增多和过敏性休克等全身过敏表现外，也可引起哮喘发作，但往往被忽略。

药物性哮喘的发生机制与哮喘本身极为相似，首先决定于患者的体质因素，即对某种药物的敏感性。因为这些药物通常是以抗原（如免疫血清）、半抗原或佐剂的身份参与机体变态反应过程的，没有机体的易感性就不容易发生过敏性反应。但并非所有的药物性哮喘都是机体直接对药物产生过敏反应而引起的，β 受体阻滞剂更是如此，它是通过阻断 β 受体，使 $β_2$ 受体激动剂不能在支气管平滑肌的效应器上起作用，导致支气管痉挛，哮喘发作。

（三）阿司匹林性哮喘

阿司匹林是诱发药物性哮喘中最常见的药物，某些哮喘患者于服用阿司匹林或其他解热镇痛药及非甾体抗炎药后数分钟或数小时内即可诱发剧烈的哮喘，其表现颇似速发型变态反应，因此以往许多人从药物过敏的角度理解阿司匹林性哮喘，但迄今尚未发现阿司匹林的特异性 IgE，也未发现其他的免疫机制参与，变应原皮肤试验阴性，所以近年来普遍认为可能不是由过敏所致，而是对阿司匹林的不耐受性。除阿司匹林以外，吲哚美辛（消炎痛）、氨基比林、非那西丁、保泰松、布洛芬等解热镇痛药也可引起类似的哮喘发作。这种对以阿司匹林为代表的解热镇痛药的不耐受现象就称为阿司匹林性哮喘。其中约半数并发鼻息肉和鼻窦炎，对于这种现象，过去称为阿司匹林哮喘三联征或阿司匹林三联征。对于这些提法各家意见不一，有些学者建议称为阿司匹林性综合征。

阿司匹林性哮喘多发生于中年人，有时也可见于少数儿童患者。在临床上可分为两个时相，即药物作用相和非药物作用相。药物作用相指服用阿司匹林等解热镇痛药后引起哮喘持续发作的一段时间，其临床表现为：服这类药 5 分钟至 2 小时，或稍长时间之后出现剧烈的哮喘。绝大多数患者哮喘发作的潜伏期为 30 分钟左右。患者的症状一般都很重，常可见明显的呼吸困难和发绀，甚至出现意识丧失、血压下降、休克。药物作用相的持续时间不一，可短至 2 小时，也可 1~2 日。非药物作用相阿司匹林性哮喘系指药物作用时间之外的时间。患者可因各种不同的原因而发作哮喘。

阿司匹林性哮喘发病率各家报道不一，国外报道它在哮喘人群中的发病率为 1.7%~5.6%，但如果用口服阿司匹林做激发试验，则它的发病率可占成人哮喘的 8%~22%。

阿司匹林性哮喘的发病很可能通过抑制气道花生四烯酸的环氧酶途径，使花生四烯酸的脂氧酶代谢途径增强，因而产生炎性介质，即白三烯。后者具有很强的收缩支气管平滑肌作用。因此，近年研制的白三烯受体拮抗剂，如扎鲁司特和孟鲁司特钠可以完全抑制口服阿司匹林引起的支气管收缩。

（四）职业性哮喘

随着工农业的发展，各种有机物或无机物以尘埃、蒸汽或烟雾 3 种形式进入生产者的工作环境。如果这些有害物质被劳动者吸入而引起哮喘发作，那么这些有害物质就称为职业性致喘物（变应原）。从广义来说，凡是由职业性致喘物引起的哮喘就称为职业性哮喘，但从职业病学的角度，职业性哮喘应有严格的定义和范围。然而，不同国家，甚至同一个国家的不同时期，职业性哮喘的法定含义不同。我国在 20 世纪 80 年代末制定了职业性哮喘的诊断标准，致喘物规定为：异氰酸酯类（如甲苯二异氰酸盐等）、苯酐类、多胺类固化剂（如乙烯二胺、二乙烯三胺、三乙烯四胺等）、铂复合盐、剑麻和青霉素。

职业性哮喘的发生率往往与工业发展水平有关，工业越发达的国家，职业性哮喘发生率越高，估计美国职业性哮喘的发病率为 15%。1988 年美国公共卫生署估计职业性哮喘占整个职业性呼吸系统疾病的 26%。

职业性哮喘的病史有以下特点：①有明确的职业史，因此本病的诊断只限于与致喘物直接接触的劳动者；②既往（从事该职业前）无哮喘史；③自开始从事该职业至哮喘首次发作的"哮喘潜伏期"最少半年；④哮喘发作与致喘物的接触关系非常密切，接触则发病，脱离则缓解，甚至终止，典型的职业性哮喘往往是在工作期间或工作后数小时发生气促、胸闷、咳嗽、喘鸣，常伴鼻炎和（或）结膜炎，工作日的第一天（如星期一）症状最明显，周末、节假日或离开工作场所后，上述症状缓解，因此，有人称它为"星期一综合征"。还有一些患者在吸入氯气、二氧化硫及氟化氢等刺激性气体时，出现急性刺激性剧咳、咳黏痰、气急等症状，称为反应性气道功能不全综合征，气道反应性增高可持续 3 个月以上。

（刘晓华）

第五节 诊断和鉴别诊断

一、诊断

支气管哮喘的诊断可以分为非特异性诊断与特异性诊断两类。非特异性诊断是不要求明确病因的一般病种诊断，最主要是通过肺功能检查结合临床表现确定，而支气管哮喘的特异性诊断则属于病因性诊断，最主要是通过变态反应检查确定。哮喘诊断的主要程序一般为病史采集、物理检查、胸部 X 线检查、肺功能检查和特异性过敏原检查等。

（一）病史采集

几乎所有哮喘患者的喘息发作都有长期性、发作性（周期性）、反复性、自限性、可逆性的特点，因此，近年认为典型哮喘发作 3 次以上，有重要诊断意义。哮喘的发病大多与季节和周围环境、变应原接触、饮食、职业、精神心理因素、运动或服用某种药物有密切关系。过敏性疾病的病史和家族性的哮喘病史对哮喘的诊断也很有参考意义。此外，还应注意有无并存呼吸道感染及局部慢性病灶。

两肺以呼气期为主的哮鸣音是诊断哮喘的主要依据之一。一般哮鸣音的强弱和气道狭窄及气流受阻的程度相一致，因此哮鸣音越强，往往说明支气管痉挛越严重。哮喘逐步缓解时，哮鸣音也随之逐渐减弱或消失。但应特别注意，不能仅靠哮鸣音的强弱和范围来估计哮喘严重度，当气道极度收缩加上黏痰阻塞时，气流反而减弱或完全受阻，这时哮鸣音反而减弱，甚至完全消失，这可能是病情危笃的表现，应当进行血液气体分析，准确判断。

（二）影像学检查

哮喘患者经常需要进行胸部 X 线检查，特别是初诊时。除一般的胸部平片以外，有时还需要进行胸部 CT 检查，这些检查对哮喘的诊断、鉴别诊断和估计哮喘病情的严重度有帮助。

哮喘患者的胸部 X 线表现并没有更多的特异性，常见为肺纹理增多、紊乱和肺气肿（或肺通气过度）征，有些患者可见肺大泡，有时可见气胸、纵隔气肿或肺动脉高压等并发症。但胸部 X 线检查在哮喘的鉴别诊断方面应为基本，而且重要。胸部 X 线检查也是长期皮质激素治疗安全性的重要保障之一，特别对患有肺结核的患者，皮质激素治疗前和治疗过程中定期的胸部 X 线检查极为重要。

（三）肺功能检查

哮喘患者的气道处于不稳定状态，气道平滑肌收缩性增加，黏膜和黏膜下层增厚，管腔分泌液增多，都可能使气道的功能状态恶化，引起气流阻塞。支气管有效通气管径的缩小可使患者出现喘鸣和呼吸困难，而反映在肺功能上的改变就是通气功能的损害。因此，哮喘患者的肺功能检查对于哮喘的诊断和治疗都很重要：①气道激发试验和（或）支气管扩张试验（气道可逆试验）有助于确立哮喘的诊断并与单纯慢性支气管炎相鉴别；②支气管扩张试验还有助于估计 β_2 受体激动剂的可能疗效，为药物选择提供参考；③以第 1 秒用力呼气容积（FEV_1）和最大呼气流速（PEF，也称呼气峰流速）为主要指标结合肺总量和残气量，以及临床症状，特别是夜间哮喘的发作情况等估计哮喘患者病情的严重程度，结合血气分析的结果，尤其是动脉血氧分压（PaO_2）、血氧饱和度（SaO_2）和二氧化碳分压（$PaCO_2$）等参数估计哮喘急性发作期病情的严重程度；④客观评价药物的临床疗效。

哮喘患者的肺功能测定通常包括通气功能、肺动力学和血气分析。

1. 通气功能的测定

（1）哮喘患者呼气流速、气道阻力和静态肺容量测定。

喘息症状发作时累及大、小气道，但最主要的病变部位在小支气管，而且是弥漫性的。小支气管的横截面积又远远大于大气道，再加上吸气过程是主动的，呼气过程是被动的，因此呼气阻力一般大于吸气阻力，FEV_1、PEF、用力肺活量（FVC）均明显下降。最大呼气流速—容积曲线（F-V环）测定是哮喘肺功能检查中常用也是重要的部分，因为呼出的气量和相应的瞬间流量形成用力呼气流速—容积曲线，它能反映气流在气道里通过的情况和小气道功能状态。

正常人第1秒用力呼气容积和用力肺活量之比（FEV_1/FVC）应大于75%，而哮喘患者在哮喘发作时一般小于70%。这些参数的检测较为简易，无创伤性，如果操作正确，重复性也比较好，基本设备容易满足，因此在许多医院，包括基层医院都可以进行检查。通过这些检查可以帮助判断急性哮喘发作的严重程度，了解哮喘病情的"可逆性"（实际为处于收缩状态的支气管的可扩张性）以及平喘药物的治疗效果。采用袖珍的呼气流速仪，在家庭中和工作岗位上进行连续多日的昼夜检查，记录最大呼气流速变异的动态变化，对于发现哮喘急性发作的早期征兆和及时治疗有很大的帮助。

哮喘发作时呼吸阻力明显增加，有过多的气体潴留在肺内，所以肺残气量和肺总量增加。闭合气量在哮喘发作时不易测量，但在缓解期仍高于正常。静态肺容量测定有助于鉴别阻塞性通气功能障碍抑或限制性通气功能障碍，而且可从肺功能的角度了解肺气肿的程度，因此它对中、重度哮喘的肺功能评价尤其重要。

近年来又根据脉冲振荡原理研制、开发、生产出新一代肺功能机。脉冲振荡技术也称强迫振荡技术，其主要意义在于可以比较精确地测定气道阻力，与传统的肺功能机比较，脉冲振荡技术能够更全面、确实地反映呼吸力学的变化，更符合生理，而且不需患者的合作，可用于儿童、老年人和呼吸功能较差的患者。运动心肺功能测定也有助于早期哮喘的诊断，而且可了解哮喘患者对运动的耐受性，指导患者的运动耐量训练，提高健康水平。

（2）肺动态顺应性测定。

顺应性（C）系弹性物体的共同属性，是一个物理学概念。用一句通俗的话来说，肺顺应性就是肺组织顺应呼吸活动而变化的特性，即吸气时肺泡充气，体积增大，呼气时肺泡排气，肺体积出现适度的回缩，这种功能活动与肺组织的弹性关系非常密切，因此肺顺应性实际反映了肺的弹性。在吸气末高肺容积（肺总量位）时肺顺应性最低，而当呼气末肺容积接近残气量位时肺顺应性最高。肺顺应性即为单位压力改变时所引起的容积改变，通常包含肺顺应性、胸壁顺应性和总顺应性，例如：

$$顺应性（C）=\frac{容积改变（\Delta V）}{压力改变（\Delta P）}L/\ kPa$$

$$肺顺应性（CL）=\frac{肺容积改变（\Delta V）}{经肺压}L/\ kPa$$

肺顺应性可分为静态肺顺应性（Clst）和动态肺顺应性（Cldyn）两种。静态肺顺应性指在呼吸周期中气流暂时阻断（1~2秒）时所测得的肺顺应性，相当于肺组织的弹力（实际还包含肺泡表面张力）。动态肺顺应性指在呼吸周期中气流未阻塞时所测得的肺顺应性，受肺组织弹力和气道阻力的双重影响。当哮喘患者作快速呼吸时，与已狭窄的各级支气管相连的肺泡不能及时充气，肺容积相对减少，故动态顺应性下降，而静态顺应性仍可正常。

（3）通气分布不均匀。

哮喘发作时吸入的气体在肺部的分布极不均匀，存在着明显的呼气延缓和减低区。这种情况在哮喘缓解期和慢性阻塞性肺疾病患者中也同样存在。通气不均的现象对于吸入疗法的影响比较大，因为临床医师让患者进行吸入治疗时总是希望有比较多的药物能到达病变部位，结果适得其反，药物到达通气功能正常部位反而多于通气差的部位，通气越差，药物分布越少。

综上所述，哮喘患者肺功能检查时的常用指标是肺活量（VC，实际临床上更多测量用力呼吸肺活量，即FVC）、FEV_1和PEF。FEV_1和PEF是用于观测用力呼气流量的两个最常用的参数。每日不同时间测定的PEF之间的变异率提供了一个评价哮喘稳定性和（或）严重度的合理指数，其测定设备简单，使用方便，患者可自行操作，而且与FEV_1有良好的相关性，测定结果的重复性也好，因此使用广泛。但评判气流阻塞严重度的最佳单一指标是FEV_1。FEV_1/VC的比值是一个观测早期气流阻塞的敏感指标，由于该比值能区别限制性和阻塞性气道疾病，因此更多用于诊断。

PEF最好每日2~3次定时测定，其意义为：①根据最大呼气流速的绝对值评估气流阻塞的程度，其值越低，气流阻塞就越严重；②根据每日监测并计算出的最大呼气流速的变异率估计哮喘病情的稳定性，一般来说，变异率越小，病情越稳定；③根据使用某种药（如吸入药）前后最大呼气流速绝对值和变异率的变化，评估该药的疗效。因此，实际测定时应计算最大呼气流速占预计值的百分率和最大呼气流速的变异率，其计算公式如下。

$$\frac{正常（预计）值-实测值}{正常预计值} \times 100\%$$，即为实测值相当正常（预计）值的百分数。

每日最大呼气流速变异率由下列公式计算。

$$\frac{每日最高值-最低值}{每日最高值} \times 100\%$$，即为当日最大呼气流速变异率。

2. 弥散功能

常用一氧化碳弥散量来表示。单纯哮喘，无并发症患者的肺弥散功能一般是正常的，但严重哮喘患者可降低。

3. 动脉血气分析

哮喘发作后，通过动脉血气分析可对哮喘急性发作的严重程度进行判断。在轻度或中度发作时，动脉血二氧化碳分压接近正常或略有下降，甚至表现呼吸性碱中毒，而氧分压则下降，这主要是由于肺内通气血流比例异常所致。当病情继续加重时，缺氧更严重，而且可出现动脉血二氧化碳分压升高，这时就需要采用急救措施以挽救生命。

4. 气道激发试验

气道激发试验是检验气道对某种外加刺激因素引起收缩反应的敏感性，并根据其敏感性间接判断是否存在气道高反应性。气道激发试验分为特异性气道激发试验和非特异性气道激发试验两类，特异性气道激发试验时吸入的是不同浓度的变应原溶液，非特异性气道激发试验则吸入不同浓度的气道收缩剂。它们的共同特点都是在吸入前后，做肺通气功能检查或观察气道阻力的变化，以寻找或确定过敏原，并评估气道（主要为支气管）对某种特异性变应原或非特异性刺激物的反应性（即敏感程度）。其中，主要观察指标仍然为表示肺通气功能状态的 FEV_1 或 PEF。

（1）特异性气道激发试验。

可根据需要选择变应原，但变应原溶液必须新鲜配制。在临床上可采用鼻黏膜激发试验和气管内激发试验两种方法。鼻黏膜激发试验包括鼻吸入试验，即将抗原经由鼻内吸入以激发呼吸道过敏症状；鼻内抗原滴入法和抗原滤纸片鼻黏膜敷贴的激发试验，后者约有 60% 的阳性反应。气管内激发试验亦分气管内抗原滴入及气管内抗原吸入两种。气管内滴入法目前已很少用，因为操作不便，且抗原分布不均匀。当今主要采用抗原气雾吸入法，即每次试验时让患者吸入定量抗原，然后定时检查肺哮鸣音出现，同时进行 FEV_1 测定，如激发后 FEV_1 下降 15% 以上，即可认为有阳性反应。目前常用的激发抗原有蒿属花粉、屋内尘土、尘螨等。大约有 70% 的哮喘患者有阳性反应，其中约有 2/3 与皮试结果相符，而且皮试反应越强，则激发的阳性率越高，症状越明显。痰中有时还可出现大量的嗜酸性粒细胞。

特异性气道激发试验可能引起较明显的哮喘发作，甚至严重发作，因此必须在严密监护下进行，而且适应证必须严格限制为此，特异性气道激发试验目前只用于研究以前不认识的职业性哮喘或用于确定工作环境中的变应原，即特定环境的过敏性疾病的病因物质，或作医学鉴定。一般认为吸入特异性变应原溶液后，患者的 FEV_1 或 PEF 下降 20% 以上，才能作出基本肯定的诊断，但阴性结果，并不排除职业性哮喘的存在。此外，应注意有些变应原在特定的工作环境中有致敏作用，而在实验室里却不一定能够引出相似的反应，因为特异性气道激发试验的结果可受吸入变应原的特异性、吸入浓度、吸入量、试验场所以及检测指标等的影响。此外还应指出，特异性气道激发试验可表现为早期（速发）、晚期（迟发）和双相哮喘反应。因此，试验时应严密观察比较长的时间，以免由于晚期（迟发）反应而引起严重的哮喘发作。

（2）非特异性气道激发试验。

常用的气道收缩剂有组胺和醋甲胆碱，也有研究者用高张盐水、蒸馏水、普萘洛尔。运动激发试验或过度通气激发试验也属于非特异性气道激发试验。目前临床上应用最多的非特异性气道激发试验仍然为吸入组胺或醋甲胆碱，试验时所用的吸入气道收缩剂浓度从低浓度开始，由低至高，成倍递增，例如由每 1 mL 含 0.25 mg，0.5 mg，1 mg 起逐渐增加。

目前国际上所用的药物吸入非特异性气道激发试验有两种不同的方法。一种方法为平静吸入经雾化器产生的雾化液，其浓度从最低起，逐步提高，以使 FEV_1 或 PEF 比试验前降低 20% 时为止，所用药液的累积量即表示气道对该刺激物的反应性。累积量越少，表明气道对该刺激物的敏感性越高，反应性越强。累积量越大，表示气道对该刺激物的刺激越不敏感，反应性越弱。试验时每次吸入某浓度的雾化液 2 分钟，若吸入后测定的 FEV_1 或 PEF 的减少不足试验前的 20%，则再吸入浓度高 1 倍的溶液，进行同样的试验，直至 FEV_1 或 PEF 降至基础值（试验前的测定值）的 20% 为止。另一种方法在日本及澳大利亚应用较广泛，即将不同浓度的气道收缩剂放入一种由计算机控制的容器里，该仪器能全自动地转换浓度并记录气道阻力。受检者含住接口器做平静呼吸，当气道阻力上升时即可终止，从记录曲线即可计算出气道反应性。这种方法患者操作较为方便和省力，但曲线稳定性稍差，仪器费用较贵。

非特异性气道激发试验诱发哮喘发作的程度较轻，持续时间较短，但仍须严密监护。用日本气道高反应仪进行气道激发试验时，最后一管装有支气管扩张剂，在试验结束后，让患者吸入即可解除支气管痉挛状态。

组胺或醋甲胆碱吸入激发试验时的气道反应性阳性的判断指标是：使 FEV_1 或 PEF 降低 20% 时，组胺的累积量为小于 7.8 mol，醋甲胆碱累积量为小于 12.8 mol。

（3）运动激发试验。

对于运动性哮喘患者可采用运动激发试验，如登梯试验、原地跑步试验、蹲起试验、蹬自行车试验、仰卧起坐试验等。只要达到一定的运动量，患者即可有喘息。同时肺功能试验显示 FEV_1、最大呼气中期流速（MMEF）、PEF、气道阻力（Raw）、功能残气量（FRC）及用力肺活量（FVC）等均有一定的变化。

（四）支气管舒张试验

支气管舒张试验又称支气管扩张试验或气道阻塞可逆性试验，是哮喘的重要诊断手段之一，在临床上得到广泛的应用，但支气管舒张试验阴性不能作为否定哮喘诊断的依据，特别是重症哮喘患者或哮喘并发慢性支气管炎的患者。另外，约 10% 的慢性阻塞性肺疾病（COPD）患者的支气管舒张试验也可为阳性。支气管舒张试验所用的是 β_2 受体激动剂，因此，支气管舒张试验也是检验收缩或痉挛的支气管对 β_2 受体激动剂的效应，如果吸入 β_2 受体激动剂以后，FEV_1 明显增加，这就表明患者的支气管平滑肌对 β_2 受体激动剂有着良好的效应，在治疗过程中可比较重用这类药物。

支气管舒张试验的适应证是 FEV_1 的基础值小于 70% 的预计值。试验时先测定基础的 FEV_1 或 PEF，然后用定量雾化吸入器（MDI）吸入 β_2 受体激动剂（如沙丁胺醇的制剂喘乐宁、喘宁碟）200~400 μg，吸入 15~20 分钟后，再次测定 FEV_1 或 PEF，其后按下列公式计算 FEV_1 或 PEF 的改善率：

$$FEV_1（或 PEF）改善率（\%）= \frac{吸药后 FEV_1（或 PEF）- 吸药前 FEV_1（或 PEF）}{吸药前 FEV_1（或 PEF）} \times 100\%$$

如果改善率≥15%，则为试验阳性，即表明原来处于收缩状态的支气管可能重新舒张。

对于 FEV_1 的基础值大于预计值 70% 者，一般先进行支气管激发试验，阳性者再进行支气管舒张试验，如果均为阳性，则表明气道处于高反应状态。

对于支气管舒张试验阴性者，有时为了进一步确定气道阻塞是否真的是不可逆的，可进一步行口服泼尼松试验，即每日口服泼尼松 20~30 mg，连服 1 周，其后复查 FEV_1 或 PEF，如 1 周后其改善率达 15%，仍可认为支气管舒张试验阳性。对于基础 FEV_1 过低者，吸入 β_2 受体激动剂后，除计算其改善率外，还应考虑 FEV_1 改善的绝对值，当改善率达 15%，FEV_1 的绝对值增加超过 200 mL 时，支气管舒张试验才是真正的阳性，如果只有改善率达到 15%，而增加的绝对值不足 200 mL，这时的支气管舒张试验可能为假阳性，因为肺通气功能差的患者，只要 FEV_1 稍微有所增加，其改善率就可达到 15%。这时 FEV_1 的这一点点增加对通气功能的改善并无太大的帮助。

四、变应原检查

（一）特异性变应原的体内诊断

大部分支气管哮喘是由于抗原抗体作用的结果，而过敏性抗体 IgE 对皮肤及黏膜下组织的肥大细胞有极强的亲和力，故可利用患者的皮肤或黏膜进行特异性变应原检查以明确病因。

皮肤试验包括斑贴试验、抓伤试验、点刺或挑刺试验、皮内试验等。目前在国外多用点刺试验，其优点为疼痛比皮内试验轻，方法较简便，容易得到儿童的合作，结果亦相当可靠，但所用抗原的浓度要比皮内试验者高出 100 倍。各种试验均应用生理盐水或抗原的溶媒作阴性对照，同时用 0.1 mg/mL 的磷酸组胺作阳性对照。但部分患者仍然可以出现假阴性或假阳性。

（二）阿司匹林耐受性试验

对高度怀疑、但一时不能确诊的阿司匹林不耐受性哮喘的患者，可以在备好必要的急救条件的情况下进行口服激发试验，即口服阿司匹林从 15 mg 开始，依次逐渐增加口服剂量，如 37.5 mg、75 mg、150 mg、225 mg 等，各剂量间隔 3 小时。如果肺功能检查 FEV_1 下降 20%~25%，其结果即可判定为试验阳性，对阿司匹林性哮喘的诊断有价值。一般敏感者常在口服阿司匹林 30 mg 以下即表现为阳性。

（三）食物激发试验

由食物过敏引起哮喘者较少，但部分患者食物诱因与吸入性诱因同时并存。容易引起哮喘的致敏食物有牛奶、葱、蒜、香菜、韭菜、酒、醋、鱼、虾、螃蟹、蛤蚌、牛肉、羊肉、辣椒、胡椒等。此类食物往往带有一定的异味，故它的致敏可能兼有食入和吸入双重性质。食物抗原的皮肤试验灵敏度较差，必要时亦可进行食物激发试验，即令患者空腹 4 小时以上，而且就试前 48 小时停用一切可疑致敏的食物及各种平喘药、激素、抗组胺药物等。激发前先为患者测量脉搏、呼吸，行肺部听诊及肺功能测定，然后令患者食用激发性食物，例如生蒜 2~3 瓣或饮酒 20~30 mL。然后定时观测患者呼吸、脉搏、肺部体征及肺功能，对比激发前后的变化以作出判断。一般食物激发的阳性症状出现较慢，维持时间则较长。

（四）职业性激发试验

适用于职业性哮喘患者，根据患者工作中可疑的致敏诱因，采用不同的职业性变应原，让患者模拟职业性操作，进行试验。常用的职业性致敏原有甲苯二异氰酸酯（TDI）、特弗隆、粮食粉尘、鱼粉、脱粒机粉尘、洗涤剂粉尘、油漆涂料等。也可令患者进入工作现场，操作一段时间后观察患者的临床表现及肺功能变化。

（五）特异性变应原的体外诊断

特异性变应原的体内诊断受许多因素的影响，故近年来趋于将体内试验改为体外试验，以期一次采血即可完成多种微量的特异性体外试验。既能节省患者时间，又可减少患者痛苦及危险性，亦不受抗原品种的限制。特异性体外诊断方法有：①特异性免疫沉淀反应——琼脂单相或双相扩散试验；②肥大细胞脱颗粒试验；③特异性荧光免疫反应；④特异性酶标免疫吸附试验；⑤特异性体外白细胞组胺释放试验；⑥特异性淋巴细胞转化试验；⑦特异性放射变应原吸附试验等。上述诸法需要有特殊的仪器设备和技术，且其灵敏度、特异性、重复性未必完善，而我科近年引进了瑞典 Pharmacia Diagnostics 的变态反应体外诊断仪器，即用酶标荧光免疫方法检测总 IgE、Phadiatop（可用于常见变应原的筛选）、嗜酸性粒细胞阳离子蛋白（ECP）和用于各种特异性 IgE 的检测。经 400 多例的检测证明该仪器有较好的灵敏度与特异性，自动化性能亦较高。

五、诊断

（1）反复发作喘息、气急、胸闷或咳嗽，多与接触变应原、冷空气、物理或化学性刺激、病毒性上呼吸道感染、运动等有关。

（2）发作时在双肺可闻及散在或弥漫性、以呼气相为主的哮鸣音，呼气相延长。

（3）上述症状可以治疗缓解或自行缓解。

（4）症状不典型者（如无明显喘息或体征）应至少具备以下 1 项试验阳性：①支气管激发试验或运动试验阳性；②支气管舒张试验阳性（FEV_1 增加 15% 以上，且 FEV_1 绝对值增加 >200 mL）；③最大呼气流量（PEF）日内变异率或昼夜波动率≥20%。

（5）除外其他疾病引起的喘息、气急、胸闷和咳嗽。

六、鉴别诊断

哮喘急性发作时，患者都会有不同程度的呼吸困难。呼吸困难的第一个症状就是气促，患者的主诉就是胸闷、憋气、胸部压迫感。症状的出现常与接触变应原或激发因素（如冷空气、异味等）有关，也常发生于劳作后或继发于呼吸道感染（如气管炎）之后。但任何原因引起的缺氧也可出现类似症状。由此可见，胸闷、憋气不是哮喘特有的症状，应该注意区别，以免导致误诊和误治。非哮喘所致的呼吸困难可见于下列几种情况。

（一）慢性支气管炎和 COPD

慢性支气管炎常发生于吸烟或接触粉尘及其他刺激性烟雾职业的人，其中尤以长期吸烟为最常见的病因，因此患者多为中老年人，大多有长期咳嗽、咳痰史，每每在寒冷季节时症状加剧，如果每年持续咳嗽 3 个月以上，连续 2 年，并排除其他可引起咳嗽、咳痰的原因者，即可诊断为慢性支气管炎。病程较长的慢性支气管炎患者的气道也可造成气流的受限，可并发肺气肿，发生通气功能障碍，而且常易发生急性呼吸道细菌或病毒感染。COPD 的患者与哮喘患者一样，运动常引起症状的发作，但两者有区别。COPD 患者一般是在运动或劳作后发生喘息和呼吸困难，而哮喘患者通常是在运动过程中发生症状发作或加重。

（二）心源性哮喘

大多数发生于老年人，特别是原有高血压、冠心病者，也常见于风湿性心脏病、心肌病的患者。他们的心功能太差，肺循环淤血。这时，即使肺通气功能正常，也会因肺循环障碍，肺泡与其周围的毛细血管的气体交换不足而缺氧。急性左心功能不全（常见于急性广泛心肌梗死）患者还可出现喘息症状（医学上称为心源性哮喘），特点为夜间出现阵发性呼吸困难，不能平卧，咳嗽频数，且有大量血性泡沫痰，与哮喘有别。心源性哮喘是非常严重的病症，如治疗延误，往往危及患者的生命，应紧急诊治。

（三）肺癌

大部分肺癌发生于支气管腔内，肿瘤的生长、增大必将导致支气管腔的狭窄，造成通气功能的障碍。位于气管腔内的癌症，对气流的影响更为严重，可以引起缺氧，使患者喘息，甚至误诊为哮喘。发生于大气道的肺癌常引起阻塞性肺炎。感染或肺炎形成以后，患者的气促、咳嗽、喘鸣等症状更加明显，有时还会造成混淆。但是肺癌引起的咳嗽、喘息症状往往是逐渐形成，进行性加重，常有咯血丝痰或少量血痰的现象，平喘药物治疗无效。此外，发生于气管内的支气管癌也可引起呼吸困难，但这时的呼吸困难为吸气性呼吸困难，即空气吸不进肺，而哮喘的呼吸困难是呼气性呼吸困难，即肺里的气体不容易排出。

（四）胸腔积液

胸腔积液常常由结核病引起，液体积存于肺外一侧或双侧的胸膜腔内。少量的积液不会引起呼吸困难，但如果积液量较多，就可能使肺受压迫，因而出现通气和换气障碍。患者得不到足够的氧气，从而出现胸闷、气短、憋气等症状。胸腔积液与哮喘的鉴别诊断比较容易，胸部透视或拍摄胸部 X 线片就可区分。当然，两者的症状也不同。结核性胸膜炎患者一般有发热、胸痛症状，而哮喘患者除非并发感染，通常无发热，除非并发气胸，否则也无胸痛。胸腔积液引起的呼吸困难经胸腔穿刺、积液引流以后症状很快缓解，而平喘药无效。

（五）自发性气胸

病程长的哮喘患者，由于肺气肿和肺大泡的形成，偶可在哮喘急性发作时并发气胸，使呼吸困难症状突然加重。患者和医务人员如果忽略了并发气胸的可能性，误认为是哮喘发作加剧，而反复使用平喘药物，就必将延误治疗。并发气胸时的特征是出现胸部重压感，大多为单侧性，吸气性呼吸困难，且平喘药物治疗无效。通过医师仔细地检查或者胸部 X 线检查即可及时作出诊断，关键在于不失时机地进行检查和治疗。

（六）肺栓塞

肺栓塞是肺动脉被某种栓子堵住，以致血流不通的严重病症。肺栓塞的早期症状都是显著的胸闷、憋气、呼吸困难，这些症状可使患者坐卧不安，极为难忍。血气分析显示明显的低氧血症，但一般肺部听不到哮鸣音，平喘药无效，这些都是与哮喘明显的不同之处。进一步确诊须借助于核素的肺通气/灌注扫描和肺动脉造影等。

（七）弥漫性肺间质纤维化

这是一组病因极其复杂的疾病综合征，大多数患者病因不清楚，如所谓特发性肺间质纤维化，少数患者的病因较清楚，最常见为系统性红斑狼疮、类风湿性关节炎、系统性进行性硬皮病、皮肌炎、干燥综合征等。弥漫性肺间质纤维化患者的病情变化可急可缓，突出症状是进行性呼吸困难，因此多数患者主诉胸闷、憋气，也可表现为刺激性干咳嗽。但这些症状一般无季节性，其发作性的特点也不突出，除非并发感染。肺无哮鸣音，但有时肺可听到爆裂音。肺功能检查显示限制性通气功能障碍。这些特点均与哮喘不同。

（八）高通气综合征

这是一组由于通气过度，超过生理代谢所需要的病症，通常可由焦虑和某种应激反应引起，因此过度通气激发试验也可引起同样的临床症状。过度通气的结果是呼吸性碱中毒，从而表现为呼吸深或快、呼吸困难、气短、胸闷、憋气、心悸、头晕、视物模糊、手指麻木等症状。严重者可出现手指甚至上肢强直、口周麻木发紧、晕厥、精神紧张、焦虑、恐惧等症状。这组综合征不同于哮喘，它并不由器质性疾病所引起，因此各种内脏的功能检查一般都正常，也无变应原。症状的发作无季节性，肺无哮鸣音。只有过度通气激发试验才能作出本病的诊断，醋甲胆碱或组胺吸入均不能诱发本病症。吸入皮质激素和支气管扩张剂均不是本综合征的适应证。

七、并发症

多数哮喘患者的病程是可逆的，但有少数患者由于气道慢性过敏性炎症持续存在，反复发作，造成不可逆的病理变化，肺功能损害严重，或者由于急性严重发作，气道阻塞严重，抢救不及时，或者由于某些药物使用不当等情况，均可引起急性、慢性或治疗性的并发症。

（一）肺气肿和肺源性心脏病（简称肺心病）

哮喘患者因气道过敏性炎症持续存在，并对外界的各种特异的或非特异的刺激产生高反应性，所以这类患者的支气管系统极容易发生收缩，以至痉挛，造成气道阻塞。气流阻塞如果长期得不到控制，肺残气也越来越多，使肺体积不断增大，肺泡结构受破坏，这就形成肺气肿。其后随着肺气肿的加重，肺泡里淤积的气体造成的肺泡内压力也不断增加，肺泡周围的血管受到压迫，血液流通障碍，从而造成肺循环阻力增高，压力增大，形成慢性肺动脉高压。肺动脉高压的形成使从周围血管来的静脉血回到心脏发生困难，同时使心脏（主要是右心室）负担加重，结果右心室壁肥厚、心室增大。由于长期的超负荷工作，右心室慢慢就发生疲劳，出现右心功能不全、肺心病。

（二）呼吸衰竭

哮喘并发呼吸衰竭时，与慢性阻塞性肺疾病（COPD）没有区别，一般属于Ⅱ型呼吸衰竭（即有缺氧，而且有动脉血二氧化碳分压的增高）。但哮喘严重发作时的呼吸衰竭一般为Ⅰ型呼吸衰竭（即只有缺氧，没有动脉血二氧化碳分压的升高），而且往往并发过度通气。

（三）呼吸骤停

呼吸骤停是哮喘患者的呼吸突然停止的严重并发症。发生这样的并发症前，病情一般并不太重，也没有预兆，多半发生于患者咳嗽或进食时，也可在轻微活动后。多数在家中发生，因此家属应及时救治。如果没有及时进行人工呼吸，常导致在送往医院前就继发心搏骤停而造成死亡。呼吸骤停的原因可能和发病时的神经反射有关。这种并发症发生的机会非常少见，但应警惕再次发生的可能。

（四）气胸和纵隔气肿

这两种并发症都是肺结构受到严重的破坏，肺气肿进一步发展为肺大泡的结果。气胸有多种类型，如张力性气胸、交通性气胸和闭合性气胸等。其中最危险者为张力性气胸，因为这时胸膜的破口形成活瓣样，当患者吸气时，外界的大气压高于胸腔内的负压，因此外界的空气很容易进入胸腔，而当患者呼气时，胸膜的活瓣将破口关闭，胸腔里的气体不能排出，使得胸腔内的压力猛长，不但很快将同侧肺完全压瘪，而且可把纵隔向对侧推移，引起纵隔摆动，甚至可压迫对侧肺，因此患者可以突然死亡。对于这种情况，应当马上抢救。对于其他两种类型的气胸和纵隔气肿也应积极治疗，以尽快使肺复张，恢复其肺功能。不管哪一类型的气胸，如果没有及时处理，肺受压的时间过长，都可能使肺复张困难。这就等于进行了没有开胸的"肺切除"。

（五）过敏性支气管肺曲菌病（ABPA）

少数支气管哮喘病例可以并发过敏性支气管肺曲菌病，表现为乏力、消瘦、咳嗽、盗汗、杵状指、吐痰中出现褐色小块状分泌，真菌培养有烟曲菌生长。胸部X线摄片显示游走性肺浸润。患者血中对烟曲菌的特异性 IgE 滴度增高，用烟曲菌抗原给患者做皮肤试验可出现双相反应，即先在 15 分钟时出现速发反应，继而在 6~8 小时后出现延迟反应。此并发症在支气管哮喘患者中虽然症状典型的不多，但有学者报道支气管哮喘患者的痰液中出现曲菌菌丝的病例不少，约有 10% 的患者痰中可找到菌丝。

（六）心律失常和休克

严重哮喘发作本身可因缺氧等而引起心律失常和休克，但平喘药物，尤其是氨茶碱和异丙肾上腺素如果用量过多或注射速度过快也可引起上述不良反应。即使当前应用的是选择性 β_2 受体激动剂，在大量静脉给药时也可发生。氨茶碱静脉注射速度太快，量过多会产生血管扩张。哮喘患者发作比较严重的哮喘时，往往丢失较多的水分，造成一定程度的脱水，其血容量相对不足，如果血管明显扩张就容易造成低血容量休克，甚至引起死亡，必须引起高度警惕。为此必须注意：①平喘药物不能过量，尤其老年人或原有心脏病的患者，注射时更要小心，最好先采用吸入疗法；②静脉注射氨茶碱剂量首次应用不超过每千克体重 5 mg，注射速度要慢，不少于 15 分钟，如果已有脱水表现，宜改用静脉滴注；③患者应该吸氧。

（七）闭锁肺综合征

β_2 受体激动剂本来是扩张支气管的平喘药，但如果哮喘患者用药过多，过于频繁，就可能起不到平喘作用，就好像呼吸道和外界隔绝，被"关闭"或"锁"起来一样。发生闭锁肺综合征主要因素是应用异丙肾上腺素过量或在治疗中因心动过速而不适当地使用了普萘洛尔引起。普萘洛尔是一种 β_2 受体阻滞剂，其具有阻断 β_2 受体激动剂的作用，本身又可使支气管痉挛加剧，造成"闭锁状态"。异丙肾上腺素应用过量、它的代谢产物在体内积聚，也会发生普萘洛尔样的 β_2 受体的阻断作用，可发生类似的后果。此外，应用利舍平或大量普拉洛尔后也有类似作用。因此，哮喘并发冠心病、高血压者应当慎重使用这类药物。

（八）胸廓畸形

哮喘患者尤其是年幼时起病或反复发作者，往往引起胸廓畸形，最常见是桶状胸、鸡胸、肋骨外翻等胸廓畸形。严重者可能对呼吸功能有些影响。

（九）生长发育迟缓

有学者认为，哮喘患儿长期口服皮质激素者可以出现生长迟缓，但吸入糖皮质激素是否引起生长迟缓，目前看法不一。多数认为规范化使用适量的吸入皮质激素不会引起发育的障碍。

如上所述，哮喘本来是一种可逆的气道疾病，但如果诊断不及时，治疗不适当，可逆的病变就可能转变为不可逆的病变，而且可以产生各种各样的并发症，甚至导致患者死亡。由此可见哮喘的规范化治疗是极为重要的。

（赵 帅）

第六节 治疗和预防

一、常用药物

哮喘治疗药物分为控制药物和缓解药物。①控制药物：每日需要长期使用的药物，主要通过抗炎作用使哮喘维持临床控制，包括吸入糖皮质激素、全身用糖皮质激素、白三烯调节剂、长效 β_2 受体激动剂（LABA，须与吸入糖皮质激素联合应用）、缓释茶碱、色苷酸钠、抗 IgE 抗体及其他有助于减少全身激素剂量的药物等。②缓解药物：按需使用的药物，这些药物通过迅速解除支气管痉挛从而缓解哮喘症状，包括速效吸入 β_2 受体激动剂、全身用糖皮质激素、吸入性抗胆碱能药物、短效茶碱及短效口服 β_2 受体激动剂等。

（一）糖皮质激素

糖皮质激素是最有效的控制气道炎症的药物。给药途径包括吸入、口服和静脉应用等，吸入为首选途径。

1. 吸入给药

吸入激素的局部抗炎作用强，通过吸入给药，药物直接作用于呼吸道，所需剂量较小。通过消化道和呼吸道进入血液的药物大部分被肝脏灭活，因此全身性不良反应较少。吸入糖皮质激素可有效减轻哮喘症状，提高生活质量，改善肺功能，降低气道高反应性、控制气道炎症，减少哮喘发作的频率和减轻发作的严重程度，降低病死率。多数成人哮喘患者吸入小剂量糖皮质激素即可较好地控制哮喘。过多增加吸入激素剂量对控制哮喘的获益较小而不良反应增加。由于吸烟可降低激素的效果，故吸烟者须戒烟并给予较高剂量的吸入糖皮质激素。吸入糖皮质激素的剂量与预防哮喘严重急性发作的作用之间有非常明确的关系，所以，严重哮喘患者长期大剂量吸入糖皮质激素是有益的。

吸入糖皮质激素在口咽部局部的不良反应包括声音嘶哑、咽部不适和念珠菌感染。吸药后及时用清水含漱口咽部，选用干粉吸入剂或加用储雾器可减少上述不良反应。吸入糖皮质激素的全身不良反应的大小与药物剂量、药物的生物利用度、在肠道的吸收、肝脏首过代谢率及全身吸收药物的半衰期等因素有关。通常成人哮喘患者每日吸入低至中剂量激素，不会出现明显的全身不良反应。长期高剂量吸入糖皮质激素后可能出现的全身不良反应包括皮肤瘀斑、肾上腺功能抑制和骨密度降低等。吸入糖皮质激素可能与白内障和青光眼的发生有关，现无证据表明吸入糖皮质激素可增加肺部感染（包括肺结核）的发生率，因此伴有活动性肺结核的哮喘患者可以在抗结核治疗的同时给予吸入糖皮质激素治疗。

气雾剂给药：临床上常用的吸入糖皮质激素包括二丙酸倍氯米松、布地奈德、丙酸氟替卡松等。一般使用干粉吸入装置比普通定量气雾剂方便，吸入下呼吸道的药物量较多。

溶液给药：布地奈德溶液经以压缩空气为动力的射流装置雾化吸入，对患者吸气配合的要求不高，起效较快，适用于轻、中度哮喘急性发作时的治疗。

2. 口服给药

适用于中度哮喘发作、慢性持续哮喘吸入大剂量糖皮质激素联合治疗无效的患者和作为静脉应用糖皮质激素治疗后的序贯治疗。一般使用半衰期较短的糖皮质激素，如泼尼松、泼尼松龙或甲泼尼龙等。对于激素依赖型哮喘，可采用每日或隔日清晨顿服给药的方式，以减少外源性激素对下丘脑—垂体—肾上腺轴的抑制作用。泼尼松的维持剂量为每日 ≤10 mg。长期口服糖皮质激素可引起骨质疏松症、高血压、糖尿病、下丘脑—垂体—肾上腺轴的抑制、肥胖症、白内障、青光眼、皮肤菲薄导致皮纹和瘀斑、肌无力。对于伴有结核病、寄生虫感染、骨质疏松、青光眼、糖尿病、严重忧郁或消化性溃疡的哮喘患者，全身给予糖皮质激素治疗时应慎重并应密切随访。全身使用糖皮质激素不是一种可经常使用的缓解哮喘症状的方法，但严重的急性哮喘是需要的，可预防哮喘的恶化，减少因哮喘而急诊或住院的机会，预防早期复发，降低病死率。推荐剂量：泼尼松龙 30 ~ 50 mg/d，5 ~ 10 日。具体使用要根据病情的严重程度，当症状缓解或其肺功能已经达到个人最佳值时，可以考虑停药或减量。地塞米松因对垂体—肾上腺的抑制作用大，不推荐长期使用。

3. 静脉给药

严重急性哮喘发作时，应经静脉及时给予琥珀酸氢化可的松（400 ~ 1 000 mg/d）或甲泼尼龙（80 ~ 160 mg/d）。无激素依赖倾向者，可在短期（3 ~ 5 日）内停药；有激素依赖倾向者，应延长给药时间，控制哮喘症状后改为口服给药，并逐步减少激素用量。

（二）$β_2$ 受体激动剂

通过对气道平滑肌和肥大细胞等细胞膜表面的 $β_2$ 受体的作用，舒张气道平滑肌、减少肥大细胞和嗜碱性粒细胞脱颗粒和介质的释放，降低微血管的通透性，增加气道上皮纤毛的摆动等，缓解哮喘症状。此类药物较多，可分为短效（作用维持 4 ~ 6 小时）和长效（维持 12 小时）$β_2$ 受体激动剂。后者又可分为速效（数分钟起效）和缓慢起效（30 分钟起效）2 种。

1. 短效 $β_2$ 受体激动剂（SABA）

常用的药物有沙丁胺醇和特布他林等。

（1）吸入给药：吸入用短效 $β_2$ 受体激动剂包括气雾剂、干粉剂和溶液等，通常在数分钟内起效，疗效可维持数小时，是缓解轻至中度急性哮喘症状的首选药物，也可用于运动性哮喘。如每次吸入 100 ~ 200 μg 沙丁胺醇或 250 ~ 500 μg 特布他林，必要时每 20 分钟重复 1 次。这类药物应按需间歇使用，不宜长期、单一使用，也不宜过量应用，否则可引起骨骼肌震颤、低血钾、心律失常等不良反应。压力型定量手控气雾剂（pMDI）和干粉吸入装置吸入短效 $β_2$ 受体激动剂不适用于重度哮喘发作；其溶液（如沙丁胺醇、特布他林、非诺特罗及其复方制剂）经雾化泵吸入适用于轻至重度哮喘发作。

（2）口服给药：如沙丁胺醇、特布他林、丙卡特罗片等，通常在服药后 15 ~ 30 分钟起效，疗效维持 4 ~ 6 小时。如沙丁胺醇 2 ~ 4 mg，特布他林 1.25 ~ 2.50 mg，每天 3 次；丙卡特罗 25 ~ 50 μg，每日 2 次。使用虽较方便，但心悸、骨骼肌震颤等不良反应比吸入给药时明显。缓释剂型和控释剂型的平喘作用维持时间可达 12 小时，特布他林的前体药班布特罗的作用可维持 24 小时，可减少用药次数，适用于夜间哮喘患者的预防和治疗。长期、单一应用 $β_2$ 受体激动剂可造成细胞膜 $β_2$ 受体的向下调节，表现为临床耐药现象，故应予以避免。

（3）贴剂给药：为透皮吸收剂型。妥洛特罗，分为 0.5 mg、1 mg、2 mg 3 种剂量。药物经皮肤吸收，因此可减轻全身不良反应，每日只需贴敷 1 次，效果可维持 24 小时。

2. 长效 $β_2$ 受体激动剂（LABA）

舒张支气管平滑肌的作用可维持 12 小时以上。目前常用的吸入型 LABA 有 2 种。沙美特罗：给药后 30 分钟起效，平喘作用维持 12 小时以上。推荐剂量 50 μg，每日 2 次吸入。福莫特罗：给药后 3 ~ 5 分钟起效，平喘作用维持 8 小时以上。平喘作用具有一定的剂量依赖性，推荐剂量 4.5 ~ 9.0 μg，每日 2 次吸入。吸入 LABA 适用于哮喘（尤其是夜间哮喘和运动诱发哮喘）的预防和治疗。福莫特罗因起效迅速，可按需用于哮喘急性发作时的治疗。联合吸入糖皮质激素和 LABA，具有协同的抗炎和平喘作用，可获得相当于（或优于）应用加倍剂量吸入激素时的疗效，并可增加患者的依从性，减少较大剂量吸入糖皮质激素引起的不良反应，尤其适用于中至重度持续哮喘患者的长期治疗。临床上不推荐长期单独使用LABA治疗哮喘，LABA应该与吸入糖皮质激素联合使用。

（三）白三烯调节剂

主要是通过对气道平滑肌和其他细胞表面白三烯受体的拮抗，抑制肥大细胞和嗜酸性粒细胞释放出的半胱氨酰白三烯的致喘和致炎作用，产生轻度支气管舒张和减轻变应原、运动和二氧化硫（SO_2）诱发的支气管痉挛等作用，并有一定的抗炎作用。可减轻哮喘症状，改善肺功能，减少哮喘的恶化。但作用不如吸入糖皮质激素，也不能取代糖皮质激素。但可减少中至重度哮喘患者每日吸入糖皮质激素的剂量，并可提高吸入糖皮质激素治疗的临床疗效，尤其适用于阿司匹林哮喘、运动性哮喘和伴有过敏性鼻炎哮喘患者的治疗。扎鲁司特20 mg，每日2次；孟鲁司特10 mg，每日1次；异丁司特10 mg，每日2次。

（四）茶碱类药物

具有舒张支气管平滑肌的作用，并具有强心、利尿、扩张冠状动脉、兴奋呼吸中枢和呼吸肌等作用。低浓度茶碱具有抗炎和免疫调节作用。可作为症状缓解药。

1. 口服给药

用于轻至中度哮喘发作和维持治疗。剂量为每日6～10 mg/kg。口服控（缓）释型茶碱后昼夜血药浓度平稳，平喘作用可维持12～24小时，尤其适用于夜间哮喘症状的控制。联合应用茶碱、激素和抗胆碱药物具有协同作用。但本品与β_2受体激动剂联合应用时，易出现心率增快和心律失常，应慎用并适当减少剂量。

2. 静脉给药

氨茶碱加入葡萄糖注射液中，缓慢静脉注射（注射速度每分钟不宜超过0.25 mg/kg）或静脉滴注，适用于哮喘急性发作且近24小时内未用过茶碱类药物的患者。负荷剂量为4～6 mg/kg，维持剂量为每小时0.6～0.8 mg/kg。由于茶碱的治疗窗窄，以及茶碱代谢存在较大的个体差异，可引起心律失常、血压下降，甚至死亡，临床上应监测其血药浓度，及时调整浓度和滴速。茶碱有效、安全的血药浓度范围应在6～15 mg/L。影响茶碱代谢的因素较多，如发热、妊娠，抗结核治疗可以降低茶碱的血药浓度；而肝脏疾患、充血性心力衰竭以及合用西咪替丁或喹诺酮类、大环内酯类等药物均可影响茶碱代谢而使其排泄减慢，增加茶碱的不良反应，应酌情调整剂量。多索茶碱的作用与氨茶碱相同，但不良反应较轻。双羟丙茶碱的作用较弱，不良反应也较少。

（五）抗胆碱药

吸入抗胆碱药，如溴化异丙托品和噻托溴铵等，可阻断节后迷走神经传出支，通过降低迷走神经张力而舒张支气管。现有气雾剂和雾化溶液两种剂型。经pMDI吸入溴化异丙托品气雾剂，常用剂量为20～40 μg，每日3～4次；经雾化泵吸入溴化异丙托品溶液的常用剂量为50～125 μg，每日3～4次。噻托溴铵为长效抗胆碱药，对M_1和M_3受体具有选择性抑制作用，每日仅需1次吸入给药。抗胆碱药与β_2受体激动剂联合应用具有协同、互补作用，有吸烟史的老年哮喘患者较为适宜，但妊娠早期妇女和患有青光眼或前列腺肥大的患者应慎用。

（六）抗 IgE 治疗

抗 IgE 单克隆抗体可应用于血清 IgE 水平增高的哮喘患者，目前主要用于经过吸入糖皮质激素和 LABA 联合治疗后症状仍未控制的严重哮喘患者。

（七）其他治疗哮喘药物

1. 抗组胺药物

口服第二代抗组胺药物（H_1 受体阻滞剂）如酮替芬、氯雷他定、阿司咪唑、氮䓬司丁、特非那定等具有抗变态反应作用，在哮喘治疗中的作用较弱。可用于伴有变应性鼻炎哮喘患者的治疗。药物的不良反应主要是嗜睡。阿司咪唑和特非那定可引起严重的心血管不良反应，应慎用。

2. 其他口服抗变态反应药物

如曲尼司特、瑞吡司特等可应用于轻至中度哮喘的治疗。其主要不良反应是嗜睡。

二、治疗原则

从理论上讲，支气管哮喘的预防比治疗更为重要，但由于哮喘的致病因素和诱发因素非常复杂，各种因素常互相交错，而且往往是多重性的，再加上绝大多数患者尚未建立"预防为主"的坚定信念，导致预防措施难以起到主导的地位，在这种情况下，哮喘的治疗就非常重要。但应坚持"防中有治，治中有防"的基本原则。

（1）哮喘的治疗必须规范化，任何哮喘治疗方案都应把预防工作放在首位，为此应当尽可能地让患者了解"自己"，了解病因，了解药物。

（2）所有患者应尽最大可能地避免接触致病因素和诱发因素，对于特应性哮喘患者，采用脱敏疗法来提高患者对变应原的耐受性，也应将此作为预防措施来看待。

（3）以吸入糖皮质激素为主的抗感染治疗应是哮喘缓解期的首要治疗原则，以达到控制气道慢性炎症、预防哮喘急性发作的目的。

（4）哮喘急性发作时，治疗的关键是迅速控制症状，改善通气，纠正低氧血症。

（5）强化对基层医师的培训，对哮喘患者的健康宣教是哮喘防治工作的主要环节。

三、治疗目标

哮喘是一种对患者及其家庭和社会都有明显影响的慢性疾病。气道炎症是所有类型哮喘的共同病理、症状和气道高反应性的基础，它存在于哮喘的所有时段。虽然目前尚无根治办法，但以抑制气道炎症为主的适当治疗通常可以使病情得到控制。哮喘治疗的目标为：①有效控制急性发作症状并维持最轻的症状，甚至无任何症状；②防止哮喘加重；③尽可能使肺功能维持在接近正常水平；④保持正常活动（包括运动）的能力；⑤避免哮喘药物治疗过程中发生不良反应；⑥防止发生不可逆的气流受限；⑦防止因哮喘死亡，降低哮喘病死率。

哮喘控制的标准：①最少的（最好没有）慢性症状，包括夜间症状；②最少（不常）发生哮喘加重；③无须因哮喘而急诊；④基本不需要使用 β_2 受体激动剂；⑤没有活动（包括运动）限制；⑥PEF 昼夜变异率低于 20%；⑦PEF 正常或接近正常；⑧药物不良反应最少或没有。

四、治疗方案的组成

哮喘的治疗可以根据采用不同治疗类型的可能性、文化背景、不同的医疗保健系统通过不同途径进行。一般应包括6个部分。

（1）患者教育，并使哮喘患者在治疗中与医师建立合作关系。

（2）根据临床症状和尽可能的肺功能测定评估和监测哮喘的严重度。

（3）脱离与危险因素的接触。

（4）建立个体化的儿童和成人的长期治疗计划。

（5）建立个体化的控制哮喘加重的治疗计划。

（6）定期进行随访监护。

五、长期治疗方案的确定

（一）根据哮喘的严重程度选择治疗药物

哮喘治疗方案的选择基于其在治疗中的疗效及安全性。药物治疗可以酌情采取不同给药途径，包括吸入、口服和肠道外途径（皮下、肌内或静脉注射）。吸入给药的主要优点是可以将高浓度的药物送入气道以提高疗效，从而避免或使全身不良反应减少到最低程度。哮喘治疗应以患者病情的严重程度为基础，并根据病情变化增减（升级或降级）的阶梯治疗原则选择治疗药物。

（二）根据患者的病情严重程度选择药物

根据控制水平选择适当的治疗方案（图3-1）。

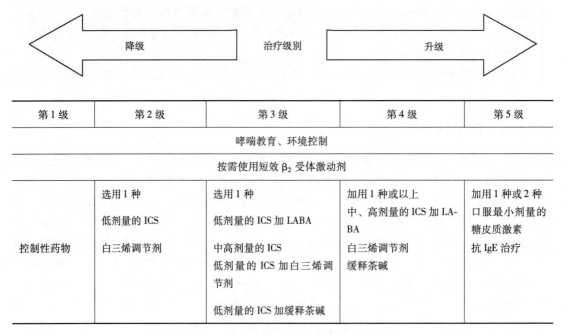

第1级	第2级	第3级	第4级	第5级
哮喘教育、环境控制				
按需使用短效 β_2 受体激动剂				
控制性药物	选用1种 低剂量的ICS 白三烯调节剂	选用1种 低剂量的ICS加LABA 中高剂量的ICS 低剂量的ICS加白三烯调节剂 低剂量的ICS加缓释茶碱	加用1种或以上 中、高剂量的ICS加LABA 白三烯调节剂 缓释茶碱	加用1种或2种口服最小剂量的糖皮质激素 抗IgE治疗

图3-1 根据哮喘病情控制分级制订治疗方案

哮喘患者长期治疗方案可分为5级。对以往未经规范治疗的初诊哮喘患者可选择第2级治疗方案，症状明显者，应直接选择第3级治疗方案。第2~5级的治疗方案中都有不同的哮喘控制药物可供选择。而在每一级中都应按需使用缓解药物，以迅速缓解哮喘症状。如果使用含有福莫特罗和布地奈德单一吸入装置进行联合治疗时，可将其作为控制和缓解药物应用。如果使用该分级治疗方案不能够使哮喘得到控制，治疗方案应升级，直至达到哮喘控制为止。哮喘控制并维持至少3个月后，治疗方案可考虑降级。建议减量方案：①单独使用中至高剂量吸入激素的患者，将吸入激素剂量减少50%；②单独使用低剂量激素的患者，可改为每日1次用药；③联合吸入激素和LABA的患者，按2010年2月1日美国FDA在长效β_2受体激动剂治疗哮喘的安全通告中的建议，LABA应该短期应用，一旦哮喘得到有效控制，则应该停止使用LABA。也就是，如果哮喘患者应用ICS和LABA联合治疗哮喘，哮喘达到完全控制后，就需要降阶梯治疗，应用单一的ICS吸入治疗，而不再继续使用LABA吸入治疗。

若患者使用最低剂量控制药物达到哮喘控制1年，并且哮喘症状不再发作，可考虑停用药物治疗。上述减量方案尚待进一步验证。通常情况下，患者在初诊后2~4周回访，以后每1~3个月随访1次。出现哮喘发作时应及时就诊，哮喘发作后2周至1个月内进行回访。

六、哮喘急性发作期的治疗

如果患者对起始治疗不满意或症状恶化很快，或患者存在可能发生死亡的高危因素，应按下一个更为严重的级别治疗。

（一）哮喘急性发作的一般治疗

一般来说，如果患者突然咳嗽、胸闷、气促，而且进行性加重，平时所用的常规平喘药效果不明显时就应该到医院进一步检查，包括肺功能和血气分析等。不失时机地进行治疗，以尽快缓解症状，纠正低氧血症，保护肺功能。

哮喘轻度急性发作者，可以用沙丁胺醇或间羟舒喘宁气雾剂进行吸入治疗，每次吸入200 μg（2撤），通常可在数分钟内起作用，也可口服β_2受体激动剂，如特布他林，每次2.5 mg，每日3次；通常在服药15~30分钟起效，疗效维持4~6小时，但心悸、震颤稍多见。如果急性发作或每日用药次数、剂量增加，表示病情加重，就需要合用其他药物，如茶碱缓释片等。此外，在轻度急性发作时禁忌使用镇静药。

中度哮喘急性发作者，气促明显，稍活动即气促加重，喜坐位，有时焦虑或烦躁，出汗，呼吸快，脉率达120次/分，喘鸣音响亮。吸入支气管舒张剂后，仅部分改善症状，因此往往需要联合使用丙酸倍氯松或布地奈德气雾剂吸入，每次250 μg（每撤250 μg），每12小时或8小时1次，有较强的局部抗炎作用。吸入糖皮质激素的疗效仍不满意者，需改用口服泼尼松（强的松），每次10 mg，每日3次，一般用3~4日，然后停用口服泼尼松，改用吸入糖皮质激素（在完全停用口服泼尼松以前即应开始辅以吸入糖皮质激素）。

中度哮喘急性发作者常有夜间哮喘发作或症状加剧，因此常需要使用长效缓释型茶碱，如茶碱缓释片200 mg，每12小时1次。也可用控释型β_2受体激动剂，如全特宁每次4~8 mg，每12小时1次。此外，长效β_2受体激动剂，如丙卡特罗每次25 μg（小儿每次每千克体重1.25 μg），沙美特罗每次吸入50 μg，或口服班布特罗，每晚10 mg，能有效防治夜间哮喘发作和清晨加剧。有时可吸入可必特治疗，尤其是使用压缩空气吸入该药时效果更明显，优于单纯吸入 β_2 受体激动剂。

重度急性发作或危重患者，气促更严重，静息时气促也很明显，焦虑、烦躁或嗜睡，大汗淋漓，呼吸困难，呼吸 > 30 次/分，脉率 > 120 次/分，发绀，用支气管扩张剂效果不明显。此时必须立即送医院。这时吸入 β_2 受体激动剂或糖皮质激素的效果均不明显，往往需在医院急诊室观察，并静脉滴注糖皮质激素和氨茶碱，一般还必须吸氧等。危重患者伴呼吸衰竭者还应酌情进行气管插管，并进行机械通气。

（二）机械通气的适应证

哮喘患者急性重度发作，经支气管扩张剂、激素、碱剂和补液等积极治疗，大部分可得到缓解，但仍有 1% ~ 3% 的患者病情继续恶化，发生危重急性呼吸衰竭。动脉血气分析提示严重缺氧和二氧化碳潴留伴呼吸性酸中毒，如不及时抢救，即会危及生命。这时，由于气道阻力很高，胸廓过度膨胀，呼吸肌处于疲劳状态。因此，若注射呼吸兴奋剂（可拉明等），通气量的增加很有限，相反，呼吸肌兴奋可能加重呼吸肌疲劳，氧消耗量和二氧化碳的产生也随之增多，不但效果极差，而且会适得其反，加重病情，故只有及时采用机械通气，方能取得满意疗效。

机械通气的适用证：①呼吸心搏停止；②严重低氧血症，$PaO_2 < 7.98$ kPa（60 mmHg）；③$PaCO_2 > 6.67$ kPa（50 mmHg）；④重度呼吸性酸中毒，动脉血 pH < 7.25；⑤严重意识障碍、谵妄或昏迷；⑥呼吸浅而快，每分钟超过 30 次，哮鸣音由强变弱或消失，呼吸肌疲劳明显。

危重哮喘患者在机械通气时仍应当强化抗气道炎症的治疗，静脉滴入糖皮质激素是必不可少的，甚至常需要较大剂量。在这种严重的状态下吸入支气管扩张药往往是无效的，勉强为之，有时还可增加气道阻力，加重呼吸困难。静脉使用氨茶碱是否有效，一直有争议。至于辅助机械通气的方式应根据患者的反应和血气分析的跟踪监测及时调整。因为这时患者的气道阻力和气道内压和肺泡压显著增高，因此采用控制性低潮气量辅助呼吸（MCHV）或压力支持（PSAV）较为合理。用 MCHV 时呼吸机参数为：通气频率 6 ~ 12 次/分，潮气量 8 ~ 12 mL/kg，这些参数约为常规预计量的 2/3。也有报道，在机械通气时让患者吸入氦（80%）—氧（20%）混合气，可使气道内压降低，肺泡通气量增加，改善低氧血症，降低 $PaCO_2$。呼气末正压（PEEP）的治疗是否合适尚有争论。因为严重哮喘发作时已存在内源性呼气末正压（PEEPi），肺泡充气过度，呼气末胸内压增高，小气道陷闭，气道阻力增加，呼气流速减慢，肺泡压增高，呼气末肺泡压可高于大气压。此时若进行气道正压通气（CPAP）或 PEEP 通气，虽可提高气道内压力，使之超过肺泡压，部分地克服气道阻力，减少呼吸功，从而改善通气，但内源性压力和外源性压力的相加必然使得肺泡进一步膨胀，导致气胸等气压性损伤，因此应用时必须非常慎重。同时，正压通气可能影响静脉血回心，使心排血量减少，血压下降，组织灌注不足，因此在正压通气前应充分补液，扩充血容量。机械通气过程注意气道湿化，防止气道内黏液栓的形成。

（三）防止特异性和非特异性因素的触发

这是一个要时刻注意的问题，即使在哮喘急性发作时也应该让患者脱离过敏原的接触，如治疗药物的选择、病室环境的布置和消毒都应当在详细了解患者过敏史和哮喘发作诱发因素后周密地安排。除了避免和清除患者所提供的明确的触发因素以外，一般来说，含乙醇的药物（如普通的氢化可的松）、来苏消毒液、挥发性杀虫剂均不宜使用。急性发作的哮喘患者更不宜安排在新装修的病室内，也不宜在其病室内摆放奇花异草。

七、脱敏疗法

脱敏疗法是特异性脱敏疗法的简称，是针对引起病变的过敏物质的一种治疗方法，即用变应原制成的提取液（即为浸出液），定期给对相应变应原皮肤试验阳性的患者进行注射，以刺激体内产生"封闭"抗体。"封闭"抗体和特异性IgE抗体一样，也具有识别变应原的功能。当相同变应原再次进入体内时，"封闭"抗体与肥大细胞、嗜碱性粒细胞表面的IgE竞争和变应原结合，然后变成复合物而被网状内皮系统清除掉，变应原和附着于肥大细胞、嗜碱性粒细胞表面的IgE的结合减少，哮喘的发作也就得以避免或减轻，但有些患者的病情改善和"封闭"抗体的形成没有关系。脱敏疗法的"封闭"抗体学说近年来已发生动摇，有些学者发现"封闭"抗体（主要是IgG）在身体外虽证实能和特异性变应原相结合，但在体内却不能和进入黏膜的变应原相结合，且血清中"封闭"抗体并不确切反映是来源于局部的"封闭"抗体，而仅提示免疫刺激（注射变应原）的结果，只是一种免疫伴随现象，与病情改善程度缺乏相关性。因此有学者认为脱敏疗法能使患者血清中的IgE生成受到抑制，IgE量减少，肥大细胞不再继续致敏，病情也就减轻。脱敏疗法还可使释放炎性介质细胞的反应性减弱等，从而减少或阻止过敏性疾病的发作，这就是脱敏疗法，而这种专门配制的脱敏液即为"特异性脱敏抗原"。这种疗法目前主要用于呼吸道疾患，如过敏性鼻炎、支气管哮喘等。

脱敏疗法的适应证主要为：①哮喘患者对某些吸入变应原的皮肤试验阳性和（或）血清特异性IgE升高；②皮肤试验虽呈阴性，但病史中强烈提示由某变应原诱发哮喘，或经抗原激发试验证实，或血清中查到该特异性IgE，或者特异性嗜碱性粒细胞脱颗粒试验和组胺释放试验均呈阳性；③经一般平喘药物治疗后效果不理想，而当地已证实用某种变应原提取物作脱敏疗法有效；④对药物、食物过敏的患者，一般用避免方法而不用脱敏疗法，无法避免或不能替代者可考虑用脱敏疗法。

脱敏疗法应用于防治哮喘，既往国内外多数学者持肯定态度，认为可减轻再次接触变应原后的过敏反应，甚至可长期控制哮喘发作。对小儿的效果较成人显著，对外源性哮喘的治疗效果更好。根据国内报道，用脱敏疗法2~4年，成人哮喘总有效率达79.8%，小儿哮喘总有效率为95%，2年治愈率为61.3%。一般经脱敏疗法后，哮喘病情减轻，发作次数减少，平喘药物用量也减少，皮肤敏感性下降，部分患者变应原的皮肤试验由阳性转变为阴性或反应性降低，引起休克器官的耐受性也提高。特异性IgE抗体先上升，以后下降到低于原来水平，特异性IgG升高而嗜碱性粒细胞敏感性下降。但脱敏疗法有一定的局限性，因此各国学者的评价不尽相同，有些学者对脱敏疗法的钟爱程度不高。有学者认为，如果哮喘全年发作，表明气道过敏性炎症持续存在，脱敏疗法不能使之恢复，这时宜选用吸入抗过敏性炎症药物来替代本法。

（赵　帅）

第四章

支气管扩张

第一节　概述

支气管扩张（bronchiectasis）是感染、理化、免疫或遗传等原因引起支气管壁肌肉和弹性支撑组织的破坏，从而引起的中等大小支气管的不正常扩张。其名称来源于病理解剖改变，但临床特征具有一定的共性。支气管扩张可以是局限性的，仅涉及局部气道，也可以是弥漫性的，涉及更广泛的气道。临床上引起支气管扩张的疾病较多，但支气管扩张通常指的是特发性的，多与早年的反复气管支气管感染有关。自从抗生素和疫苗问世以来，该病的发病率已有明显下降。在我国和其他发展中国家，特发性支气管扩张在临床上并非少见疾病，而相关的研究却相当缺乏。

典型的特发性支气管扩张临床表现为慢性咳嗽、咳大量痰、反复咯血和反复肺部感染。有些患者的支气管扩张并不出现大量咳痰，以咯血为主要表现，此类支气管扩张被称为干性支气管扩张。

一般认为，支气管扩张是一种持久的病理过程。但有些支气管扩张可有部分甚至是大部分的逆转，如单纯支气管阻塞、感染和其他可以纠正的基础疾病引起的支气管扩张。在特发性支气管扩张中，支气管扩张是一种永久的病理改变。

（屠溪琳）

第二节　病因和发病机制

一、病因

支气管扩张与很多疾病相关（表4-1）。可分为3组：与囊性肺纤维化相关、与其他肺部疾病相关和特发性支气管扩张。在与其他肺部疾病相关的支气管扩张的病因中，各种感染、气管支气管先天或获得性的异常改变、气道纤毛功能异常、先天或获得性免疫功能低下等，均可导致支气管扩张。

表4-1 支气管扩张及相关疾病

第一组：囊性肺纤维化

第二组：感染后并发症［结核分枝杆菌、非典型分枝杆菌、百日咳鲍特菌、细菌、病毒（麻疹病毒、流感病毒、腺病毒）等感染后］

免疫缺陷（低丙种球蛋白、IgG 亚型缺乏、HIV 感染、移植后）

黏液纤毛清除障碍（Kartegener 综合征、原发性纤毛不动症、Young 综合征）

吸入性肺炎后

气道吸入性损伤

变应性支气管肺曲菌病（ABPA）

机械性支气管阻塞（异物、狭窄、肿瘤、淋巴结）

风湿病（类风湿性关节炎、干燥综合征等）

胃食管反流症

炎症性肠病

支气管哮喘和慢性阻塞性肺疾病

α_1 糜蛋白缺乏

弥漫性泛细支气管炎（DPB）

结节病

特发性肺纤维化（IPF）及其他间质性肺炎

气道软骨发育不全

黄甲综合征

第三组：特发性支气管扩张症

二、发病机制

支气管扩张存在含软骨的近段支气管部分异常扩张。其发病机制主要与以下因素有关：①最初的病因可能多样，在慢性期出现气道的反复感染和慢性炎症是导致支气管扩张的主要机制；②在巨噬细胞和气道上皮细胞释放细胞因子（白介素 8 和白三烯 B_4）的作用下，中性粒细胞聚集到肺部并释放弹性蛋白酶和胶原酶等导致支气管管壁的破坏；③支气管壁破坏后，周围相对正常组织收缩力将受损气道牵张，导致特征性的气道扩张改变；④在病程较长的支气管扩张中，支气管周围的肺组织也会受到炎症破坏，从而导致弥漫的支气管周围纤维化。

常见的受累部位与以下因素相关。①由于气管支气管是一种倒置的树形结构，因为重力引流的关系，双肺下叶的后基底段及下叶其他部位是病变最常累及的部位。②上叶支气管扩张通常发生在后段和尖段，通常原因是支气管内膜结核、变应性支气管肺曲菌病和囊性纤维化。③根据引起支气管扩张的原因不同，支气管扩张可以发生在肺内任何部位。支气管扩张患者气道解剖学的改变引起的最重要的功能改变是气管支气管清除能力的下降，使细菌容易在气道内生长。而气道内的反复感染加重了原有的支气管扩张，致使病情不断反复和进展。重症患者可以出现肺动脉高压，与肺循环血容量增加和肺泡低氧等因素有关。

支气管扩张可导致肺功能异常。大多数患者肺功能检查提示不同程度的阻塞性改变，也可能会有轻度的限制性通气功能障碍和弥散功能降低。由于通气血流比例失调和肺内分流的存在，大多数患者会存在轻度的低氧血症。少数患者会发展成为肺源性心脏病。

（屠溪琳）

第三节　病理

Reid 根据支气管扩张的病理和支气管造影发现，将支气管扩张分为柱状支气管扩张、囊柱型支气管扩张和囊状支气管扩张 3 种基本类型。

支气管扩张可以表现为弥漫性病变或局限性病变。支气管扩张多发生于双肺下叶，且左肺多于右肺，左下肺和左舌叶常同时发生支气管扩张。左肺上叶一般很少发生。支气管扩张常发生于中等大小的支气管，更小的支气管则形成瘢痕而闭塞。

支气管扩张形成的过程中，受损支气管壁由于慢性炎症而遭到破坏，包括软骨、肌肉和弹性组织被破坏，纤毛细胞受损或消失，黏液分泌增多。此外，支气管壁的正常张力丧失，受累支气管向外突出或形成囊状。黏液分泌增多有利于细菌滋生，局部感染进一步损害支气管壁。炎症亦可扩展至肺泡，引起支气管肺炎，瘢痕形成，以及正常肺组织减少。

（屠溪琳）

第四节　临床表现

支气管扩张可发生于任何年龄，常见于青少年，在中老年也不少见。很多支气管扩张患者在幼年曾有麻疹、百日咳或支气管肺炎的病史，一些支气管扩张患者可能伴有慢性鼻窦炎或家族性免疫缺陷病史。临床表现分为 4 种类型：快速进展型、缓慢进展型、惰性无症状型和咯血为主型。

支气管扩张患者的症状可以分为由支气管扩张本身引起的和由原发病变引起的两组症状。支气管扩张本身可以引起的症状有慢性咳嗽、脓痰、发热、乏力和体重下降。咳痰的量和性状取决于病情轻重及是否并发感染。咳嗽通常发生于早晨和晚上，患者晨起时由于体位变化，痰液在气道内流动而刺激气道黏膜，引起咳嗽和咳痰，痰液为脓性或黏液脓性。当并发急性感染时，咳嗽和咳痰量明显增多，痰液常呈黄绿色脓性，有厌氧菌感染者，常有臭味和呼出气恶臭。收集全日痰量并静置于玻璃瓶中，数小时后痰液可分离成 4 层，从上到下依次为黏液泡沫层、脓液层、浑浊浆液层及坏死沉淀组织层，此为典型支气管扩张的痰液改变，但现在已较少见。部分支气管扩张患者中会出现呼吸困难。在支气管扩张患者中，如果反复发作，常可出现咯血症状，通常咯血程度不重，表现为脓痰中带血丝，随病情的发展，咯血量由少到多，可出现反复大量咯血，咯血间隔时间由长到短。一些患者以咯血为首发表现，另一些患者无咳嗽和咳痰，而以咯血为唯一表现，称为干性支气管扩张。

支气管扩张如果反复继发感染，患者可有发热、咳嗽、咳痰、气急和咯血等症状。支气管扩张迁延不愈而反复发作者，可有食欲减退、消瘦和贫血。此外，重症支气管扩张患者由于支气管周围肺组织化脓性炎症和广泛的肺组织纤维化，可并发阻塞性肺气肿，亦可产生上述症状。极其严重者可导致心脏负担加重，甚或右心衰竭而发生下肢水肿、腹腔积液形成和呼吸困难加重等。

支气管扩张患者的肺部体检可发现啰音，有时可闻及哮鸣音。部分患者有杵状指、发绀和多血质。可能会有鼻息肉或慢性鼻窦炎。体重下降和肺源性心脏病的体征多提示病情进展。

支气管扩张常见的并发症有反复的肺部感染、脓胸、气胸和肺脓肿等，少部分患者可出现肺源性心脏病。

（屠溪琳）

第五节　辅助检查及诊断

一、辅助检查

1. 胸部 X 线检查

胸部 X 线检查对支气管扩张的敏感性较差。胸部 X 线前后位片在支气管扩张早期常无特殊发现。以后胸片可显示一侧或双侧下肺叶肺纹理明显粗乱增多，边缘模糊，在增多的纹理中可有管状透亮区，为管壁明显增厚的支气管影，称为"轨道征"。严重病例肺纹理可呈网状，其间有透亮区，类似蜂窝状。囊性支气管扩张时，较为特征性的改变为卷发样阴影，表现为多个圆形薄壁透亮区，直径 0.5 ~ 3.0 cm，有时囊底有小液平面。继发感染时可引起肺实质炎症，胸片显示多数小片或斑点状模糊影，或呈大片非均匀性密度增高影。炎症消散缓慢或在同一部位反复出现。

2. 支气管碘油造影

支气管碘油造影可明确支气管扩张的部位、性质和范围，为外科手术提供重要的资料。随着胸部 CT，尤其是高分辨 CT（HRCT）的应用和普及，支气管碘油造影的应用已逐渐被HRCT 取代。因此，目前该项检查已很少应用。

3. 胸部 HRCT 扫描

胸部 HRCT 诊断支气管扩张的敏感性和特异性均达到了 90%，是支气管扩张的首选检查手段（图 4-1）。普通胸部 CT 扫描也可以诊断支气管扩张，但敏感性仅有 66%。支气管扩张在 HRCT 上的特征性表现包括支气管扩张，支气管管壁增厚，支气管由中心向外周逐渐变细的特点消失以及扩张气管内气—液平的存在。当支气管内径大于相伴行支气管动脉时，可以考虑支气管扩张的诊断。囊状支气管扩张的临床严重程度较其他两种类型的支气管扩张重。HRCT 显示的支气管扩张的程度除了与肺功能相关，也与肺动脉高压的发生有相关性。

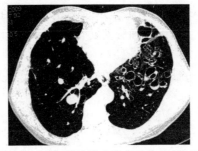

图 4-1　支气管扩张症患者的胸部 HRCT

注　显示扩张的气道和管壁增厚，多发囊状阴影，部分含有分泌物。

4. 肺功能检查

由于肺具有极大的通气储备能力，病变比较局限的支气管扩张，患者的肺功能可无明显改变。柱状支气管扩张对肺功能影响较小，囊状支气管扩张因对支气管管壁破坏严重，可并发肺纤维化和慢性阻塞性肺疾病，肺功能可有明显改变。支气管扩张的肺功能损害主要表现为阻塞性通气功能障碍，FEV_1、最大通气量、FEV_1/FVC 及小气道用力呼气流速（FEE 25%~75%）均降低，而残气量/肺总量比增高。支气管扩张发展至广泛性肺组织纤维化时，肺功能可出现弥散功能障碍。有研究证实，部分支气管扩张患者存在可逆性气流阻塞或气道高反应，主要表现为 FEV_1 和最大呼气流速降低。

5. 支气管镜检查

支气管镜检查对支气管扩张的诊断价值不大，但可明确支气管扩张患者的支气管阻塞或出血部位。此外，经保护性刷检和冲洗检查对确定支气管扩张感染的病原学有重要价值，且经支气管冲洗可清除气道内分泌物，对支气管扩张的病情控制有一定帮助，并可帮助发现支气管肿瘤、支气管内异物等病因。

6. 一氧化氮呼气测定

与支气管哮喘等其他慢性气道炎症性疾病不同，支气管扩张患者的呼出气一氧化氮没有明显增高，研究结果不一致，提示其应用价值有限。在肺囊性纤维化患者中，呼出气一氧化氮的浓度常正常或偏低。在原发性纤毛不动症中，呼出气一氧化氮浓度降低。

7. 其他检查

周围血常规检查：白细胞计数和分类增加提示支气管扩张患者存在急性细菌感染。痰培养及药敏试验可判断致病微生物，并对抗生素的选择具有重要的指导意义。最常见的病原菌为流感嗜血杆菌和铜绿假单胞菌。非结核分枝杆菌见于2%~10%的患者。血气分析可有助于评价支气管扩张患者肺功能的受损程度。鼻窦片检查有助于明确支气管扩张患者是否合并鼻窦炎。汗液氯离子的测定对囊性纤维化患者具有诊断价值。疑有免疫缺陷者应进行免疫球蛋白定量测定。若怀疑纤毛不动综合征，需进行鼻和支气管黏膜活检的电镜检查以及精液检查。

诊断不应只局限于支气管扩张的诊断，应注意除外有无与支气管扩张相关的基础疾病存在。

二、诊断

支气管扩张的诊断来自两个线索：一是有提示性的临床表现，如反复咳痰和咯血，病变部位湿啰音；二是胸部平片、CT 或 HRCT 提示。胸片可显示在粗乱肺纹理中多个不规则环状透亮阴影或沿支气管的卷发状阴影。确诊支气管扩张的辅助诊断包括胸部 HRCT 或支气管造影显示支气管扩张改变。

支气管扩张的诊断需要通过病史和相应的检查了解有无相关的基础疾病，同时需与其他呼吸道疾病相鉴别。

（魏明莉）

第六节 治疗

一、病因治疗

由于引起支气管扩张的原因较多，发现并治疗基础疾病是重要的环节。虽然特发性支气管扩张的气道结构改变是不可逆的，但在一些继发性支气管扩张，如变应性支气管肺曲菌病，通过有效的治疗后支气管扩张可以明显改善。对于一些相关联的疾病或症状，如鼻窦炎，需要得到有效的处理。下面的介绍主要针对特发性支气管扩张。

二、支持和对症治疗

一般性的支持治疗包括戒烟、营养支持、康复治疗和对有氧疗指征的患者给予氧疗。针对常见的咳痰、咯血和呼吸困难，可分别给予祛痰剂、止血药物和支气管扩张剂。

气道黏液高分泌是支气管扩张的一个显著特征。支气管解黏剂常用于急性和慢性期支气管扩张的应用。重组人 DNase I 吸入未证明对特发性支气管扩张有帮助。甘露醇吸入是一种比较有前景的新的治疗方法。研究显示，甘露醇吸入后，黏液清除显著改善。临床常用的祛痰药均可用于治疗支气管扩张的气道黏液高分泌，如氯化铵、溴己新、盐酸氨溴索、乙酰半胱氨酸、羧甲司坦和厄多司坦等。

尽管缺乏临床研究支持，对于有气流阻塞和气道高反应性的支气管扩张患者，常使用支气管扩张剂来帮助患者。

三、抗生素的应用

支气管扩张患者常继发支气管慢性感染和急性加重，不仅导致很多症状，也导致支气管结构的进一步破坏。由于支气管扩张常发生反复呼吸道感染，抗生素使用非常普遍，各种耐药菌也比较常见。急性感染时使用抗生素有以下注意事项：①轻、中度感染病原菌在治疗后可被清除，但重症感染的病原菌很难被清除，临床上有不少患者的慢性期有病原菌定植于气道；②耐药菌以铜绿假单胞菌最为常见；③选用组织通透性高的抗生素：如大环内酯类和喹诺酮类抗生素；④重症患者选用静脉制剂，轻、中度可选用口服制剂；⑤通过痰培养监测痰病原学。

对于经常反复感染发作的患者，可以考虑预防性使用抗生素。常用的方法有：长时间使用口服抗生素（每个周期至少4周），雾化吸入抗生素，或定期间断使用静脉抗生素。长时间使用口服抗生素在小规模的临床观察中没有发现可以减少发作、改善肺功能或减少病死率。但确实观察到能够减少病原菌负荷、炎症指标和改善痰的颜色和量。雾化吸入的治疗方法可能更容易被医生和患者接受，文献中使用的药物有庆大霉素和妥布霉素等。总体来说，在决定是否需要在非急性期使用抗生素时，需要考虑到可能产生的耐药菌、治疗费用和潜在不良反应等。另外，可能需要更多地考虑使用非抗生素的治疗方法来预防复发。

四、抗炎症治疗

慢性气道炎症是支气管扩张一个重要的致病机制。抗炎症治疗有可能减轻气道炎症，帮助受损气道黏膜和纤毛功能的修复。有 3 类药物有潜在研究价值：吸入糖皮质激素、大环内酯类药物和白三烯受体阻滞剂。吸入糖皮质激素虽然对改善肺功能和减轻发作没有显著作用，但可以改善痰液的黏性和产生量。氟替卡松吸入剂的推荐量为 500 g，每日 2 次。大环内酯类药物具有抗炎作用，同时可减轻气道黏液分泌，对破坏铜绿假单胞菌的生物膜有效。小剂量红霉素对弥漫性泛细支气管有效，但在特发性支气管扩张治疗中没有经验。新一代大环内酯类药物，如阿奇霉素、克拉霉素和罗红霉素对支气管扩张均有一定的效果。

五、体位引流和物理治疗

综合性的物理治疗方法包括体位引流、胸部叩击和机械呼吸治疗等。体位引流是改善痰液引流的简单有效的手段，其效果与需要引流的部位所对应的体位很有关系。一般根据扩张支气管所在的部位选择不同的引流体位，其原则为将病变部位抬高，引流支气管开口向下，使痰液流入大气道而咳出，一般在饭前进行，每次引流 15 ~ 30 分钟，每日 2 ~ 3 次。在体位引流时，辅以祛痰药物和胸部叩击则效果更佳。随机临床试验显示了振荡正压呼气压力仪的有效性。对于选择性患者，也可通过纤维支气管镜帮助排痰。

对于大多数支气管扩张患者来说，体位引流不存在禁忌。尤其是坐位、半卧位和角度较小的倾斜位。但在头低脚高位和某些倾斜角度较大的体位，一些年老体弱、心血管功能不全及有明显呼吸困难者可能难以耐受，应慎重考虑。此类体位对于严重心脏病、心力衰竭明显及呼吸困难伴发绀者不宜采用。对于体位引流后，可能会污染或危及置于低位的正常肺和支气管者也不宜采用。

体位引流的注意事项：①明确需要引流病灶的部位；②根据病变部位采取相应的引流体位，在一些危重患者，尤其是重症监护室的患者，往往仅能获得胸部 X 线正位片，难以确定病变的叶段分布，如有引流的必要，可采用以下体位：如果病变在上肺，可采取坐位或半卧位；如果病变在中、下肺，一般可采用角度较小的健侧卧位；在病情允许的条件下，也可健侧卧位，甚至加小角度的头低脚高位；③体位引流在早晨清醒后立即进行效果最好，头低脚高位引流时，为了预防胃食管反流、恶心和呕吐，应在饭后 1 ~ 2 小时进行，尤其是留置胃管患者；④有支气管痉挛的患者，在体位引流前可先给予支气管扩张剂，痰液干燥的患者应注意气道湿化，在引流过程中可进行叩拍，并嘱患者进行深呼气，促进痰液排出，引流后应进行有意识的咳嗽或用力呼气，廓清留于大气道的分泌物；⑤体位引流：每日 2 ~ 3 次，总治疗时间 30 ~ 45 分钟，每种体位维持 5 ~ 10 分钟，也可根据效果调整时间长度，如果有多个体位需要引流，可先从病变严重或积痰较多的部位开始，逐一进行。

六、手术治疗

适合于局限性的支气管扩张患者。对于弥漫性支气管扩张的治疗价值还不清楚。

七、肺移植

适合于呼吸功能严重下降的支气管扩张症患者。

八、预防感染

针对麻疹和百日咳的儿童，免疫治疗有助于减少支气管扩张的发生。对于容易发生呼吸道感染的人群，通过每年的流感疫苗接种可以有效减少流感所致的继发性感染。肺炎疫苗可预防特定类型的肺炎及其严重并发症。免疫球蛋白缺乏者，应用免疫球蛋白可预防复杂的反复感染。对于已经发生支气管扩张的患者，预防感染可以得到事半功倍的作用，必须将预防感染纳入治疗计划中。通过规律的康复锻炼来增强体质和增加活动耐力对支气管扩张有益。有吸烟习惯者必须戒烟。建议患者注射流感疫苗和肺炎球菌疫苗。含有多种常见呼吸道感染菌的口服疫苗可能对支气管扩张的感染预防也有效。

　　总之，支气管扩张在临床并不少见，但相关研究和治疗状况令人相当不满意，高质量的大样本随机对照研究严重缺乏。由于支气管扩张与支气管壁的反复感染和慢性炎症相关，急性期有效的抗感染治疗和缓解期的抗炎症治疗可能同样重要。

（魏明莉）

第五章

肺不张

第一节 概述

肺不张（atelectasis）是指一侧肺或其一个或多个叶、段及亚段的容量及含气量减少的病理改变。肺不张可分为先天性或后天获得性两种。先天性肺不张是指婴儿出生时肺泡内无气体充盈，常见原因为新生儿呼吸窘迫综合征，又称肺透明膜病。由于早产等原因，患儿缺乏肺表面活性物质，呼气末肺泡萎陷，临床表现为出生不久即有进行性加重的呼吸窘迫和呼吸衰竭。临床绝大多数肺不张为后天获得性，又可根据起病时间分为急性肺不张及慢性肺不张，这是本章讨论的重点。

肺的主要功能是进行气体交换，从外界环境摄取新陈代谢所需要的 O_2，排出代谢过程中产生的 CO_2。当肺组织塌陷时，影响肺通气和（或）肺换气两个环节，导致外界吸入的气体不能进入肺泡，流经病变区域的血流不能得到充分的气体交换，进一步导致低氧血症等病理生理改变。

（陈莉丽）

第二节 病因和发病机制

导致肺不张的病因很多，根据其发生机制分为阻塞性（吸收性）和非阻塞性，后者包括压迫性、被动性、粘连性、瘢痕性及盘状肺不张等。而根据气道阻塞部位的不同，可将阻塞性肺不张进一步分为大气道阻塞及小气道阻塞（表5-1）。

表5-1 肺不张的分类及其常见原因

Ⅰ. 阻塞性肺不张：大气道阻塞
1. 肿瘤
支气管肺癌
支气管类癌
腺样囊性瘤
转移性肿瘤
淋巴瘤

其他较少见肿瘤（脂肪瘤、颗粒细胞瘤）

2. 炎症

结核和真菌感染（支气管内肉芽肿、结石、支气管狭窄）

结节病、支气管内肉芽肿型（罕见）

3. 其他

左心房增大

吸入异物、食物或胃内容物

支气管切开

淀粉样变

韦格纳肉芽肿

Ⅱ. 阻塞性肺不张：小气道阻塞

1. 黏液栓

胸腔或腹腔剧烈疼痛（如手术、创伤）

使用呼吸抑制药物（如吗啡）

哮喘

囊性纤维化

2. 炎症

支气管肺炎

支气管炎

支气管扩张

Ⅲ. 压迫性肺不张：肺疾病

1. 外周性肺肿瘤

2. 弥漫性间质性肺疾病（如结节病、淋巴瘤）

3. 邻近肺组织过度充气（如肺大疱、严重肺气肿及气流受限）

Ⅳ. 被动性肺不张：肺外疾病

1. 气胸

2. 胸腔积液、血气胸

3. 膈疝

4. 胸腔肿瘤（如间皮瘤、胸膜转移肿瘤）

Ⅴ. 粘连性肺不张

1. 新生儿呼吸窘迫综合征

2. 肺栓塞

3. 静脉注射碳氢化合物

Ⅵ. 瘢痕性肺不张

1. 肺结核

2. 组织胞浆菌病

3. 硅肺

    4. 胶原沉着病

    5. 特发性肺间质纤维化（寻常型间质性肺炎、脱屑性间质性肺炎）

    6. 放射性肺炎（末期）

Ⅶ. 医源性肺不张

    经支气管镜肺减容术治疗肺大疱

    支气管内单向活瓣

    堵塞物或生物蛋白胶支气管堵塞

大多数肺不张由叶或段的支气管内源性或外源性的阻塞所致，阻塞支气管远端的肺段或肺叶内的气体被吸收，使肺组织塌陷，因此又称为吸收性肺不张。压迫性肺不张系因邻近肺组织出现病变，对其周围正常肺组织的推压所致，常见原因包括肿瘤、弥漫性间质性肺疾病肺气囊以及肺大疱。被动性（松弛型）肺不张是由胸腔内积气、积液、纵隔肿瘤、膈疝等原因导致胸腔压力变化，进而压缩肺组织导致肺不张。粘连性肺不张指肺泡壁内膜表面相互粘连，导致周围气道与肺泡的塌陷，形成机制尚未完全明确，可能与缺乏表面活性物质有关，此类肺不张主要出现在以下两种疾病：新生儿呼吸窘迫综合征（透明膜病）以及肺栓塞。瘢痕性肺不张多来自慢性炎症，常伴有肺实质不同程度的纤维化。此种肺不张通常继发于支气管扩张、结核、真菌感染或机化性肺炎。盘状（线状）肺不张较为少见，其发生与横膈运动减弱（常见于腹腔积液时）或呼吸动度减弱有关。另外，有研究者通过封堵器、单向活瓣以及生物蛋白胶封堵人为造成肺大疱组织塌陷，从而达到治疗肺大疱的作用。

（一）阻塞性肺不张

叶、段支气管部分或完全性阻塞可引起多种病理改变，其中之一为肺不张。阻塞的后果与阻塞的程度、病变的可变性、是否有侧支气体交通等因素有关。引起阻塞的病变可在管腔内、外或管壁内。气道发生阻塞后，受累部分肺组织中的血管床开始吸收空气，使肺泡逐渐萎陷。在既往健康的肺，阻塞后 24 小时空气将完全吸收。因为氧气的弥散速率远远高于氮气，吸入 100% 纯氧的患者在阻塞后 1 小时即可发生肺不张。空气吸收后使胸腔内负压增高，促使毛细血管渗漏，液体潴留于不张肺的间质与肺泡中，此种情况类似"淹溺肺"。但支气管的阻塞并非一定引起肺不张。如果肺叶或肺段之间存在良好的气体交通，阻塞远端的肺组织可以保持正常的通气，甚至在少见情况下还可发生过度膨胀。

1. 肿瘤性支气管狭窄

支气管肺癌是导致气道阻塞的重要原因之一。完全性支气管阻塞主要见于鳞癌和大细胞未分化癌，而腺癌和小细胞癌较为少见。典型的患者为中老年男性，有多年重度吸烟史，常有呼吸道症状，如咳嗽、咯血、咳痰、胸痛和气短。胸片可见肺门增大，纵隔增宽。某些病例肿瘤体积较大，形成"S"征。支气管抽吸物或刷片做细胞学检查或支气管活检对于明确肿瘤所致的肺不张有极高的诊断价值，支气管肺癌经皮肺穿刺或纵隔镜检查亦可得到阳性结果，特别是有肺门增大或锁骨上淋巴结肿大时，后者还可直接活检。肺内转移性肿瘤偶尔可侵及支气管使其阻塞，但不易与支气管肺癌鉴别诊断，肾上腺样瘤为支气管内转移的常见原因。肿瘤转移时亦可因肿大的淋巴结压迫支气管而致肺不张。淋巴瘤亦可引起支气管阻塞和肺不张。霍奇金淋巴瘤可在支气管内浸润引起肺不张，同时常伴有其他部位的病变，如纵隔淋巴结肿大、空洞形成、肺内结节或粗大的弥漫性网状浸润。通过纤维支气管镜活检、冲洗或痰的细胞学检查常可作出诊断。一些非霍奇金淋巴瘤亦可引起肺不张，但一般见于疾病的晚期。肺泡细胞癌一般不会引起支气管阻塞。

良性支气管肿瘤比较少见，约有10%的畸胎瘤表现为孤立性支气管内肿瘤，除非引起阻塞性肺不张或阻塞性肺炎，一般无临床症状。其他支气管内良性肿瘤，如支气管腺瘤、平滑肌瘤、纤维瘤、神经鞘瘤、软骨瘤、血管瘤、脂肪瘤等也可引起阻塞性肺不张。支气管腺瘤恶性程度相对较低，90%的支气管腺瘤为类癌。支气管腺瘤常较大部分位于支气管外，故在胸片上可见邻近肺门的中等大小的不透光阴影伴远端肺不张。大多数腺瘤起源于较大的主支气管，故易在纤维支气管镜下窥见肿瘤并取活检。通常腺瘤表面的支气管黏膜保持完整，纤维支气管镜下活检偶可引起大量出血。细胞学检查或支气管冲洗常无阳性发现。

2. 感染与炎症

支气管结核是引起良性支气管狭窄的最主要原因。大多数病例肺不张发生于纤维空洞型肺结核，由结核性肉芽组织及溃疡引起狭窄，病变愈合期也可出现纤维性狭窄。在原发性肺结核患者中，支气管阻塞和肺不张主要由肿大的淋巴结在管外压迫所致。结核性支气管狭窄的X线征象为迅速长大的薄壁空洞，伴有肺不张或支气管扩张。支气管镜检查及痰培养可以明确诊断。有时仅从纤维支气管镜下所见即可明确狭窄的性质为结核性，结核性肺不张还可由肺实质的瘢痕所致。肺真菌病，特别是变应性支气管肺曲菌病（ABPA）亦可引起支气管狭窄。大多数慢性炎症所致的支气管狭窄其原发病因常不明了，有时可能是由于管腔外的压迫所致。韦格纳肉芽肿也可引起支气管狭窄和肺不张，但支气管镜下活检通常不易明确诊断。

3. 其他原因

临床上黏液栓或黏液脓性痰栓引起的支气管阻塞和随后的肺叶、段或全肺不张较为常见。痰栓多位于中央气道，形成均一的肺叶段透光度降低。如果周围气道痰栓嵌塞，则中央气道可出现支气管空气征。手术患者在术后24～48小时出现发热，心动过速与呼吸急促，咳嗽，有痰声，但咳嗽无力，受累区域叩呈浊音，呼吸音降低时需要考虑黏液栓导致的肺不张，特别是慢性支气管炎、重度吸烟或手术前呼吸道感染的患者，以及患者麻醉时间过长、上腹部手术、术中和术后气道清洁较差，更容易发生。纤维支气管镜检查常可见相应支气管有散在的黏液栓。神经疾患患者及胸部外伤患者由于呼吸肌无力，胸廓活动能力受限或昏迷状态，肺清除分泌物能力下降，也易形成黏液栓而致肺不张。慢性呼吸道疾病，如慢性化脓性支气管炎、支气管哮喘急性发作、支气管扩张以及肺囊性纤维化病患者细支气管内形成黏稠的黏液栓亦可引起段或叶的不张。一般通过胸部理疗可奏效，但有时可能需要紧急的支气管镜吸出痰栓。成年哮喘患者若发生肺不张，需注意是否有变应性支气管肺曲菌病所致黏液嵌塞的可能性。

异物吸入主要见于婴幼儿，常见吸入物为花生、瓜子、糖果、鱼刺、笔帽等，偶见于戴义齿或昏迷、迟钝的老年人。面部创伤，特别是车祸伤，可吸入碎牙。有明确的异物吸入史往往能明确诊断，但如果吸入异物及症状出现时间间隙期太长，以及婴幼儿异物吸入时周围无陪伴，往往不能提供吸入史，此时诊断往往比较困难。胸部影像有相当大的诊断价值，如果异物不透X线，胸片即可明确诊断并定位。若为透过X线的异物，则X线片上的阻塞性病变或其他的放射学改变亦可提示异物所在。支气管内活瓣性病变所致的阻塞性肺过度充气是婴幼儿异物吸入最常见的放射学改变，而成人往往表现为肺不张。如果临床上初步考虑为支气管内异物，应通过支气管镜检查证实，通过支气管镜检查常常也能达到治疗的目的。大多数异物在镜下可以看到，某些植物性异物由于引起明显的炎症反应，可隐藏于水肿的黏膜下而不易被发现。

支气管结石较为少见，系由支气管周围的钙化淋巴结穿破支气管壁形成，常见的病因为肺结核和组织胞浆菌病。临床症状有咳嗽、反复咯血与胸痛，咳出沙粒状物或钙化物质的病史极有诊断价值。造成阻塞的主要原因为围绕突出管腔的结石形成大量的肉芽肿组织。典型的胸部 X 线表现为肺不张与近端的多数钙化影，断层摄片和 CT 对于明确结石的存在及评价结石与支气管壁的关系更有价值，纤维支气管镜检查可以明确诊断。

邻近结构异常压迫支气管也可引起肺不张，如动脉瘤、心腔扩大（特别是左心房）、肺门淋巴结肿大、纵隔肿瘤、纤维化性纵隔炎及纵隔囊肿。外源性压迫最常见为支气管周围肿大的淋巴结，其中右侧中叶最常受累。引起淋巴结肿大的疾病主要为结核，其次为真菌感染、淋巴瘤、转移性肿瘤。普通胸片可见与肺不张同时存在的肺门肿大与血管异常，从而提示外源性压迫的可能性。胸部断层摄影和 CT 可进一步明确诊断。纤维支气管镜下在阻塞部位作黏膜活检有时可获得原发疾病的组织学资料，但在活检前必须排除动脉瘤。受压的支气管可能存在非特异性的炎症。类癌的淋巴结肿大罕有压迫支气管，而淋巴瘤和转移性肿瘤亦极少引起肺门淋巴结肿大，此种情况下的肺不张通常由支气管内的直接侵犯而非外源性压迫所致。

右肺中叶特别易于发生慢性或复发性感染以及肺不张。可能与中叶支气管解剖特点有关，其较为细长，周围有多组淋巴结环绕；另一原因是中叶与其他肺叶缺乏侧支通气。各种原因引起的中叶慢性或反复的不张称为中叶综合征，最常见的原因为非特异性感染，而此种肺不张多为非阻塞性的，肿瘤也是常见原因之一，另外，结核、支气管结石、支气管扩张等也可导致中叶肺不张。

（二）非阻塞性肺不张

1. 压迫性肺不张

压迫性肺不张是因肺组织受其邻近的肺部扩张性病变的推压所致，包括肺内肿瘤、肺大疱、肺气囊肿。压迫性肺不张往往较局限、较轻微或为不完全性，不张部位位于肺部病变周围。

2. 被动性肺不张

胸腔内占位性病变可推移、挤压肺组织，使其不张，此种不张一般较轻微或为不完全性，但偶可为完全性肺萎陷。胸腔内病变有胸腔积液、脓胸、气胸及胸腔内肿瘤。腹部膨隆亦可使膈肌上抬，挤压肺脏，如过度肥胖、腹腔内肿瘤、肝脾长大、大量腹腔积液、肠梗阻以及妊娠等。

3. 粘连性肺不张

粘连性肺不张是由于表面活性物质不足而致肺容量减少，表面活性物质产生不足或活性下降常见于透明膜病、急性呼吸窘迫综合征。肺栓塞也可能导致肺不张。其产生机制目前还不明确，目前认为是肺动脉栓塞发生后数小时内肺泡表面活性物质耗竭，使得肺容积和肺顺应性降低，从而继发肺不张或肺梗死。

4. 瘢痕性肺不张

大多数瘢痕性肺不张继发于慢性炎症过程，如结核、真菌感染、硅肺、煤尘肺石棉肺、支气管扩张、矿物油肉芽肿和慢性非特异性肺炎（机化性肺炎），其中结核导致的瘢痕性肺不张最为常见，慢性炎症伴有明显的纤维化，可引起受累肺叶的皱缩和容量减少，此种情况下肺容量的减少较其他类型的肺不张更为严重。硬皮病和其他结缔组织疾病亦可引起肺内的纤维化和瘢痕性肺不张。

5. 圆形肺不张

圆形肺不张为一种特殊类型的肺不张，一般位于胸膜下肺基底部，呈圆形或椭圆形，其下方有支气管或血管影延伸到肺门，形似"彗星尾"，常可见邻近的胸膜与叶间裂增厚。产生机制为脏层胸膜或小叶间隔纤维变性及增厚，胸膜内陷，肺组织不能充分复张，常见于石棉性胸膜炎。

6. 盘状或蝶状肺不张

盘状或碟状肺不张为局部亚段肺不张，呈线状，位于横膈上方，几乎总是延伸到胸膜，常呈水平方向，但有时可呈斜或垂直的方向，这种肺不张的厚度自数毫米至 1 cm 以上，宽 2 ~ 6 cm，表现为盘状或碟状阴影，随呼吸上下移动。常见于腹腔积液或过度肥胖时横膈运动减弱，或各种原因引起的呼吸动度减弱时。

7. 坠积性肺不张

肺存在重力依赖部分和非重力依赖部分，重力依赖部分的减少提示有肺组织灌注增加与肺泡通气下降。直立位时呼吸末肺尖与肺底肺泡容积梯度约为 4 : 1，平卧时其比例约为 2.5 : 1，重力梯度可在某些情况下参与肺不张的形成，如长期卧床的患者，呼吸过于表浅，黏液纤毛输送系统受损，以及肺重量增加的疾病，如肺炎、肺水肿与肺充血等。

（陈莉丽）

第三节　临床表现

肺不张的症状和体征主要取决于原发病因、阻塞的程度、发生的速度、受累的范围以及是否并发感染。由肺不张自身导致的症状只有呼吸困难。短期内形成的阻塞伴大面积的肺组织萎陷，特别是并发感染时，除了突发的呼吸困难、发绀以外，患侧可有明显的疼痛，甚至出现血压下降、心动过速、发热。而缓慢形成的肺不张可以没有症状或只有轻微的症状。而中叶综合征多无症状，但常有剧烈的刺激性干咳。

既往病史可提示支气管阻塞和肺不张的可能性。若病史中有肺结核、肺真菌感染、异物吸入或慢性哮喘，应注意有无支气管狭窄。以前有胸部创伤史应注意排除有无未发现的支气管裂伤和支气管狭窄。某些哮喘患儿若持续发作喘息，可能因黏液嵌塞发生肺不张，此时如有发热，则需考虑是否合并变应性肺曲菌病；外科手术后 48 小时出现发热和心动过速（手术后肺炎）常由肺不张引起。继发于支气管结石的肺不张患者约有 50% 有咳出钙化物质的历史，患者常未加以注意，需要医生的提示。部分患者比较容易发生肺不张，如重症监护病房的患者、全身麻醉手术患者，当此类患者出现不明原因的呼吸急促、血氧饱和度下降等表现时，需要考虑是否发生肺不张。儿童出现呼吸系统症状时均应想到异物吸入的可能。继发于支气管肺癌的肺不张主要见于有吸烟史的中年或老年男性并常有慢性咳嗽史。

阻塞性肺不张的典型体征有肺容量减少的证据（触觉语颤减弱、膈肌上抬、纵隔移位）、叩浊、语音震颤和呼吸音减弱或消失，如果有少量的气体进入萎陷的区域，可闻及湿啰音。手术后发生肺不张的患者可有明显的发绀和呼吸困难，较有特征的是反复的带痰声而无力的咳嗽。如果受累的区域较小，或周围肺组织充分、有效地代偿性过度膨胀，此时肺不张的体征可能不典型或缺如。非阻塞性肺不张其主要的支气管仍然通畅，故语音震颤常有增强，呼吸音存在。上叶不张因其邻近气管，可在肺尖闻及支气管呼吸音。下叶不张的体征与胸腔积液和单侧膈肌抬高的体征相似。体检时发现与基础疾病有关的体征，可提供诊断线索。

（徐　峰）

第四节　辅助检查

血常规检查对肺不张的鉴别诊断价值有限。哮喘及伴有黏液嵌塞的肺曲霉菌感染，血嗜酸性粒细胞增多，偶尔也可见于霍奇金淋巴瘤、非霍奇金淋巴瘤、支气管肺癌和结节病。阻塞远端继发感染时有中性粒细胞增多、红细胞沉降率增快。慢性感染和淋巴瘤多有贫血。结节病淀粉样变、慢性感染和淋巴瘤可见 γ 球蛋白增高。血清学试验检测抗曲霉菌抗体对诊断变应性支气管肺曲霉菌感染的敏感性与特异性较高，组织胞浆菌病和球孢子菌病引起支气管狭窄时，特异性补体结合试验可为阳性。血及尿中检出 5-羟色胺对支气管肺癌引起的类癌综合征有诊断价值。

（徐　峰）

第五节　诊断

肺不张不是一种疾病而是众多疾病的一种共同的临床表现，因此，对肺不张的诊断主要包括两个部分：明确肺不张的诊断，寻找导致肺不张的基础病因（病因诊断）。

1. 明确肺不张的诊断

存在容易发生肺不张基础疾病的患者，出现呼吸困难或者呼吸困难程度迅速加重，需考虑是否在基础疾病基础上发生肺不张，而影像学检查常常能够建立诊断，在胸部平片上，除了肺部实变影，更具有诊断意义的是由于肺不张导致的不张肺容量降低而导致的影像学改变，如叶间裂移位，肺门、气管、膈以及心脏移位，肋间隙变窄，以及邻近肺代偿性气肿等。

2. 病因诊断

当通过临床症状及胸部 X 线明确肺不张诊断后，不论患者年龄大小，均需寻找阻塞原因。借助纤维支气管镜检查，可以窥视到段支气管和亚段支气管内病变，胸部 CT 则可帮助澄清发生肺不张的原因。

（徐　峰）

第六节 治疗和预防

一、治疗

（一）急性肺不张

急性肺不张（包括手术后急性大面积的肺萎陷）需要尽快去除基础病因。如果怀疑肺不张由阻塞所致而咳嗽、吸痰、24 小时的胸部理疗仍不能缓解时，或者患者不能配合治疗时，应当考虑行纤维支气管镜检查。支气管阻塞的诊断一旦确定，治疗措施即应针对阻塞病变以及并发的感染。纤维支气管镜检查时可吸出黏液栓或浓稠的分泌物而使肺得以复张。如果怀疑异物吸入，应立即行支气管镜检查，较大的异物可能需经硬质支气管镜方能取出。

肺不张患者的一般处理包括：①卧位时头低脚高患侧向上，以利引流；②适当的物理治疗；③鼓励翻身、咳嗽、深呼吸。如果在医院外发生肺不张，例如由异物吸入所致而又有感染的临床或实验室证据，应当使用广谱抗生素。住院患者应根据病原学资料和药敏试验选择针对性强的抗生素。神经肌肉疾病引起的反复发生的肺不张可试用 $5 \sim 15$ cmH$_2$O 的经鼻导管持续气道正压（CPAP）通气，可能有一定的帮助。

（二）慢性肺不张

肺萎陷的时间越久，则肺组织毁损、纤维化或继发支气管扩张的可能性越大。任何原因的肺不张均可继发感染，故若有痰量及痰中脓性成分增加，应使用适当的抗生素。部分结核性肺不张通过抗结核治疗也可使肺复张。以下情况应考虑手术切除不张的肺叶或肺段：①缓慢形成或存在时间较久的肺不张，通常继发慢性炎症，使肺组织机化、挛缩，此时即使解除阻塞性因素，肺也难以复张；②由于肺不张引起频繁的感染和咯血。如系肿瘤阻塞所致肺不张，应根据细胞学类型、肿瘤的范围与患者的全身情况，决定是否进行手术治疗以及手术的方式，放疗与化疗可使部分患者的症状得以缓解。对某些管腔内病变可试用激光治疗。

二、预防

重度吸烟与 COPD 患者是手术后肺不张的主要易患因素，因此，应在术前戒烟并训练咳嗽与深呼吸。应避免使用作用时间过长的麻醉方式，术后尽量少用镇静剂，以免抑制咳嗽反射。麻醉结束时不应使用 100% 的纯氧。患者应每小时翻身 1 次，鼓励咳嗽和深呼吸。必要时可雾化吸入支气管扩张剂，雾化吸入生理盐水也可达到湿化气道、促进分泌物排出的目的。由胸廓疾患、神经肌肉疾病或中枢神经疾病所致通气不足或呼吸浅快，以及长期进行机械通气的患者，均有发生肺不张的可能，应予以特别注意并进行严密的监护。

（徐　峰）

第六章

急性呼吸窘迫综合征

第一节　概述

急性呼吸窘迫综合征（ARDS）是以低氧血症为特征的急性起病的呼吸衰竭。病理基础是各种原因引起的肺泡—毛细血管损伤，肺泡膜通透性增加，肺泡表面活性物质破坏，透明膜形成和肺泡萎陷，肺顺应性降低、通气血流比例失调和肺内分流增加是 ARDS 典型的病理生理改变，进行性低氧血症和呼吸窘迫为 ARDS 特征性的临床表现。

1967 年 Ashbaugh 描述并提出成人呼吸窘迫综合征（ARDS）。4 年以后，"成人呼吸窘迫综合征"被正式推广采用。根据病因和病理特点不同，ARDS 还被称为休克肺、灌注肺、湿肺、白肺、成人肺透明膜病变等。1992 年欧美危重病及呼吸疾病专家召开 ARDS 联席会议，以统一概念和认识，提出了 ARDS 的现代概念和诊断标准。①急性而非成人：ARDS 并非仅发生于成人，儿童亦可发生。成人并不能代表 ARDS 的特征，急性却能反映 ARDS 起病的过程。因此，ARDS 中的"A"由成人改为急性，称为急性呼吸窘迫综合征。②急性肺损伤与 ARDS 是连续的病理生理过程：急性肺损伤是感染、创伤后出现的以肺部炎症和通透性增加为主要表现的临床综合征，强调包括从轻到重的较宽广的连续病理生理过程，ARDS 是其最严重的极端阶段。这一认识反映了当前 ARDS 概念的转变和认识的深化，对早期认识和处理 ARDS 显然是有益的。③ARDS 是多器官功能障碍综合征的肺部表现：ARDS 是感染、创伤等诱导的全身炎症反应综合征（SIRS）在肺部的表现，是 SIRS 导致的多器官功能障碍综合征（MODS）的一个组成部分，可以肺损伤为主要表现，也可继发于其他器官功能损伤而表现为 MODS。④推荐的诊断标准包括：急性发病；胸部 X 线摄片表现为双肺弥散性渗出性改变；氧合指数（PaO_2/FiO_2）＜300 mmHg；肺动脉嵌顿压（PAWP）≤18 mmHg，或无左心房高压的证据，达上述标准为急性肺损伤（ALI），PaO_2/FiO_2 ＜200 mmHg 为 ARDS。

创伤是导致 ARDS 的最常见原因之一。根据肺损伤的机制，可将 ARDS 病因分为直接性和间接性损伤。创伤后 ARDS 病因复杂，常有多因素交叉作用。早期主要是直接损伤，包括肺钝挫伤，吸入性损伤和误吸；后期主要为间接性损伤，主要是持续的创伤性休克、挤压综合征和急性肾损伤。这些因素的长期作用，导致创伤后 ARDS 病程持续时间较长，而且可以出现多次反复，临床上必须高度重视。

虽然 ARDS 治疗策略不断改进和更新，但与 1967 年最初提出 ARDS 时相比，ARDS 的病死率没有显著改善，仍高达 30%~40%。患者年龄、病变严重程度、导致 ARDS 病因以及是否发展为 MODS 均是影响 ARDS 预后的主要因素。其中，感染导致的 ARDS 患者病死率高于其他原因引起的 ARDS。研究表明，发病早期低氧血症的程度与预后无相关性；而发病后 24～72 小时之间氧合指数（OI）的变化趋势可反映患者预后；另外，肺损伤评分（LIS）（表 6-1）也有助于判断预后，有研究显示，LIS > 3.5 分，患者生存率为 18%，2.5 分，< LIS < 3.5 分，生存率为 30%，1.1 分 < LIS < 2.4 分生存率为 59%，LIS < 1.1 分生存率可达 66%。

表 6-1 LIS 评分表

评分	胸片	低氧血症 （PaO_2/FiO_2） （mmHg）	PEEP 水平 （mmHg）	呼吸系统顺应性 （mL/cmH$_2$O）
0 分	无肺不张	≥300	≤5	≥80
1 分	肺不张位于 1 个象限	225～299	6～8	60～79
2 分	肺不张位于 2 个象限	175～224	9～11	40～59
3 分	肺不张位于 3 个象限	100～174	12～14	20～39
4 分	肺不张位于 4 个象限	<100	≥15	≤19

注 上述 4 项或 3 项（除肺顺应性）评分的总和除以项目数（分别为 4 或 3），得到肺损伤评分结果。

（曾令军）

第二节 病因和发病机制

虽然 ARDS 病因各异，但发病机制基本相似，不依赖于特定病因。研究表明，感染、创伤等各种原因引发的全身炎症反应综合征（SIRS）是 ARDS 的根本原因。其中炎症细胞如多形核白细胞（PMN）的聚集和活化、花生四烯酸（AA）代谢产物以及其他炎症介质为促进 SIRS 和 ARDS 发生发展的主要因素，彼此之间错综存在，互为影响。

一、炎症细胞的聚集和活化

（一）多形核白细胞

多形核白细胞（PMN）介导的肺损伤在 ARDS 发生发展中起极为重要的作用。研究显示，ARDS 早期，支气管肺泡灌洗液（BALF）中 PMN 数量增加，PMN 蛋白酶浓度升高，两者与 ALI 的程度和患者的预后直接相关。由脓毒血症导致 ARDS 而死亡的患者 BALF 中，PMN 及其蛋白酶浓度持续升高。

正常情况下，PMN 在肺内仅占 1.6%，PMN 包括中性粒细胞、嗜酸性粒细胞和嗜碱性粒细胞，其中中性粒细胞所占比例最高，对 ARDS 的发生和发展的作用也最大。机体发生脓毒血症后数小时内，肺泡巨噬细胞产生白介素（IL）和肿瘤坏死因子 α（TNF-α），同时上调肺毛细血管内皮细胞和中性粒细胞表面黏附分子的表达，均可促进 PMN 在肺内积聚和活化，通过释放蛋白酶、氧自由基、花生四烯酸（AA）代谢产物等可损伤肺泡毛细血管膜。另外，PMN 还可通过释放上述炎症介质激活补体、凝血和纤溶系统，诱发其他炎症介质的释放，产生瀑布级联反应，形成恶性循环，进一步促进和加重肺损伤。在 ARDS 发生和发展的过程中，PMN 发挥着中心作用。

（二）巨噬细胞

巨噬细胞为多功能细胞，主要来自骨髓内多核细胞，在机体的防御中起重要作用。根据所在部位不同，巨噬细胞分为不同亚型，包括肺泡巨噬细胞、肺间质和肺血管内巨噬细胞、胸膜巨噬细胞、血管巨噬细胞和支气管巨噬细胞等。肺泡巨噬细胞主要分布在肺泡膜表面的一层衬液中，是体内唯一能与空气接触的细胞群，组成肺组织的第一道防线。受到毒素等的刺激后产生炎症介质，如 TNF-α、IL-1 和白三烯等，有助于杀灭病原体；同时在肺泡局部释放大量氧自由基、蛋白溶解酶，强烈趋化 PMN 在肺内聚集，进一步促进炎症介质大量释放，导致肺泡—毛细血管损伤。肺间质巨噬细胞与间质内其他细胞及细胞外基质密切接触，具有较强的调节功能，形成肺组织防御的第二道防线。该细胞产生和释放炎症介质的能力明显低于肺泡巨噬细胞，但有较强的分泌 IL-1 和 IL-6 的功能。肺血管内巨噬细胞受到毒素等刺激后，也可产生氧自由基、溶酶体酶、前列腺素和白三烯等炎症介质，参与 ALI 的发病。

（三）淋巴细胞

耗竭绵羊的 T 淋巴细胞可缓解内毒素诱导的肺动脉高压，提示 T 淋巴细胞可能释放血栓素 A_2（TXA_2），参与 ARDS 发生。

（四）上皮细胞和内皮细胞

有害气体吸入后，首先损伤肺泡上皮细胞。而创伤或感染等产生的有害物质首先损伤肺毛细血管内皮细胞，释放氧自由基，并表达黏附分子。黏附分子诱导粒细胞和巨噬细胞黏附于血管内皮，损伤内皮细胞。研究表明，肺毛细血管内皮细胞损伤 2 小时后可出现肺间质水肿，严重肺损伤 12 ~ 24 小时后可出现肺泡水肿。

二、炎症介质合成和释放

（一）花生四烯酸（AA）代谢产物

花生四烯酸存在于所有的细胞膜磷脂中，经磷脂酶 A_2（PLA_2）催化后通过两个途径代谢产生氧化产物。经脂氧酶催化，最终转化为白三烯 A_4（LTA_4）、LTB_4、LTC_4 和 LTD_4 等物质。LTB_4 具有强大的化学激动和驱动作用，PMN 的趋化活性几乎全部来源于 LTB_4。LTC_4 和 LTD_4 具有支气管平滑肌和毛细血管收缩作用，增加血管渗透性。另外经环氧合酶途径代谢为前列腺素 $F_{2\alpha}$（$PGF_{2\alpha}$）、PGE_2、PGD_2、TXA_2 和前列环素（PGI_2）。TXA_2 显著降低细胞内环磷酸腺苷（cAMP）水平，导致血管的强烈收缩和血小板聚集。PGI_2 主要来自血管内皮细胞，可刺激腺苷酸环化酶，使细胞内 cAMP 水平升高，因此具有对抗 TXA_2 的作用。

脓毒血症、休克、弥散性血管内凝血等导致 TXA_2 与 PGI_2 的产生和释放失调，是引起肺损伤的重要因素。ARDS 动物的血浆和肺淋巴液中 TXA_2 水平明显升高，布洛芬、吲哚美辛等环氧化酶抑制剂能部分缓解 ARDS，ARDS 患者及动物血浆中 LT 亦明显升高。AA 代谢产物是导致 ARDS 的重要介质。

（二）氧自由基（OR）

氧自由基是诱导 ARDS 的重要介质。PMN、肺泡巨噬细胞等被激活后，细胞膜上 NAD-PH 氧化酶活性增强，引起呼吸爆发，释放大量 OR。OR 包括超氧阴离子（O_2^-）、羟自由基

（OH^-）、单线态氧（$^1O_2$）和过氧化氢（H_2O_2）。OR 对机体损伤广泛，损伤机制主要包括以下方面。①脂过氧化，主要作用于生物膜磷脂的多不饱和脂肪酸，形成脂过氧化物，产生大量丙二醛及新生 OR。该反应一旦开始，则反复发生。细胞膜上的多不饱和脂肪酸的损失及丙二醛的作用可使细胞膜严重损伤，导致细胞功能改变。细胞线粒体膜受损伤后，失去正常氧化磷酸化过程，导致三羧酸循环障碍和细胞呼吸功能异常。溶酶体膜损伤导致溶酶体酶释放和细胞自溶。核膜的破坏可造成 DNA 等物质损伤。②蛋白质的氧化、肽链断裂与交联，OR 可氧化 α_1-抗胰蛋白酶（α_1-AT）等含巯基的氨基酸，使该类酶和蛋白质失活。③OR 可导致 DNA 分子的断裂，从而影响细胞代谢的各个方面。④与血浆成分反应生成大量趋化物质，诱导粒细胞在肺内聚集，使炎症性损伤扩大。

（三）蛋白溶解酶

蛋白溶解酶存在于白细胞的颗粒中，白细胞、巨噬细胞等炎症细胞激活时可释放大量蛋白溶解酶，直接参与 ARDS 的发生发展。主要包括中性粒细胞弹性蛋白酶、胶原酶和组织蛋白酶等，其中中性粒细胞弹性蛋白酶具有特异性水解弹性蛋白的作用，破坏力最强。弹性蛋白是构成气血屏障细胞外基质的主要成分，被分解后上皮细胞之间的紧密连接破坏，大量蛋白和活性物质渗透至肺间质。中性粒细胞弹性蛋白酶还具有分解胶原蛋白和纤维连接蛋白等结构蛋白；降解血浆蛋白；激活补体；诱导细胞因子表达，分解表面活性蛋白，降低表面活性物质的作用。可见中性粒细胞弹性蛋白酶的多重效应构成一个级联网络而形成恶性循环。正常肺组织有 α_1-AT 等抑制物对抗中性粒细胞弹性蛋白酶的破坏作用。但随着病情的发展，机体 α_1-AT 保护性作用受到破坏，导致急性肺损伤。

（四）补体及凝血和纤溶系统

补体激活参与 ARDS 发生。ARDS 发病早期，首先补体系统被激活，血浆补体水平下降，而降解产物 C3a 和 C5a 水平明显升高，导致毛细血管通透性增加。脓毒血症导致的细菌毒素或细胞损伤等可直接激活凝血因子Ⅻ，引起凝血系统的内源性激活，导致高凝倾向和微血栓形成，是导致 ARDS 的重要原因；Ⅻa 可使激肽释放酶原转化为激肽释放酶，引起缓激肽的大量释放，诱导肺毛细血管扩张和通透性增高，导致肺损伤。

（五）血小板活化因子（PAF）

血小板活化因子主要来自血小板、白细胞和血管内皮细胞。血小板受到血液循环中的致病因子或肺组织炎症的刺激，在肺内滞留、聚集，并释放 TXA_2、LTC_4、LTD_4 和 PAF 等介质。PAF 引起肺—毛细血管膜渗透性增加的机制为：①PAF 是很强的趋化因子，可促使 PMN 在肺内聚集，释放炎症介质；②PAF 作用于肺毛细血管内皮细胞膜受体，通过第二信使磷酸肌醇的介导，使内皮细胞中 Ca^{2+} 浓度升高，使微丝中的肌动蛋白等收缩成分收缩，内皮细胞连接部位出现裂隙，通透性增加。

（六）肿瘤坏死因子

TNF-α 是肺损伤的启动因子之一。主要由单核—巨噬细胞产生。TNF-α 可使 PMN 在肺内聚集、黏附，损伤肺毛细血管内皮细胞膜，并激活 PMN 释放多种炎症介质；刺激 PCEC 合成前凝血质和纤溶酶原抑制物；刺激血小板产生 PAF；导致凝血—纤溶平衡失调，促使微血栓形成。TNF-α 还能抑制肺毛细血管内皮细胞膜增生，增加血管的渗透性。

（七）白介素

与 ARDS 关系密切的白介素包括 IL-1、IL-8 等。IL-1 主要由单核—巨噬细胞产生，是急性相反应的主要调节物质，亦为免疫反应的始动因子，具有组织因子样促凝血作用。IL-1 与 IL-2 和 γ 干扰素同时存在时可显著增强 PMN 趋化性。IL-1 还诱导单核—巨噬细胞产生 IL-6、IL-8、PGE_2 等。IL-8 是 PMN 的激活和趋化因子，IL-8 不能被血清灭活，其可在病灶内积蓄，导致持续炎症反应效应。

三、肺泡表面活性物质破坏

肺泡表面活性物质异常是 ARDS 不断发展的主要因素之一。表面活性物质由肺泡 II 型上皮细胞合成，为脂质与蛋白质复合物，其作用包括：降低肺泡气液界面的表面张力，防止肺泡萎陷；保持适当的肺顺应性；防止肺微血管内液体渗入肺泡间质和肺泡，减少肺水肿的发生。脓毒血症、创伤等导致 II 型肺泡上皮细胞损伤，表面活性物质合成减少；炎症细胞和介质使表面活性物质消耗过多，活性降低，灭活增快。表面活性物质的缺乏和功能异常，导致大量肺泡陷闭，使血浆易于渗入肺间质与肺泡，出现肺泡水肿和透明膜形成。

四、神经因素

脓毒血症、休克和颅脑外伤等都通过兴奋交感神经而收缩肺静脉，导致肺毛细血管充血、静水压力升高和通透性增加，导致 ALI。动物实验显示，使用 α 肾上腺受体阻滞剂，可防止颅脑外伤导致的肺水肿，提示交感神经兴奋在 ARDS 发病机制中的作用。颅内压增高常伴随周围性高血压，使肺组织血容量骤增，也是诱发 ALI 的原因。

五、肝和肠道等器官在 ALI 发生中的作用

（一）肝功能

正常人大约 90% 的功能性网状内皮细胞存在于肝，主要为库普弗（Kupffer）细胞，能够清除循环中的毒素和细菌。肝功能损害可能加重 ARDS，主要机制包括：①肝功能不全时，毒素和细菌可越过肝进入体循环，诱导或加重肺损伤；②Kupffer 细胞受内毒素刺激时，释放大量 TNF-α、IL-1 等炎症介质，进入循环损伤肺等器官；③Kupffer 细胞具有清除循环中的毒性介质的功能，肝功能不全时，炎症介质作用时间会延长，可能使 ARDS 恶化；④肝是纤维连接蛋白的主要来源，肝功能损害时，纤维连接蛋白释放减少，将导致肺毛细血管通透性增高；α_1-AT 也主要来源于肝，对灭活蛋白酶具有重要作用。

（二）肠道功能

胃肠黏膜的完整性是机体免受细菌和毒素侵袭的天然免疫屏障。胃肠黏膜对缺血、缺氧以及再灌注损伤的反应非常敏感，脓毒血症、创伤、休克等均可导致胃肠黏膜缺血缺氧性损伤，造成肠道黏膜对毒素和细菌的通透性增高，毒素和细菌移位入血，诱导或加重肺损伤。

六、炎症反应在 ARDS 发病机制中的地位

目前认为，ARDS 是感染、创伤等原因导致机体炎症反应失控的结果。外源性损伤或毒素对炎症细胞的激活是 ARDS 的启动因素，炎症细胞在内皮细胞表面黏附及诱导内皮细胞损

伤是导致 ARDS 的根本原因。代偿性炎症反应综合征（CARS）和 SIRS 作为炎症反应对立统一的两个方面，一旦失衡，将导致内环境失衡，引起肺内、肺外器官功能损害。

感染、创伤等原因导致器官功能损害的发展过程常表现为两种极端。一种极端是大量炎症介质释放入循环，刺激炎症介质瀑布样释放，而内源性抗炎介质又不足以抵消其作用，结果导致 SIRS。另一种极端是内源性抗炎介质释放过多，结果导致 CARS。SIRS/CARS 失衡的后果是炎症反应扩散和失控，使其由保护性作用转变为自身破坏性作用，不但损伤局部组织细胞，而且打击远隔器官，导致 ARDS 等器官功能损害。就其本质而言，ARDS 是机体炎症反应失控的结果，也就是说是 SIRS/CARS 失衡的严重后果。

总之，感染、创伤、误吸等直接和间接损伤肺的因素均可导致 ARDS。但 ARDS 并不是细菌、毒素等直接损害的结果，而是机体炎症反应失控导致的自身破坏性反应的结果。ARDS 实际上是 SIRS/CARS 失衡在具体器官水平的表现。

（曾令军）

第三节　病理和病理生理

一、病理

各种原因所致 ARDS 的病理变化基本相同，分为渗出期、增生期和纤维化期，3 个阶段相互关联并部分重叠（图 6-1）。

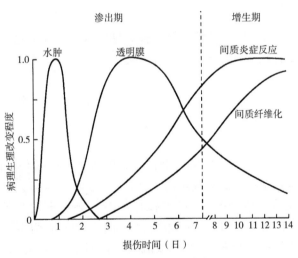

图 6-1　ARDS 病理分期

（一）病理分期

1. 渗出期

发病后 24 ~ 96 小时，主要特点是毛细血管内皮细胞和 I 型肺泡上皮细胞受损。毛细血管内皮细胞肿胀，细胞间隙增宽，胞饮速度增加，基底膜裂解，导致血管内液体漏出，形成肺水肿。由于同时存在修复功能，与肺水肿的程度相比，毛细血管内皮细胞的损伤程度较轻。肺间质顺应性较好，可容纳较多水肿液，只有当血管外肺水超过肺血管容量的 20% 时，才出现肺泡水肿。Ⅰ型肺泡上皮细胞变性肿胀，空泡化，脱离基底膜。Ⅱ型上皮细胞空泡化，板层小体减少或消失。上皮细胞破坏明显处有透明膜形成和肺不张，呼吸性细支气管和肺泡管处尤为明显。肺血管内有中性粒细胞滞留和微血栓形成，有时可见脂肪栓子，肺间质内中性粒细胞浸润。电镜下可见肺泡表面活性物质层出现断裂、聚集或脱落到肺泡腔，腔内充满富蛋白质水肿液，同时可见灶性或大片性肺泡萎陷不张。

2. 增生期

发病后3~7日，显著增生出现于发病后2~3周。主要表现为Ⅱ型肺泡上皮细胞大量增生，覆盖脱落的基底膜，肺水肿减轻，肺泡膜因Ⅱ型上皮细胞增生、间质多形核白细胞和成纤维细胞浸润而增厚，毛细血管数目减少。肺泡囊和肺泡管可见纤维化，肌性小动脉内出现纤维细胞性内膜增生，导致管腔狭窄。

3. 纤维化期

肺组织纤维增生出现于发病后36小时，7日后增生显著，若病变迁延不愈超过3周，肺泡间隔内纤维组织增生致肺泡隔增厚，Ⅲ型弹性纤维被Ⅰ型僵硬的胶原纤维替代。有研究显示，死亡的ARDS患者其肺内该胶原纤维的含量增加至正常的2~3倍。电镜下显示肺组织纤维化的程度与患者病死率呈正相关。另外可见透明膜弥散分布于全肺，此后透明膜中成纤维细胞浸润，逐渐转化为纤维组织，导致弥散性不规则性纤维化。肺血管床发生广泛管壁增厚，动脉变性扭曲，肺毛细血管扩张。肺容积明显缩小。肺泡管的纤维化是晚期ARDS患者的典型病理变化。进入纤维化期后，ARDS患者有15%~40%死于难以纠正的呼吸衰竭。

（二）病理学特征

ARDS肺部病变的不均一性是其特征性、标志性的病理变化，这种不均一性导致ARDS机械通气治疗策略实施存在困难。不均一性主要包括病变部位的不均一性、病理过程的不均一性和病理改变的不均一性。

（1）病变部位的不均一性：ARDS病变可分布于下肺，也可能分布于上肺，呈现不均一分布的特征。另外病变分布有一定的重力依赖性，即下肺区和背侧肺区病变重，上肺区和前侧肺区病变轻微，中间部分介于两者之间。

（2）病理过程的不均一性：不同病变部位可能处于不同的病理阶段，即使同一病变部位的不同部分，可能也处于不同的病理阶段。

（3）病理改变的不均一性：不同病因引起的ARDS，肺的病理形态变化有一定差异。全身性感染和急性胰腺炎所致的ARDS，肺内中性粒细胞浸润十分明显。创伤后ARDS肺血管内常有纤维蛋白和血小板微血栓形成。而脂肪栓塞综合征则往往造成严重的肺小血管炎症改变。

二、病理生理

（一）肺容积减少

ARDS患者早期就有肺容积减少，表现为肺总量、肺活量、潮气量和功能残气量明显低于正常，其中以功能残气量减少最为明显。严重ARDS患者实际参与通气的肺泡可能仅占正常肺泡的1/3。因此，ARDS的肺是小肺或婴儿肺。

（二）肺顺应性降低

肺顺应性降低是 ARDS 的特征之一。主要与肺泡表面活性物质减少引起的表面张力增高和肺不张、肺水肿导致的肺容积减少有关。表现为肺泡压力—容积（P-V）曲线与正常肺组织相比有显著不同，需要较高气道压力，才能达到所需的潮气量。

以功能残气量（FRC）为基点，肺泡压力变化为横坐标，肺容量变化为纵坐标绘制的关系曲线为肺顺应性曲线（肺 P-V 曲线）。正常肺 P-V 曲线呈反抛物线形，分为二段一点，即陡直段和高位平坦段，二段交点为高位转折点。曲线陡直段的压力和容量的变化呈线性关系，较小的压力变化即能引起较大的潮气量变化，提示肺顺应性好；而在高位平坦段，较小的容量变化即可导致压力的显著升高，提示肺顺应性减低，发生肺损伤的机会增加。正常情况下，普通型间质性肺炎（UIP）为肺容量占肺总量 85%～90% 和跨肺压达 35～50 cmH$_2$O 的位置。

ARDS 患者由于肺泡大量萎陷，肺顺应性降低，故肺 P-V 曲线呈现"S"形改变，起始段平坦，出现低位转折点，同时 FRC 和肺总量下降，导致中间陡直段的容积显著减少。低位平坦段显示随着肺泡内压增加，肺泡扩张较少，提示肺顺应性低；随着肺泡内压的进一步升高，陷闭肺泡大量开放，肺容积明显增加，肺 P-V 曲线出现 LIP，代表大量肺泡在非常窄的压力范围内开放；随着肺泡内压的进一步增加，正常肺组织和开放的陷闭肺组织的容积增加，出现陡直段；同正常肺组织相似，肺容积扩张到一定程度，曲线也会出现 UIP 和高位平坦段，提示肺泡过度膨胀，肺顺应性降低。

在 ARDS 的纤维化期，肺组织广泛纤维化，使肺顺应性进一步降低。

（三）通气血流比例失调

通气血流比例失调是导致低氧血症的主要原因。ARDS 由于肺部病变的不均一性，通气血流比例升高和通气血流比例降低可能同时存在于不同的肺部病变区域中。

（1）通气血流比例降低及真性分流：间质肺水肿压迫小气道，小气道痉挛收缩和表面活性物质减少均导致肺泡部分萎陷，使相应肺单位通气减少，通气血流比例降低，产生生理性分流。另外，广泛肺泡不张和肺泡水肿引起局部肺单位只有血流而没有通气，即出现真性分流或解剖样分流。ARDS 早期肺内分流率（Qs/Qt）可达 10%～20%，甚至更高，后期可高达 30% 以上。

（2）通气血流比例升高：肺微血管痉挛或狭窄、广泛肺栓塞和血栓形成，使部分肺单位周围的毛细血管血流量明显减少或中断，导致无效腔样通气。ARDS 后期无效腔率可高达 60%。

（四）对 CO$_2$ 清除的影响

ARDS 早期，由于低氧血症致肺泡通气量增加，且 CO$_2$ 弥散能力为 O$_2$ 的 20 倍，故 CO$_2$ 排出增加，引起低碳酸血症；但到 ARDS 后期，随着肺组织纤维化，毛细血管闭塞，通气血流比例升高的气体交换单位数量增加，通气血流比例降低的单位数量减少，无效腔通气增加，有效肺泡通气量减少，导致 CO$_2$ 排出障碍，动脉血 CO$_2$ 分压升高，出现高碳酸血症。

（五）肺循环改变

（1）肺毛细血管通透性明显增加：由于大量炎症介质释放及肺泡内皮细胞、上皮细胞受损，肺毛细血管通透性明显增加。通透性增高性肺水肿是主要的 ARDS 肺循环改变，也是

ARDS 病理生理改变的特征。

（2）肺动脉高压：肺动脉高压，但肺动脉嵌顿压正常是 ARDS 肺循环的另一个特点。ARDS 早期，肺动脉高压是可逆的，与低氧血症和缩血管介质（TXA_2、$TNF-\alpha$ 等）引起肺动脉痉挛以及一氧化氮生成减少有关。ARDS 后期的肺动脉高压为不可逆的，除上述原因外，主要与肺小动脉平滑肌增生和非肌性动脉演变为肌性动脉等结构性改变有关。值得注意的是，尽管肺动脉压力明显增高，但 ARDS 肺动脉嵌顿压一般为正常，这是与心源性肺水肿的重要区别。

（曾令军）

第四节　诊断和鉴别诊断

一、诊断

（一）诊断依据

具有脓毒血症、休克、重症肺部感染、大量输血、急性胰腺炎等引起 ARDS 的原发病；疾病过程中出现呼吸频速、呼吸窘迫、低氧血症和发绀，常规氧疗难以纠正缺氧；血气分析示肺换气功能进行性下降；胸片示肺纹理增多，边缘模糊的斑片状或片状阴影，排除其他肺部疾病和左心衰竭。

（二）诊断标准

（1）Murray 评分法诊断标准：1988 年 Murray 等提出了 ARDS 的评分法诊断标准，对 ARDS 作量化诊断。评分内容包括 3 方面内容：①肺损伤程度的定量评分；②具有 ARDS 患病的危险因素；③合并肺外器官功能不全。

根据 PaO_2/FiO_2、PEEP 水平、胸部 X 线片中受累象限数及肺顺应性变化的评分评价肺损伤程度。0 分为无肺损伤，0.1 ~ 2.5 分为轻度至中度肺损伤，评分 > 2.5 分为重度肺损伤，即 ARDS。

Murray 评分法 ARDS 诊断标准强调了肺损伤从轻到重的连续发展过程，对肺损伤作量化评价。Owens 等研究显示，肺损伤评分与肺脏受累范围呈显著正相关（$r = 0.75$，$P < 0.01$），而且也与肺血管通透性密切相关（$r = 0.73$，$P < 0.01$）。可见，该标准可较准确地评价肺损伤程度。

（2）欧美联席会议诊断标准：尽管 Murray 标准有利于临床科研，但应用于临床就显得过于烦琐，难以推广。欧美 ARDS 联席会议提出新标准（表6-2），被广泛推广采用。

表6-2　急性肺损伤与 ARDS 的诊断标准

疾病	起病	氧合障碍程度	胸部 X 线片	肺动脉嵌顿压
急性肺损伤	急性	$PaO_2/FiO_2 \leqslant 300$ mmHg	双肺有斑片状阴影	肺动脉嵌顿压 $\leqslant 18$ mmHg，或无左心房压力增高的临床证据
ARDS	急性	$PaO_2/FiO_2 \leqslant 200$ mmHg	双肺有斑片状阴影	肺动脉嵌顿压 $\leqslant 18$ mmHg，或无左心房压力增高的临床证据

急性肺损伤：①急性起病；②$PaO_2/FiO_2 \leqslant 300$ mmHg（不用考虑 PEEP 水平）；③胸部 X 线正位片显示双肺均有斑片状阴影；④肺动脉嵌顿压 $\leqslant 18$ mmHg，或无左心房压力增高的临床证据。诊断 ARDS 除要满足上述急性肺损伤的诊断标准外，需 $PaO_2/FiO_2 \leqslant 200$ mmHg，反映肺损伤程度更严重。

该标准与以往标准有很大区别：①PEEP 改善氧合的效应具有时间依赖性，而且其水平的提高与氧合改善并不呈正相关，因此不考虑 PEEP 水平；②医师的经验及指征掌握等许多因素均影响机械通气应用，可因未及时采用机械通气而使患者延误诊断，因此，也不把机械通气作为诊断条件；③肺动脉嵌顿压 $\leqslant 18$ mmHg 作为诊断条件，有助于排除心源性肺水肿；④与以往诊断标准中的 $PaO_2/FiO_2 \leqslant 150$ mmHg 相比，$PaO_2/FiO_2 \leqslant 200$ mmHg 作为诊断条件能使 ARDS 患者更早地得到诊断和治疗。

Moss 等将欧美 ARDS 标准与 Murray 的评分标准进行比较，结果显示，对于具有明确 ARDS 危险因素的患者来说，特异性分别为 96% 和 94%，灵敏度分别为 100% 和 81%，诊断准确率分别为 97% 和 90%，显然前者优于后者。对于无明确 ARDS 危险因素患者来说，欧美 ARDS 标准也略优于 Murray 的评分标准。因此，欧美 ARDS 诊断标准对临床更有价值，目前已被广泛采用。

二、鉴别诊断

ARDS 突出的临床征象为肺水肿和呼吸困难。在诊断标准上无特异性，因此需要与其他能够引起和 ARDS 症状类似的疾病相鉴别。

（一）心源性肺水肿

见于冠心病、高血压心脏病、风湿性心脏病和尿毒症等引起的急性左心功能不全。其主要原因是左心衰竭，致肺毛细血管静水压升高，液体从肺毛细血管漏出，致肺水肿和肺弥散功能障碍，水肿液中蛋白含量不高。而 ARDS 的肺部改变主要是由于肺泡毛细血管膜损伤，致通透性增高，引起肺间质和肺泡性水肿，水肿液中蛋白含量增高。根据病史、病理基础和临床表现，结合胸部 X 线片和血气分析等，可进行鉴别诊断。

（二）其他非心源性肺水肿

ARDS 属于非心源性肺水肿的一种，但其他多种疾病也可导致非心源性肺水肿，如肝硬化和肾病综合征等。另外还可见于胸腔抽液、抽气过多、过快或抽吸负压过大，使胸膜腔负压骤然升高，形成肺复张性肺水肿。其他少见的情况有纵隔肿瘤、肺静脉纤维化等引起的肺静脉受压或闭塞，致肺循环压力升高所致的压力性肺水肿。此类患者的共同特点为有明确的病史，肺水肿的症状、体征及 X 线征象出现较快，治疗后消失也快。低氧血症一般不重，通过吸氧易于纠正。

（三）急性肺栓塞

各种原因导致的急性肺栓塞，患者突然起病，表现为剧烈胸痛、呼吸急促、呼吸困难、烦躁不安、咯血、发绀和休克等症状。动脉血氧分压和二氧化碳分压同时下降，与 ARDS 颇为相似。但急性肺栓塞多有长期卧床、深静脉血栓形成、手术、肿瘤或羊水栓塞等病史，查体可发现气急、心动过速、肺部湿啰音、胸膜摩擦音或胸腔积液、肺动脉瓣区第二心音亢进伴分裂、右心衰竭和肢体肿胀、疼痛、皮肤色素沉着、深静脉血栓体征。胸部 X 线检查可见典型的三角形或圆形阴影，还可见肺动脉段突出。典型的心电图可见 I 导联 S 波加深、Ⅲ导联 Q 波变深和 T 波倒置、肺性 P 波、电轴右偏、不完全或完全性右束支传导阻滞。D-二聚体（＋）。选择性肺动脉造影和胸片结合放射性核素扫描可确诊本病。

（四）特发性肺间质纤维化

此病病因不明，临床表现为刺激性干咳、进行性呼吸困难、发绀和持续性低氧血症，逐渐出现呼吸衰竭，可与 ARDS 相混淆。但本病起病隐袭，多属慢性经过，少数呈亚急性；肺部听诊可闻及高调的、爆裂性湿啰音，声音似乎非常表浅，如同在耳边发生一样，具有特征性；血气分析呈 I 型呼吸衰竭（动脉血氧分压降低，二氧化碳分压降低或不变）；胸部 X 线摄片可见网状结节影，有时呈蜂窝样改变；免疫学检查示 IgG 和 IgM 常有异常；病理上以广泛间质性肺炎和肺间质纤维化为特点；肺功能检查可见限制性通气功能障碍和弥散功能降低。

（五）慢性阻塞性肺疾病并发呼吸衰竭

此类患者既往有慢性胸、肺疾患病史，常于感染后发病；临床表现为发热、咳嗽、气促、呼吸困难和发绀；血气分析示动脉血氧分压降低，多合并有二氧化碳分压升高。而 ARDS 患者既往心肺功能正常，血气分析早期以动脉低氧血症为主，二氧化碳分压正常或降低；常规氧疗不能改善低氧血症。可见，根据病史、体征、胸部 X 线片、肺功能和血气分析等检查不难与 ARDS 相鉴别。

（曾令军）

第五节　治疗

ARDS 是 MODS 的一个重要组成部分，对 ARDS 的治疗是防治 MODS 的一部分。其原因为纠正缺氧，提高全身氧输送，维持组织灌注，防止组织进一步损伤，同时尽可能避免医源性并发症，主要包括液体负荷过高、氧中毒、容积伤和院内感染。在治疗上可分为病因治疗和支持治疗。调控机体炎症反应和以纠正病理生理改变为基础的肺保护性通气策略始终是 ARDS 主要的研究方向。目前对于 ARDS 肺毛细血管通透性增加、肺泡上皮受损以及失衡的炎症反应而言，缺乏特异且有效的治疗手段。主要限于器官功能支持及全身支持治疗，呼吸支持治疗为缓解肺损伤的发展创造时间，为促进肺组织恢复和减轻炎症反应提供可能，肺保护性通气是近十多年来 ARDS 机械通气策略的重大突破，但大量阴性结果的 RCT 使得肺保护性机械通气策略面临前所未有的争议和挑战。

一、病因治疗

病因治疗是治疗、控制 ARDS 的关键。

（一）控制致病因素

原发病是影响 ARDS 预后和转归的关键，及时去除或控制致病因素是 ARDS 治疗最关键的环节。主要包括充分引流感染灶、有效清创和合理使用抗生素。但是，腹腔、肺部感染的迁延，急性胰腺炎的发展等都使病因治疗相当困难。

（二）调控机体炎症反应

ARDS 作为机体过度炎症反应的后果，SIRS 是其根本原因，调控炎症反应不但是 ARDS 病因治疗的重要手段，而且也可能是控制 ARDS、降低病死率的关键。近年来，国内外学者对 SIRS 的调控治疗进行了大量研究。①糖皮质激素：是 ARDS 治疗中最有争议的药物。前瞻性、多中心、安慰剂对照试验显示，ARDS 早期应用大剂量激素，不能降低病死率，同时可能增加感染的发生率。1998 年 Meduri 进行的临床研究显示，糖皮质激素可明显改善 ARDS 肺损伤，降低住院病死率，但该研究样本量较小，需进一步扩大样本量，进行多中心的对照研究。有研究显示，ARDS 晚期应用糖皮质激素有助于阻止肺纤维化的进展，可改善患者生存率，但应用的同时必须监测患者病情，防止并发或加重感染，其作用也有待于进一步大规模临床、前瞻、对照研究进行验证。②环氧化酶抑制剂及前列腺素 E_1：布洛芬、消炎痛等环氧化酶抑制剂对炎症反应有强烈抑制作用，可改善 ARDS 炎症反应，降低体温和心率。前列腺素 E_1 具有扩张血管，抑制血小板聚集和调节炎症反应，降低肺动脉和体循环压力，提高心排血量、氧合指数和组织供氧量的作用。但有关前列腺素 E_1 对 ARDS 的治疗作用尚不肯定，需进一步研究明确其作用。③酮康唑：是强烈的血栓素合成酶抑制剂，对白三烯的合成也有抑制作用。初步的临床研究显示，对于全身性感染等 ARDS 高危患者，酮康唑治疗组 ARDS 患病率明显降低；而对于 ARDS 患者，酮康唑能明显降低病死率。④己酮可可碱：是一种磷酸二酯酶抑制剂。在全身性感染和 ARDS 的动物实验研究中，己酮可可碱能明显抑制白细胞趋化和激活，对肿瘤坏死因子等炎症性细胞因子的表达具有明显抑制效应。但己酮可可碱对 ARDS 的临床疗效尚不肯定，需进一步临床研究证实。⑤内毒素及细胞因子单抗：内毒素单克隆抗体、细菌通透性增高蛋白可阻断内毒素对炎性细胞的激活，而 TNF、IL-1 和 IL-8 等细胞因子单克隆抗体或受体拮抗剂（IL-1Ra）可直接中和炎症介质，在动物实验中均能防止肺损伤发生，降低动物病死率，结果令人鼓舞。但针对细胞因子等炎症介质的免疫治疗措施在感染及 ARDS 患者的临床试验均未观察到肯定疗效。

二、呼吸支持治疗

纠正低氧血症是 ARDS 治疗的首要任务，早期有力的呼吸支持是 ARDS 治疗的主要手段，其根本目的是保证全身氧输送，改善组织细胞缺氧。氧疗是最基本的纠正 ARDS 低氧血症、提高全身氧输送的支持治疗措施。

临床上有多种氧疗装置可供选择和应用，在选择氧疗装置时需考虑到患者低氧血症的严重程度，装置给氧浓度的精确性，患者的舒适度及对氧疗的依从性等。Beers 将氧疗装置依据流速的高低分为两大类：低流速系统和高流速系统。低流速系统给氧的流速较低，一般 < 6 L/min，患者每次吸入的为氧疗装置送出氧与室内空气混合的气体，因此吸入的氧浓度是可变化的，它取决于氧气流速、患者呼吸的频率和潮气量。高流速系统则以高流速给氧，通常超过患者每分钟通气量的 4 倍，患者的呼吸方式对吸入氧浓度没有影响。

当常规氧疗不能纠正低氧血症和缓解呼吸窘迫时，应早期积极进行气管插管实施机械通气，使患者不致死于早期严重的低氧血症，为治疗赢得时间。近年来，呼吸支持治疗取得长足的进步，并系统地提出机械通气治疗的新策略，主要包括以下内容。

（一）小潮气量

（1）避免高潮气量、限制气道平台压。小潮气量通气是 ARDS 病理生理改变的要求和结果。"小肺"或"婴儿肺"是 ARDS 的特征，ARDS 参与通气的肺容积显著减少，研究显示，常规或大潮气量通气易导致肺泡过度膨胀和气道平台压力过高，激活炎症细胞，促进炎症介质释放增加，引起或加重肺泡上皮细胞和肺泡毛细血管内皮细胞损伤，产生肺间质或肺泡水肿，导致呼吸机相关肺损伤以及肺外器官如肠道、肾损伤，诱发多器官功能障碍综合征。因此，ARDS 患者应避免高潮气量和高气道平台压，应尽早采用小潮气量（6 mL/kg 理想体重，参见表6-3公式计算理想体重）通气，并使吸气末气道平台压力不超过 30 cmH$_2$O。

有 5 个多中心、随机、对照试验比较了常规潮气量与小潮气量通气对 ARDS 病死率的影响（表6-3），其中 3 项研究显示患者病死率无显著改变。Amato 和 NIH ARDS Net 的研究则表明，与常规潮气量通气组比较，小潮气量通气组 ARDS 患者病死率显著降低。进一步对比分析各项研究显示，阴性结果的研究中常规潮气量组和小潮气量组的潮气量差别较小，可能是导致阴性结果的主要原因之一。可见，ARDS 患者应采用小潮气量通气。

（2）潮气量个体化的选择和实施。ARDS 患者由于病因、病变类型和病变累及范围不同，塌陷肺泡区域大小、分布不同，导致肺的不均一性，患者正常通气肺泡的数量和容积存在显著差异。尽管 ARDS Net 的研究发现 6 mL/kg 的小潮气量可以降低 ARDS 患者的病死率，但随后的研究和临床工作中均发现不是所有 ARDS 患者都适合 6 mL/kg 的潮气量，如何实现潮气量的个体化选择呢？

表6-3　NIH ARDS Net 机械通气模式和参数设置方法

NIH ARDS Net 机械通气模式和参数设置方法													
通气模式——容量辅助/控制通气													
潮气量 6 mL/kg（理想体重 ＊）													
保持气道平台压 <30 cmH$_2$O													
潮气量 6 mL/kg 时气道平台压 >30 cmH$_2$O，减少潮气量至 4 mL/kg（理想体重）													
动脉血氧饱和度或经皮血氧饱和度 88%~95%													
不同 FiO$_2$ 对应的预期 PEEP 水平													
FiO$_2$	0.3	0.4	0.4	0.5	0.5	0.6	0.7	0.7	0.7	0.8	0.9	0.9	0.9	1.0
PEEP	5	5	8	8	10	10	10	12	14	14	14	16	18	20~24

注　＊理想体重的计算公式：男性 =50 +2.3 ［身高（英尺）-60］或 50 +0.91 ［身高（cm）-152.4］，女性 =45.5 +2.3 ［身高（英尺）-60］或 45.5 +0.91 ［身高（cm）-152.4］。

（3）结合平台压设置潮气量较合理。ARDS 机械通气期间肺泡内压过高是产生呼吸机相关肺损伤的重要原因之一，气道平台压能够客观地反映肺泡内压。Amato 对上述 5 项多中心、随机、对照研究进行综合分析，结果显示 4 项研究（NIH ARDS Net 研究除外）中，小潮气量通气组气道平台压力低于 30 cmH$_2$O，而常规潮气量通气组高于 30 cmH$_2$O。然而进一步研究发现，随着平台压的降低（ >33 cmH$_2$O、27 ~33 cmH$_2$O、23 ~27 cmH$_2$O、<23 cmH$_2$O 4 组），患者的病死率显著下降，即使平台压已经 <30 cmH$_2$O，仍需考虑是否可进一步降低潮气量，降低平台压，改善患者预后。对于应用 6 mL/kg 潮气量，平台压仍在 28 cmH$_2$O 以上的患者，提示肺顺应性差，病情较重，需要逐步降低潮气量，降低平台压。Terragni 等的研究中以控制气道平台压在 25 ~28 cmH$_2$O 为目标，减小潮气量至 4 mL/kg，减轻肺的炎症反应，减轻肺损伤。因此，结合患者的平台压设置潮气量较合理，限制平台压在 28 cmH$_2$O 以下，甚至更低。提示 ARDS 机械通气时应限制气道平台压力，以防止肺泡内压

过高，这可能比限制潮气量更为重要。

（4）肺顺应性指导潮气量的设定。顺应性差的患者给予较小的潮气量，控制其平台压，减轻肺损伤。Deans 对 NIH ARDS Net 的研究分析发现，对于基础肺顺应性下降不明显、顺应性较好的患者，若仍给予 6 mL/kg 潮气量，病死率是增加的；而肺顺应性差的患者给予 6 mL/kg潮气量预后会改善。Brander 等研究发现：肺顺应性越好，患者所需潮气量越大；肺顺应性越差，所需潮气量越小。但由于患者胸腔肺容积和胸壁顺应性的差异，潮气量与顺应性之间暂无明确的换算关系，限制了临床的实施。

（5）根据肺组织应力和应变选择潮气量更为科学。目前认为引起呼吸机相关性肺损伤（VILI）的始动因素是肺组织整体和局部异常的应力和应变。ARDS 患者可以根据不同的 FRC 设置潮气量，以控制应力和应变在安全范围内（目前认为应力上限为 27 cmH$_2$O，应变上限为 2 cmH$_2$O），即低 FRC 患者需要小潮气，而相对较高的 FRC 患者则可能应给予较大潮气量。可见，依据肺组织应力和应变有助于潮气量的个体化设置。与平台压相比，肺组织应力更为直接地反映了肺组织力学改变。由于去除了胸壁顺应性的影响，肺组织应力直接反映了克服肺组织弹性阻力所需要的压力。与平台压相比，依据肺组织应力和应变设置潮气量的方法更为合理。目前 FRC 和跨肺压的床旁监测已成为可能，依据肺组织应力和应变设定潮气量为临床医生提供了新的途径。

ARDS 患者机械通气时应采用小潮气量（6 mL/kg 以下）通气，同时限制气道平台压力不超过 30 cmH$_2$O，以避免呼吸机相关肺损伤和肺外器官损伤，防止多器官功能障碍综合征，最终能够降低 ARDS 病死率。

（6）高碳酸血症不再是限制小潮气量实施的主要原因。高碳酸血症是小潮气量通气最常见的并发症。虽然有研究发现 ARDS 患者可以耐受一定程度的 PaCO$_2$ 升高，但急性二氧化碳升高导致包括脑及外周血管扩张、心率加快、血压升高和心排血量增加等一系列病理生理学改变。颅内压增高是应用允许性高碳酸血症的禁忌证，而某些代谢性酸中毒的患者合并允许性高碳酸血症时，严重的酸血症可能抑制心肌收缩力，降低心脏和血管对儿茶酚胺等药物的反应性。PaCO$_2$ 升高至 80 mmHg 以上时，需考虑增加呼吸频率（40 次/分），补充碳酸氢钠（最高剂量 20 mEq/h）等方法处理，若 PaCO$_2$ 仍高时可用体外膜肺清除 CO$_2$，随着科学技术和医疗水平的提高，体外膜肺清除 CO$_2$ 逐渐成为小潮气量通气顺利实施的有力保障。

（二）积极、充分肺复张

ARDS 广泛肺泡塌陷和肺水肿不但导致顽固的低氧血症，而且导致可复张肺泡反复吸气复张与呼气塌陷产生剪切力，导致呼吸机相关肺损伤。大量临床和实验研究均表明，适当水平呼气末正压（PEEP）可防止呼气末肺泡塌陷，改善通气血流比例失调和低氧血症。另外可消除肺泡反复开放与塌陷产生的剪切力损伤，减少肺泡毛细血管内液体渗出，减轻肺水肿。因此，ARDS 患者应在充分肺复张的前提下，采用适当水平的 PEEP 进行机械通气。

充分肺复张是应用 PEEP 防止肺泡再次塌陷的前提。PEEP 维持塌陷肺泡复张的功能依赖于吸气期肺泡的充张程度，吸气期肺泡充张越充分，PEEP 维持塌陷肺泡复张的程度越高。

（1）肺复张手法：在可接受的气道峰值压范围内，间歇性地给予较高的复张压，以期促使塌陷的肺泡复张，进而改善氧合。目前常用的 RM 方式主要包括控制性肺膨胀、PEEP 递增法及压力控制法（PCV 法）（图 6-2）。①控制性肺膨胀：是在机械通气时采用持续气道正压的方式，一般设置正压水平30～45 cmH_2O，持续30～40秒，然后调整到常规通气模式。②PEEP递增法：将呼吸机调整到压力模式，首先设定气道压上限，一般为35～40 cmH_2O，然后将PEEP每30秒递增5 cmH_2O，气道高压也随之上升5 cmH_2O，为保证气道压不大于35 cmH_2O，高压上升到35 cmH_2O时，可每30秒递增PEEP 5 cmH_2O，直至PEEP为35 cmH_2O，维持30秒。随后每30秒递减PEEP和气道高压各5 cmH_2O，直到达到实施肺复张前水平。③压力控制法：将呼吸机调整到压力模式，同时提高气道高压和PEEP水平，一般高压40～45 cmH_2O，PEEP 15～20 cmH_2O，维持1～2分钟，然后调整到常规通气模式。

临床上肺复张手法的实施应考虑到患者的耐受性，可予以充分的镇静以保证RM的顺利实施。ARDS患者存在程度不等的肺不张，因此，打开塌陷肺泡所需的跨肺压也不同。实施RM时临床医师需结合患者具体情况选择合适的肺复张压力。

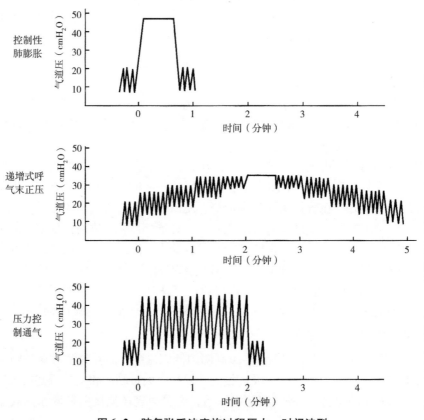

图6-2　肺复张手法实施过程压力—时间波型

（2）肺复张效果的评价：如何评价肺泡复张效果，目前还无统一认识。CT是测定肺复张容积的金标准，但无法在肺边实时开展。目前临床上常用肺复张后氧合指数≥400 mmHg或反复肺复张后氧合指数变化＜5%，来判断是否达到完全复张。也可用 $PaO_2 + PaCO_2 \geq$ 400 mmHg（吸入氧浓度100%）评价肺复张的效果。Borges等通过观察复张后氧合和胸部CT的关系，发现 $PaO_2 + PaCO_2 \geq$ 400 mmHg（吸入氧浓度100%）时，CT显示只有5%的肺泡塌陷，而且 $PaO_2 + PaCO_2 \geq$ 400 mmHg对塌陷肺泡的预测ROC曲线下面积为0.943，说明

$PaO_2 + PaCO_2 \geqslant 400$ mmHg 是维持肺开放可靠指标。此外，电阻抗法评价肺开放效果尚处于实验阶段。目前临床上还可根据 P—V 曲线和呼吸力学的变化判断肺复张效果。

（3）肺复张的影响因素：肺复张对 ARDS 预后影响的不确定性可能与多种因素有关，以下因素影响患者对肺复张的反应性：导致 ARDS 的病因、肺损伤的严重程度、患者的病程、实施肺复张的压力、时间和频率、不同的肺复张方法、患者的体位、肺的可复张性等。

（三）最佳 PEEP 的滴定

ARDS 的最佳 PEEP 水平目前存在争议。尽管如此，Barbas 等通过荟萃分析比较了不同 PEEP 对 ARDS 患者生存率的影响，结果表明 PEEP > 12 cmH_2O，尤其是高于 16 cmH_2O 时，可明显改善患者生存率。通过胸部 CT 观察 PEEP 肺泡复张效应的研究也显示，PEEP 水平为肺静态压力—容积曲线低位转折点对应的压力（Pflex）+ 2 cmH_2O 通气条件下仍有大量肺泡塌陷。2003 年由 Slutsky 等进行的 1 项临床研究显示，NIH ARDS Net 研究中小潮气量通气组呼吸频率较快，导致呼气不完全，产生一定水平的内源性 PEEP［（5.8 ± 3.0）cmH_2O］，使得总 PEEP 水平升高，可达（16.3 ± 2.9）cmH_2O，而常规潮气量组呼吸频率较慢，内源性 PEEP 仅为（1.4 ± 1.0）cmH_2O，总 PEEP 为（11.7 ± 0.9）cmH_2O，显著低于小潮气量通气组，故小潮气量通气组患者病死率的降低可能部分源于高水平 PEEP 的维持塌陷肺泡复张效应。提示，ARDS 需要设置较高水平的 PEEP 以防止呼气末肺泡塌陷。

ARDS 患者 PEEP 的设置方法目前缺乏大规模、前瞻、随机、对照研究，无统一标准，实验和临床研究的设置方法各不相同。目前主要有以下几种方法。①上述 NIH ARDS Net 关于小潮气量的对比研究中，依赖氧合障碍的严重程度以及维持足够氧合所需的吸入氧浓度（FiO_2）来设置 PEEP。从表 6-3 中可见，该方法以维持一定动脉血氧饱和度为目标，所需 FiO_2 越高，设置的 PEEP 水平也越高。故 PEEP 的设置基于患者氧合障碍的严重程度，但 PEEP 维持肺泡复张的效应如何尚不明确。②一些专家认为依据床边测定的肺顺应性来滴定 PEEP 水平，即设置为获得最大顺应性所需的 PEEP 水平，但最大顺应性并不代表最佳的肺泡复张。③以 Pflex 作为设置 PEEP 的依据（Pflex + 2 cmH_2O），该方法综合考虑 PEEP 对动脉氧合和心排出量的影响，但 Pflex 对应的压力仅代表塌陷肺泡开始复张，随着气道压力的升高，塌陷肺泡的复张仍在继续，故 Pflex + 2 cmH_2O 也不能反映充分的肺泡复张。④Lahhaman 和 Amato 等学者提出肺泡充分复张后依据 PEEP 变化引起的动脉血氧分压变化来选择 PEEP，即 PEEP 递增法复张塌陷肺泡后逐步降低 PEEP，当动脉氧分压较前一次 PEEP 对应的值降低 5% 以上时提示肺泡重新塌陷，则动脉氧分压显著降低前的 PEEP 为最佳 PEEP。⑤Slutsky 和 Ranieri 等提出通过测定恒定流速、容量控制通气条件下气道压力、时间曲线吸气支的应激指数来确定 ARDS 患者的 PEEP 水平，应激指数在 0.9 ~ 1.1 时，提示塌陷肺泡充分复张，该指数对应的 PEEP 为最佳 PEEP。可见，上述两种方法从维持塌陷肺泡复张的角度设置 PEEP，更加符合 ARDS 的病理生理改变，可能成为设置 PEEP 的主要方法，但其临床实用和可靠性需要循证医学的证据加以证实。⑥2010 年 Zhao 等在床边利用 EIT，通过观察塌陷和复张肺组织容积分布的变化及肺组织均一性的改变来滴定最佳 PEEP，使用 EIT 法来滴定 PEEP 不再局限于既往单纯呼吸力学和氧合的变化，而是着眼于使用合适 PEEP 后，ARDS 肺病理生理、组织形态学的改善，并且 EIT 可以在床旁即时反映整体及局部肺的容积变化，从而直观、快速反映肺复张和 PEEP 的效果，指导肺开放策略的实施，具有一定的优势和临床应用前景。⑦2010 年 Sinderby 等利用单次潮气量和膈肌电活动电位（Edi）比值来滴定最佳 PEEP，为 PEEP 选择提供全新的视角和理念。

（四）调整吸呼比

吸呼比影响肺内气体分布和通气血流比例。对于 ARDS 患者，采用反比通气，有助于传导气道与肺泡之间气体的均匀分布；延长气体交换时间；升高平均肺泡压力，改善通气血流比例，纠正低氧血症；降低气道峰值压力，减少气压伤的可能性；形成内源性 PEEP（PEEPi），有助于时间常数长的肺泡保持复张状态，改善通气血流比例。当然，通过延长吸气时间而产生的 PEEPi 与外源性 PEEP 不同，PEEPi 有助于稳定时间常数长的肺泡，而外源性 PEEP 主要使时间常数短的肺泡趋于稳定；辅助通气时，患者触发吸气需额外做功克服PEEPi，增加呼吸负荷；PEEPi 难以监测和调节，且 ARDS 肺单位以时间常数短的肺泡为主，因此，临床多采用外源性 PEEP 治疗 ARDS。

（五）保留自主呼吸

采用保留部分自主呼吸的通气模式是 ARDS 呼吸支持的趋势。部分通气支持模式可部分减少对机械通气的依赖，降低气道峰值压，减少对静脉回流和肺循环的影响，从而可能通过提高心排血量而增加全身氧输送；有助于使塌陷肺泡复张，从而改善通气血流比例；可减少镇静剂和肌松剂的使用，保留患者主动运动能力和呼吸道清洁排痰能力，减少对血流动力学和胃肠运动的干扰，同时，有助于早期发现并发症。当然，部分通气支持尚存在一些问题，例如自主呼吸引起胸腔内压降低，可能使肺泡的跨肺压增大，有可能增加气压伤的危险性，需进一步研究观察。

压力预设通气为减速气流，吸气早期的气流高，有助于塌陷肺泡复张，也有助于低顺应性肺泡的充气膨胀，改善肺内气体分布和通气血流比例；吸气期气道压力恒定，使肺泡内压不会超过预设压力水平，可防止跨肺压过高，同时气道压力恒定，防止气道峰值压力过高，均可降低气压伤发生的可能性；气道平均压力较恒流高，有利于肺泡复张，改善氧合；减速气流与生理条件下的气流类似，患者易耐受，减少人机对抗。由此可见，ARDS 患者采用减速气流的通气模式更为有益。常用的支持自主呼吸的压力预设通气主要包括压力支持通气（PSV）、容量支持通气（VSV）、气道压力释放通气（APRV）及双相气道压力正压通气（BIPAP）等。

BIPAP 是一种定时改变 CPAP 水平的通气模式，可支持患者的自主呼吸。高水平 CPAP 促使肺泡扩张，CPAP 的压力梯度、肺顺应性、气道阻力及转换频率决定肺泡通气量。在无自主呼吸情况下，BIPAP 实际上就是压力控制通气，但有自主呼吸时，自主呼吸可在高、低两个水平 CPAP 上进行。目前认为 BIPAP 是实施低潮气量通气的最佳模式之一。VSV 是 PSV 的改进模式，通过自动调节 PSV 支持水平，使潮气量保持恒定，具有较好的应用前景。另外，成比例通气（PAV）是一种新型的通气模式，吸气期呼吸机提供与患者吸气气道压力成比例的辅助压力，而不控制患者的呼吸方式。该通气模式需要患者具有正常的呼吸中枢驱动。采用 PAV 时，患者较舒适，可减少人机对抗和对镇静剂的需求量；同时利于恢复和提高患者的呼吸控制能力，适应自身通气的需求。可见，PAV 是根据患者自主呼吸设计的通气模式，更接近于生理需求，或许是治疗 ARDS 的更有前途的通气模式。

（六）俯卧位通气

ARDS 病变分布不均一，重力依赖区更易发生肺泡塌陷和不张，相应的塌陷肺泡的复张较为困难。俯卧位通气降低胸膜腔压力梯度,减少心脏的压迫效应,促进重力依赖区肺泡复张,有利于通气血流比例失调和氧合的改善,同时还有助于肺内分泌物的引流,利于肺部感染的控制。俯卧位通气是 ARDS 肺保护性通气策略的必要补充。既往研究显示,即使已经采用小潮气量肺保护性通气和积极肺复张,仍有 10% ~ 16% 的重症 ARDS 患者死于严重低氧血症,可见严重、顽固性低氧血症仍是十分棘手的临床难题。俯卧位时通过体位改变改善肺组织压力梯度,改变重力依赖区和非重力依赖区的分布,明显减少背侧肺泡的过度膨胀和肺泡反复塌陷—复张,减小肺组织应力,改善肺均一性,改善氧合,并且减少肺复张时的压力和 PEEP 水平,避免或减轻呼吸机相关肺损伤。另外,俯卧位后体位的改变有利于气道分泌物的引流。因此,俯卧位不仅有利于氧合改善,减轻肺损伤,还有助于气道分泌物的引流,有利于肺部炎症的控制。研究发现,俯卧位通气虽然能够改善 ARDS 患者氧合,对病死率影响不大。Meta 分析发现,对于严重 ARDS 患者(氧合指数低于 100 mmHg),俯卧位通气不仅可以改善氧合,还可以明显改善患者预后。

俯卧位的持续时间及病情严重程度影响俯卧位的效果。俯卧位的持续时间长短与患者病情的严重程度及导致 ARDS 的原因有关,肺损伤越严重,需要俯卧位时间越长。有研究发现,对于重症 ARDS 患者,俯卧位的时间甚至需要长达 20 小时/天。另外,肺内原因的 ARDS 对俯卧位反应慢,需要时间长,肺外原因的 ARDS 患者俯卧位后氧合改善较快,需要的时间相对较短。一般建议看到氧合不再升高时应该停止俯卧位通气。

俯卧位通气可通过翻身床来实施,实施过程中避免压迫气管插管,注意各导管的位置和连接是否牢靠。没有翻身床的情况下,需在额部、双肩、下腹部和膝部垫入软垫。防止压迫性损伤并需避免胸廓扩张受限。

俯卧位通气伴随危及生命的潜在并发症,包括气管内插管及中心静脉导管的意外脱落。但予以恰当的预防,这些并发症是可以避免的。对于合并有休克、室性或室上性心律失常等的血流动力学不稳定患者,存在颜面部创伤或未处理的不稳定性骨折的患者,为俯卧位通气的禁忌证。

(七)45°半卧位

机械通气患者平卧位易于发生院内获得性肺炎。研究表明,由于气管内插管或气管切开导致声门的关闭功能丧失,机械通气患者胃肠内容物易于反流误吸进入下呼吸道,是发生院内获得性肺炎的主要原因。前瞻性、随机、对照试验观察了机械通气患者仰卧位和半卧位院内获得性肺炎的发生率,结果显示,平卧位和半卧位(头部抬高 45°以上)可疑院内获得性肺炎的发生率分别为 34% 和 8%($P = 0.003$),经微生物培养确诊后发生率分别为 23% 和 5%($P = 0.018$)。可见,半卧位可显著降低机械通气患者院内获得性肺炎的发生。进一步相关分析显示,仰卧位和肠内营养是机械通气患者发生院内获得性肺炎的独立危险因素,哥拉斯格评分低于 9 分则是附加因素,进行肠内营养的患者发生院内感染肺炎的概率最高。因此,机械通气患者,尤其对于进行肠内营养或(和)昏迷患者,除在颈部术后、进行操作、发作性低血压等情况下需保持平卧位外,其余时间均应持续处于半卧位,以减少院内获得性肺炎的发生。

(八)每日唤醒、进行自主呼吸测试

机械通气一方面可纠正低氧血症,改善肺泡通气,促进肺泡复张,降低患者呼吸做功,另一方面可引发呼吸机相关肺炎、呼吸机相关肺损伤、呼吸机依赖等并发症。因此，机械通气期间应客观评估患者病情，相应做出合理的临床决策，每日唤醒、适时进行自主呼吸测试（SBT），尽早脱机拔管，尽可能缩短机械通气时间。

SBT 的目的是评估患者是否可终止机械通气。因此，当患者满足以下条件时，应进行 SBT，以尽早脱机拔管。需要满足的条件包括：①清醒；②血流动力学稳定（未使用升压药）；③无新的潜在严重病变；④需要低的通气条件及 PEEP；⑤面罩或鼻导管吸氧可达到所需的 FiO_2。如果 SBT 成功，则考虑拔管。SBT 可采用 5 cmH_2O 持续气道压通气或 T 管进行（图 6-3）。

前瞻、随机、多中心、对照研究表明，对达到上述条件的机械通气患者每日进行 SBT，可缩短机械通气时间，提高脱机拔管成功率。SBT 方式包括 T 管、5 cmH_2O 持续气道正压通气（CPAP）或低水平（依据气管插管的内径采用 5～10 cmH_2O）的压力支持通气。另外，有研究对比了 SBT 持续 30 分钟与 120 分钟对患者的影响，结果显示，两种 SBT 时间对患者成功脱机拔管和再插管率的影响均无显著差异，而 SBT 持续 30 分钟组 ICU 停留时间和总住院时间均显著缩短（表 6-4）。故 SBT 推荐持续 30 分钟。需要指出的是该方法也适用于 ALI/ARDS 以外的机械通气患者。

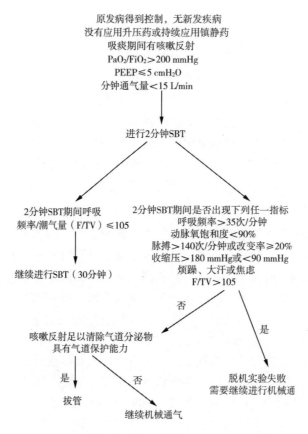

图 6-3　自主呼吸试验流程

表6-4　SBT持续时间（30分钟和120分钟）对患者的影响

项目	SBT 时间（分钟）		P 值
	30	120	
患者数（例）	270	256	
脱机拔管率（%）	87.8	84.4	0.32
SBT 失败率（%）	12.2	15.6	0.32
48 小时无再插管率（%）	13.5	13.4	0.91
ICU 病死率（%）	13	9	0.18
住院病死率（%）	19	18	0.96
ICU 停留时间（日）	10	12	0.005
总住院时间（日）	22	27	0.02

（九）一氧化氮吸入

近年来一氧化氮在 ARDS 中的作用受到重视。其生理学效应如下。①调节肺内免疫和炎症反应，主要通过杀灭细菌、真菌及寄生虫等病原体而增强非特异性免疫功能，同时可抑制中性粒细胞的趋化、黏附、聚集和释放活性物质，减少炎症细胞释放 TNF-α、IL-1、IL-6、IL-8 等炎症性细胞因子，减轻肺内炎症反应；②减轻肺水肿，吸入一氧化氮可选择性扩张肺血管、降低肺动脉压力，减轻肺水肿；③减少肺内分流，一氧化氮吸入后进入通气较好的肺泡，促进肺泡周围毛细血管的扩张，促进血液由通气不良的肺泡向通气较好的肺泡转移，从而改善通气血流比例失调，降低肺内分流，改善气体交换，改善氧合。可见，吸入一氧化氮不仅对症纠正低氧，而且还具有病因治疗作用。吸入的一氧化氮很快与血红蛋白结合而失活，可避免扩张体循环血管，对动脉血压和心排血量无不良影响。一般认为，吸入低于 20ppm 的一氧化氮就能明显改善气体交换，而对平均动脉压及心排血量无明显影响。由于一氧化氮吸入改善顽固性低氧血症，能够降低呼吸机条件和吸入氧浓度，对需高通气条件和高吸入氧浓度的重度 ARDS 患者，可能减少医源性肺损伤，并赢得宝贵的治疗时间。

（十）补充外源性肺泡表面活性物质

肺泡表面活性物质有助于降低肺泡表面张力，防止肺泡萎陷和肺容积减少，维持正常气体交换和肺顺应性，阻止肺组织间隙的液体向肺泡内转移。ARDS 时，肺泡Ⅱ型上皮细胞损伤，表面活性物质合成减少；肺组织各种非表面活性蛋白，如免疫球蛋白、血清蛋白、纤维蛋白、脂肪酸、溶血卵磷脂以及 C 反应蛋白等浓度大大增加，竞争表面活性物质在气液界面的作用，稀释表面活性物质的浓度，并且抑制磷脂和表面活性物质的合成和分泌；导致肺泡表面活性物质明显减少和功能异常。补充外源性肺泡表面活性物质在动物试验和小儿患者取得了良好效果，能够降低肺泡表面张力，防止和改善肺泡塌陷，改善通气血流比例失调，降低气道压力以及防止肺部感染。另外，有研究认为，外源性补充肺泡表面活性物质还具有抑制微生物生长和免疫调节的作用。

目前关于表面活性物质对成人 ARDS 治疗的时机、使用方法、剂型（人工合成或来源于动物）、使用剂量、是否需要重复使用以及在其应用时所采取的机械通气模式和参数设置等均需进行进一步的研究和探讨。

（十一）液体通气

液体通气，特别是部分液体通气可明显改善 ARDS 低氧血症和肺功能，可能成为 ARDS 保护性通气策略的必要补充。目前液体通气多以 Perflubron（潘氟隆，PFC）为氧气和二氧化碳的载体。其有效性机制包括以下几方面。①促进肺下垂部位和背部肺泡复张，PFC 的比重较高，进入肺内位于下垂部位或背部，使该区域肺内压升高，有效对抗由重力引起的附加静水压，促进肺泡复张。可见，PFC 的作用类似于 PEEP 的作用，但可避免 PEEP 引起的非下垂区域肺泡过度膨胀引起的气压伤以及心排出量下降的不良反应。②改善肺组织病变，PFC 可减轻血浆向肺泡内渗出，促进肺泡复张；PFC 比重较大，作为灌洗液可将肺泡内渗出物及炎症介质稀释清除。③类表面活性物质效应，PFC 的表面张力低，进入肺泡可作为表面活性物质的有效补充。促进肺泡复张，改善通气血流比例失调，纠正低氧血症。

尽管液体通气用于动物 ARDS 模型的研究已经取得相当成功的经验，但用于人类的研究尚处于初级阶段。液体通气的作用机制是针对 ARDS 的病理生理过程，故成为 ARDS 治疗的新途径。但液体通气需较强镇静甚至肌松抑制自主呼吸，循环易发生波动；PFC 的高放射密度，可能影响观察肺部病理改变；PFC 剂量和效果维持时间尚需进一步探讨，这些均是应用液体通气需关注的方面。

（十二）体外膜肺氧合

部分重症 ARDS 患者即使已经采用最优化的机械通气策略，仍然难以改善氧合，继而出现严重低氧血症和继发性器官功能障碍。体外膜肺氧合是通过体外氧合器长时间体外心肺支持，也就是通过体外循环代替或部分代替心肺功能的支持治疗手段。重症低氧血症患者通过 ECMO 保证氧合和二氧化碳清除，同时积极治疗原发病，是重症 ARDS 患者的救援措施，可有效纠正患者气体交换障碍，改善低氧血症。研究表明，对充分肺复张、俯卧位通气、高频震荡通气和 NO 吸入等措施仍然无效的 ARDS，ECMO 可能是不错的选择。

（十三）神经电活动辅助通气

神经电活动辅助通气（NAVA）是一种新型的机械通气模式。NAVA 通过监测膈肌电活动信号，感知患者的实际通气需要，并提供相应的通气支持。越来越多的研究显示 NAVA 在肺保护方面有下列突出优势。①改善人机同步性。NAVA 利用 EAdi 信号触发呼吸机通气，不受内源性 PEEP 和通气支持水平的影响，与自身呼吸形式相匹配。②降低呼吸肌肉负荷。NAVA 能保持良好的人机同步性，并且滴定合适的 NAVA 水平，从而提供最佳的压力支持，使得患者呼吸肌肉负荷显著降低。③有利于个体化潮气量选择，避免肺泡过度膨胀。NAVA 采用 EAdi 信号触发呼吸机送气和吸/呼气切换，通过患者自身呼吸回路反馈机制调节 EAdi 强度，从而实现真正意义的个体化潮气量选择。④增加潮气量和呼吸频率变异度，促进塌陷肺泡复张。动物实验证实潮气量的变异度增加能够促进塌陷肺泡复张，改善呼吸系统顺应性，同时降低气道峰压，减少肺内分流及无效腔样通气，改善肺部气体分布不均一性。研究表明 NAVA 潮气量大小的变异度是传统通气模式的两倍，更加接近生理变异状态。⑤有利于指导 PEEP 选择。由于 ARDS 大量肺泡塌陷和肺泡水肿，激活迷走神经反射，使膈肌在呼气末不能完全松弛，以维持呼气末肺容积，防止肺泡塌陷，这种膈肌呼气相的电紧张活动称为 Tonic EAdi。若 PEEP 选择合适，即在呼气末维持最佳肺容积、防止肺泡塌陷，Tonic EAdi 也应降至最低。在 ALI 动物实验中发现，当 Tonic EAdi 降至最低的 PEEP 水平即为 EAdi 导向的最佳 PEEP，还需进一步临床研究证实 Tonic EAdi 选择 PEEP 的可行性和价值。

（十四）变异性通气

变异性通气呼吸频率和潮气量是按照一定的变异性（随机变异或生理变异）进行变化的机械通气模式。这种通气模式不是简单通气参数的变化，而是符合一定规律的通气参数的变异，可能更符合患者的生理需要。临床及动物研究均发现变异性通气能改善 ARDS 氧合和肺顺应性，促进肺泡复张，减轻肺损伤。Suki 等研究发现，变异性通气可以促进重力依赖区塌陷肺泡的复张，增加相应区域血流分布，有肺保护作用。可能的原因为：变异性通气过程中产生与患者需要相匹配的不同的气道压力和吸气时间，从而使得不同时间常数的肺泡达到最大限度的复张和稳定。Gama 等在动物实验中发现 PSV 变异性通气可以明显改善 ALI 动物氧合。变异性通气的肺保护作用还需要进一步研究。

（十五）ARDS 机械通气策略的具体实施步骤

机械通气是 ARDS 重要的治疗手段，经过大量的临床研究和具体实践，小潮气量肺保护性通气、肺开放策略和针对重症 ARDS 的救援措施均逐步应用于临床。面对重症 ARDS，尤其是严重、顽固性低氧血症的患者，临床医生对于机械通气治疗措施的选择和实施需要有正确的判断和清晰的思路。有学者根据文献及实践经验初步拟订 ARDS 机械通气治疗流程图（图6-4），以使 ARDS 机械通气治疗更加规范、有序，为临床医生提供清晰的临床治疗思路。

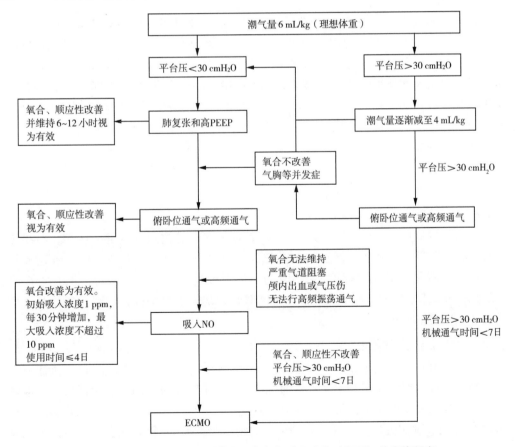

图 6-4　ARDS 患者在脱机过程中自主呼吸试验（SBT）的实施程序

三、药物治疗

（一）糖皮质激素

全身和局部炎症反应是 ARDS 发生和发展的重要机制，调控炎症反应是 ARDS 的根本治疗措施。利用糖皮质激素的抗炎作用预防和治疗 ARDS 一直存在争议。大剂量糖皮质激素不能起到预防 ARDS 发生和发展的作用，反而增加感染等并发症，这些观点已普遍被临床医生接受。小剂量糖皮质激素治疗 ARDS 的起始时间、剂量、疗程与适用人群也一直备受关注。Meta 分析显示，应用小剂量糖皮质激素治疗早期 ARDS 患者可改善 ARDS 患者氧合，缩短机械通气时间并降低患者的病死率，提示对于重症 ARDS 患者早期应用小剂量糖皮质激素可能是有利的，但其有益作用仍需要大规模的随机对照研究进一步证实。特别值得注意的是，研究显示，对继发于流行性感冒的重症 ARDS 患者，早期应用糖皮质激素可能是有害的。

持续的过度炎症反应和肺纤维化是导致 ARDS 晚期病情恶化和治疗困难的重要原因，有学者提出可应用糖皮质激素防治晚期 ARDS 患者肺纤维化。但研究显示，ARDS 发病大于 14 日的患者应用小剂量糖皮质激素后病死率显著增加，提示晚期 ARDS 患者也不宜常规应用糖皮质激素治疗。因此，对于早期重症 ARDS 患者，可根据患者个体情况权衡利弊以决定小剂量糖皮质激素的应用，而晚期 ARDS 患者不宜应用糖皮质激素治疗。

（二）鱼油

鱼油富含 ω-3 脂肪酸，是有效的免疫调理营养素，通过多种机制对 ARDS 患者发挥免疫调节作用。Meta 分析证实，应用鱼油可以显著改善氧合和肺顺应性，缩短机械通气时间及 ICU 住院时间并降低 ARDS 患者的病死率。尽管应用鱼油治疗 ARDS 取得了较大进展，但其给药途径、时机及剂量等问题仍值得关注。肠内给予 ω-3 脂肪酸虽然能增加肠道黏膜血供，保护肠黏膜屏障功能，但吸收差，尤其是鱼油在脂质代谢过程中会大量丢失。肠外给药避开了脂质代谢的影响，目前常用于重症患者的治疗，但仍有并发感染、胆汁淤积及肝功能损伤的风险。研究显示，鱼油剂量大于 0.05 g/（kg·d）时可改善危重症患者生存率并缩短住院时间。目前认为 0.2 g/（kg·d）的鱼油可改善危重患者的预后，但该剂量是否适用于 ARDS 患者仍需大规模临床研究验证。

（三）一氧化氮

NO 吸入可选择性扩张肺血管，吸入 NO 后其可分布于肺内通气良好的区域，可扩张该区域的肺血管，降低肺动脉压，减少肺内分流，改善通气血流比例失调。临床研究及 Meta 分析均显示，一氧化氮吸入治疗的 24 小时内可明显改善 ARDS 患者氧合，但并不能降低 ARDS 患者的病死率。因此，吸入 NO 不作为 ARDS 的常规治疗手段，仅在一般治疗无效的严重低氧血症时考虑应用。

（四）神经肌肉阻滞剂

多数 ICU 机械通气患者包括 ARDS 患者使用小潮气量通气和允许性高碳酸血症通气策略，在恰当的镇痛、镇静下能够耐受机械通气。然而，有些重症 ARDS 患者即使在深度镇静时仍然存在明显的人机不同步，特别是在应用反比通气、俯卧位通气等非常规机械通气模式时。2002 年美国危重病医学会（SCCM）神经肌肉阻滞剂使用指南指出：ICU 中只有在其他治疗（如镇静、镇痛）均无效后才考虑使用神经肌肉阻滞剂。研究显示，严重 ARDS 机械通气患者与对照组相比，早期 ARDS 患者短期（48 小时）应用顺式阿曲库铵可明显提高人机同步性，降低呼吸肌氧耗，减少呼吸机相关肺损伤，改善氧合并降低 ARDS 患者病死率，但并不增加肌肉无力的发生。同时发现，对于氧合指数低于120 mmHg 的重症 ARDS 患者病死率的改善更为明显。虽然该研究结果不能推论到其他种类神经肌肉阻滞剂的应用，但仍提示对于镇静、镇痛治疗无效的部分重症早期 ARDS 患者短期应用神经肌肉阻滞剂可能有益。值得注意的是，神经肌肉阻滞剂的种类及疗程均可影响用药后肌肉无力的发生。同时，在使用神经肌肉阻滞剂前，应充分镇静，以使患者达到无意识状态。

（五）其他药物治疗

ARDS 患者存在肺泡表面活性物质减少或功能丧失，易引起肺泡塌陷。因此，补充肺泡表面活性物质可能成为 ARDS 的治疗手段。但研究显示，补充表面活性物质并缩短机械通气时间也不降低病死率，而且目前药物来源、用药剂量、具体给药时间、给药间隔等问题仍有待解决，因此，目前表面活性物质还不能作为 ARDS 的常规治疗手段。

鉴于炎症反应在 ARDS 发病过程中的重要作用，细胞因子拮抗剂可能成为 ARDS 治疗的药物之一。但由于炎症反应的复杂性，目前仍无有利的临床证据证实任何细胞因子拮抗剂对于 ARDS 治疗的有效性，因此，细胞因子拮抗剂不能用于 ARDS 常规治疗。

此外，虽然部分临床或动物实验发现重组人活化蛋白 C、前列腺素 E_1、抗氧化剂等环氧化酶抑制剂可能对于 ARDS 患者具有有益作用，但目前上述药物均不能用于 ARDS 的常规治疗。

四、液体管理

液体管理是 ARDS 治疗的重要环节。ARDS 的肺水肿主要与肺泡毛细血管通透性增加导致血管内液体漏出有关，其次毛细血管静水压升高可加重肺水肿的形成。故对 ARDS 应严格限制液体输入。通过限制输液和利尿而保持较低肺动脉嵌压的 ARDS 患者，有较好的肺功能和转归。而且，早期限制输液和利尿并不增加肾衰竭和休克的危险性。因此，在维持足够心排出量的前提下，通过利尿和适当限制输液量，保持较低前负荷，使肺动脉嵌顿压不超过 12 mmHg 是必要的。

（一）保证器官灌注，限制性液体管理

高通透性肺水肿是 ARDS 的病理生理特征，肺水肿程度与 ARDS 预后呈正相关。研究显示，创伤导致的 ARDS 患者，液体正平衡时患者病死率明显增加。积极的液体管理对改善 ARDS 患者肺水肿具有重要的临床意义。研究表明应用利尿剂减轻肺水肿可改善氧合，减轻肺损伤，缩短 ICU 住院时间。但减轻肺水肿的同时可能会导致有效循环血量下降，器官灌注不足。因此 ARDS 患者的液体管理必须考虑二者的平衡。在维持循环稳定，保证器官灌注的前提下，限制性液体管理是积极、有利的。

（二）增加胶体渗透压

ARDS 患者采用晶体液还是胶体液进行液体复苏一直存在争论。值得注意的是，胶体渗透压是决定毛细血管渗出和肺水肿严重程度的重要因素。研究证实，低蛋白血症可导致 ARDS 患者病情恶化，机械通气时间延长，病死率增加。尽管白蛋白联合呋塞米治疗未能明显降低低蛋白血症（总蛋白 <60 g/L）ARDS 患者病死率，但与单纯应用呋塞米相比，其氧

合明显改善，休克时间缩短。因此，对低蛋白血症的 ARDS 患者，有必要输入白蛋白或人工胶体液，有助于提高胶体渗透压，实现液体负平衡，减少肺水生成，甚至改善预后。

（三）改善肺毛细血管通透性

肺泡上皮细胞和毛细血管内皮细胞受损，导致通透性增加是 ARDS 主要的病理改变，因此，改善肺毛细血管通透性是减轻 ARDS 肺水肿的关键。但临床上可行的方法不多，近年来有研究发现，ARDS 患者 β 受体阻滞剂雾化吸入 7 日后血管外肺水明显低于对照组，气道平台压降低，提示 β 受体阻滞剂有改善肺毛细血管通透性的作用。

五、营养和代谢支持

早期营养支持值得重视。危重患者应尽早开始营养代谢支持，根据患者的肠道功能情况，决定营养途径。肠道功能障碍的患者，采用肠外营养，应包括糖、脂肪、氨基酸、微量元素和维生素等营养要素，根据全身情况决定糖脂热量比和热氮比。总热量不应超过患者的基本需要，一般为 25～30kcal/（kg·d）。如总热量过高，可能导致肝功能不全、容量负荷过高和高血糖等并发症。肠道功能正常或部分恢复的患者，尽早开始肠内营养，有助于恢复肠道功能和保持肠黏膜屏障，防止毒素及细菌移位引起的 ARDS 恶化。

六、间充质干细胞可能成为 ARDS 治疗的未来

促进损伤肺毛细血管内皮细胞和肺泡上皮细胞的有效修复可能是 LI/ARDS 治疗的关键和希望。随着干细胞工程学的发展，间充质干细胞（MSC）作为一种理想的组织修复来源，具有低免疫原性、免疫调节及抗炎作用，在 ALI/ARDS 治疗中受到越来越多关注。MSC 具有减轻肺损伤、抗纤维化和抑制炎症反应的作用。研究发现，给予外源性的 MSC 后，能明显减轻肺的炎症反应和纤维化，减少细胞外基质成分层粘连蛋白和透明质烷的分泌。另外，MSC 可增加肺泡液体清除能力，有助于维持肺泡血管屏障的完整性。MSC 还可作为基因治疗的细胞载体，使基因在肺组织呈现高选择性和持久表达，并针对损伤局部提供治疗蛋白。

（曾令军）

第七章

气管—支气管良、恶性病变类型及 支气管镜介入治疗方法

第一节　气道创伤性瘢痕狭窄

一、概述

气道创伤性瘢痕性狭窄是指气道壁受到创伤性损害后致管腔内瘢痕增生而使气道变窄，是慢性气道阻塞的一种常见病。

二、发病机制

气道狭窄瘢痕的病理学特点和形成机制与皮肤增生性瘢痕极其相似，气道瘢痕本质上是增生性瘢痕。增生性瘢痕是一种纤维增殖性疾病，是机体组织受到创伤后的一种异常修复结果，它以胶原为主的细胞外基质过度表达和排列紊乱为特征，往往引起组织的功能障碍或外观畸形。增生性瘢痕像是延长了的伤口愈合过程，一般出现在创伤后 4 周内，经过数月到数年的瘢痕增生期后，开始萎缩，瘢痕变平、变软，最终稳定，一部分甚至消退。气道狭窄瘢痕的病理特征表现为成纤维细胞的过度增生、细胞外基质的过度沉积和成分改变。

创伤性气道瘢痕狭窄常见的原因为气管插管或气管切开术，气管外伤、烧伤、化学或物理损伤，气管手术或支气管袖状切除术，腔内热消融治疗或光动力治疗（PDT）后。国外报道气管瘢痕狭窄的常见病因依次为肺移植、支气管袖状切除、长期气管插管或气管切开术后等。在我国肺移植手术尚未普及，同时，随着医疗技术不断发展，危重患者气管插管时间较长，气管切开后长期使用呼吸机，因此，气管插管引起的创伤性瘢痕狭窄在我国居首位。吴旋等对成人气管切开机械通气并发气管狭窄的相关因素进行单因素分析显示，术前插管时间（$P = 0.025$）、术后持续机械通气时间（$P = 0.02$）、反复呼吸道感染（$P < 0.001$）、糖尿病（$P < 0.001$）、胃食管反流（$P = 0.026$）与气管狭窄发生有关。而采用 Logistic 回归分析法进行多因素分析结果表明，按其影响的大小，认为影响因素的顺序为：气管切开术后持续机械通气时间、呼吸道感染、糖尿病、气管切开术前插管时间。文献报道，高压力气囊或过大的低压气囊对气管黏膜直接压力破坏是导致插管或气管切开后发生气管狭窄的重要影响因素。当气囊压力在 30 mmHg 时，相应部分气管黏膜血流减少，压力在 50 mmHg 时血流完全中断，尤其在低血压时对患者的危害更大。现在多采用组织相容好的低压高容量气囊套管，

大大降低了气管狭窄的发生率。即便如此，对于长期机械通气的气管切开患者，由于套管随着吞咽和机械通气正压作用而产生移动，或者由于原来所选择的套管长时间应用后致气道漏气，需要更换另一个同型号或更大型号的套管以维持良好的气道压力，这些都将使气管黏膜受到更多的机械创伤。创伤的气管黏膜产生炎症反应，影响黏液纤毛层形成，长时间炎症导致黏膜水肿、坏死甚至软骨坏死，纤毛细胞凋落，黏膜上皮化生，上皮成分改变易导致肉芽组织增生，形成气管狭窄。创伤后的气道黏膜受到细菌炎症刺激，出现局部水肿，肉芽增生，导致气道内径变窄，出现气道狭窄的风险增加。糖尿病患者容易合并感染，主要是体内起主要防御作用的体液和细胞免疫功能减弱，创面可能出现细菌过分生长而导致大量肉芽组织形成，致瘢痕组织增生。

三、症状及体征

气道狭窄常见的症状为进行性的呼吸困难、呼吸喘鸣音、咳嗽伴黏稠痰等症状，严重者可出现明显的全身症状，如烦躁不安、呼吸与心搏加快、口唇发绀等，主要为心、肺、脑等重要脏器缺氧所致。创伤性瘢痕狭窄多发生在气管插管 1 周以上的患者，狭窄部位多为气囊所在区域或气管切开水平，呼吸困难症状多出现于拔管后 1 个月以内。

四、影像学及支气管镜下表现

气道创伤性瘢痕狭窄主要依靠胸部 CT 及气管镜检查确诊。创伤性纤维瘢痕性狭窄的类型多为气道瘢痕狭窄、蹼样狭窄、沙漏样（或锥形）狭窄、扭曲或弯折。

五、诊断与鉴别诊断

咳嗽、气短、喘息等症状不仅见于气管狭窄，也是其他几种比较常见的呼吸系统疾病的主要临床表现，往往最初误诊为支气管哮喘或慢性支气管炎。另外需要与气道良、恶性肿瘤相鉴别。

（一）支气管哮喘

反复发作性喘息、呼吸困难、胸闷或咳嗽，多与接触变应原、冷空气、物理、化学性刺激、病毒性上呼吸道感染、运动有关。发作时在双肺可闻及散在或弥漫性以呼气相为主的哮鸣音，呼气相延长。上述症状可经治疗缓解或自行缓解。症状不典型者（如无明显喘息或阳性体征），至少有以下 1 项试验阳性：支气管舒张试验阳性（FEV_1 增加 15% 以上），支气管激发试验或运动试验阳性，PEF 日内变异率或昼夜波动率≥20%。

（二）慢性支气管炎

临床上以咳嗽、咳痰为主要症状或伴有喘息，每年发病持续 3 个月，并连续 2 年或以上。对临床上虽有咳、痰、喘症状并连续 2 年或以上，但每年发病持续不足三个月的患者，如有明确的客观检查依据（如 X 线、肺功能等）也可诊断。排除具有咳嗽、咳痰、喘息症状的其他疾病（如肺结核、肺尘埃沉着症、肺脓肿、心功能不全、支气管扩张、支气管哮喘、慢性鼻咽疾患等）。

（三）气道占位病变

各种原因引起的气道占位病变均可以表现为气短、咳嗽、咳痰等气管狭窄表现，需行胸部 CT、气管镜检查及镜下取组织活检等进一步明确诊断。

六、治疗

气道创伤性瘢痕狭窄治疗比较困难，近年来，随着支气管镜下各种腔内介入治疗技术的发展，治疗水平也有了很大的提高。目前应用于临床的各种腔内介入治疗方法各有其优缺点。

（一）激光疗法

可使受照射的病变组织迅速发生凝固、气化甚至炭化，进而去除病灶，其治疗效率高，适用于瘢痕狭窄、蹼样狭窄和沙漏样狭窄。但若掌握不好，易导致气道壁出血，且仪器设备昂贵，治疗费用较高，国内应用较少。

（二）高频电刀

通过高频电流使病变组织发生凝固及坏死，治疗范围较易控制，较少引起气道壁穿孔和大出血，且成本低，目前应用较广泛，适用于瘢痕狭窄、蹼样狭窄和沙漏样狭窄。但对沙漏样狭窄和扭曲狭窄进行治疗时应注意烧灼勿过深，以免管壁穿孔。

（三）氩等离子体凝固（APC）

APC 是利用氩等离子束传导高频电流，无接触地热凝固组织，因其治疗较为表浅，不易导致气道壁穿孔，对气道的表浅出血治疗效果较好，适用于瘢痕狭窄、蹼样狭窄和沙漏样狭窄。但对沙漏样狭窄和扭曲狭窄需慎重，烧灼勿过深，以免管壁穿孔。研究显示，APC 可能损伤气管软骨环，导致气管塌陷。APC 也可促使创面纤维瘢痕的形成。

（四）冷冻治疗

通过低温使细胞内产生结晶进而使细胞崩解，同时还可使治疗区域小血管的内皮细胞发生损伤，局部血栓形成，进而引起组织缺血坏死，达到去除病变组织的目的。其特征是对含水丰富的新生肉芽及肿瘤组织效果较好，可避免气道壁损伤，是简单、安全的治疗方法，适用于各型狭窄。但起效较慢，且治疗后因局部组织水肿，治疗后初期可能加重管腔狭窄程度。

（五）球囊导管扩张

使用高压球囊对狭窄段气管实施机械扩张，是简单、有效、廉价的治疗方法，对蹼样狭窄、沙漏样狭窄的治疗效果较好，而对瘢痕狭窄、扭曲狭窄的治疗效果较差。少数患者可能发生出血、纵隔皮下气肿、气胸等并发症。

（六）内支架

放置气管支架扩张狭窄段能迅速缓解症状，近期疗效非常显著，适应于各型狭窄，但对狭窄程度较重的患者，可事先结合热消融或球囊扩张，将管道扩宽后，再置入支架。但远期并发症发生率较高，如肉芽组织增生、支架移位等。FDA 已明确指出良性气道狭窄患者不建议使用金属裸支架。可短期内放置金属覆膜支架或硅酮支架，以防止肉芽增生引起支架取出困难。放置支架期间建议定期调整支架位置，减轻支架对局部黏膜的持续性刺激，避免肉芽增生。如狭窄部位较高，位于喉气管水平，可放置 T 形硅胶管持续扩张。

（七）镜下注射药物

在气管镜直视下于瘢痕增生处注射药物控制瘢痕形成，常用药物为丝裂霉素、地塞米松、曲安奈德等。

腔内介入治疗方法较多，常见并发症主要为气管狭窄处经 APC、冷冻等治疗后局部出现较多坏死组织，引起管腔再次狭窄而致出现喘憋症状，因此，介入治疗后 1~3 日应复查气管镜并清理坏死物质。内支架置入治疗后局部刺激可能引起肉芽增生、支架表面痰痂形成等情况，应定期复查气管镜并清理痰痂，肉芽增生处给予冻融治疗，必要时可给予激光、APC 等消融处理。如果肉芽增生严重，须及时取出支架，选择其他治疗方法。

上述治疗方法的近期疗效已得到肯定，但要保持气道通畅，往往单一 1 项治疗方法很难达到满意效果，常需要多种方法联合，常见的联合治疗方法如下。

（1）球囊导管扩张联合二氧化碳冷冻。

（2）球囊导管扩张联合 APC。

（3）球囊导管扩张联合 APC 及二氧化碳冷冻。

（4）APC 联合二氧化碳冷冻。

（5）球囊导管扩张联合 APC 及二氧化碳冷冻、内支架。

（6）冷冻联合内支架。

（7）APC 及冷冻联合内支架。

上述各种方法中均可以联合气管镜下注射药物治疗。

气道创伤性瘢痕狭窄患者多为瘢痕体质，治疗时间较长，气管镜下介入治疗的同时可联合放射治疗。

（刘俊楠）

第二节　良性肉芽肿性疾病

一、概述

气道良性肉芽肿性疾病是各级气道在受到炎症、外伤、异物等刺激后气管黏膜异常增生，导致气道的阻塞而引起一系列临床症状。国外良性肉芽肿性疾病最常见的病因依次为肺移植、支气管袖状切除、长期气管插管或气管造口术后。另外，气管创伤、支气管结核、气管结石、结节病、韦格纳肉芽肿、支气管淀粉样变等也是引起良性气道狭窄的原因之一。我国结核的患病率高于西方国家，因此，气道良性肉芽肿性疾病的常见病因为支气管结核、长期气管插管或气管造口术后。良性中央气道狭窄中气管支气管结核居首位，占各种病因的64.25%；长期气管插管或气管造口术后狭窄也是常见原因，占各种病因的15.0%，居各种病因的第二位；气管支气管吻合术后狭窄较为少见，仅占各种病因的0.78%；其他病因构成与国外相似。

二、发病机制

气道良性肉芽肿性疾病的发生均是因炎症、外伤或异物刺激而导致气道黏膜组织异常增生，形成肉芽。异物肉芽肿：通常是以进入组织内的异物为核心，周围有巨噬细胞、成纤维细胞、异物巨细胞等包绕。感染性肉芽肿：通常由于感染了特殊的病原微生物或寄生虫，形成有相对诊断意义的特征性肉芽肿。常见的病原体有结核分枝杆菌、伤寒杆菌、梅毒螺旋体、真菌等。机械刺激所致肉芽肿：如长期气管插管、气管切开，均可引起机械性损伤气管中上段黏膜组织，引起细胞增生，产生肉芽肿。

三、症状及体征

气道内这些良性病变不仅仅表现为肉芽增生，还常伴有气道狭窄。因为气道受阻，常导致阻塞性肺炎或肺不张。患者临床上表现为咳嗽、咳痰，痰量较多，可为白色或黄色，感染较重时可出现发热、胸痛，也可有咯血，气道受阻严重时出现呼吸困难等，严重者可危及生命。体格检查：患者伴或不伴有口唇发绀，肺部查体患侧呼吸音减低或者消失，常可闻及干啰音，有时也可闻及湿啰音。实验室检查：血常规白细胞及中性粒细胞通常会增多，病史较长者可伴有轻度贫血；红细胞沉降率、C 反应蛋白均可增高。

四、影像学及支气管镜下表现

X 线胸片或胸部 CT 可见患侧支气管内有软组织影伴气道狭窄，可部分或完全将气道堵塞，同时伴有阻塞性肺炎或肺不张表现；如果阻塞严重，也可以引起双侧的阻塞性肺气肿。对于不能透过 X 线的异物，可以通过胸片或胸部 CT 发现。

气道良性肉芽肿性疾病的镜下表现：异物所致肉芽增生在镜下表现为阻塞部位的支气管黏膜呈结节样或砂砾样增生、肥厚，充血、水肿，肉芽组织可部分或全部将异物覆盖，气道大部分被阻塞。气管切开后肉芽肿多发生在切口部位，有时伴有环状软骨塌陷。因此，气道良性肉芽肿性疾病诊断的"金标准"是行电子支气管镜检查，通过镜下取活组织做病理检查，即可明确诊断。

五、诊断

良性肉芽肿性疾病的诊断主要是依靠病理检查来确诊的。炎性肉芽肿是巨噬细胞及其衍生细胞增生而形成的结节状病变。某些病原体（结核分枝杆菌、麻风杆菌、伤寒杆菌、梅毒螺旋体、真菌等）、某些原因不明的炎症（结节病、克罗恩病等）、异物等都可以表现为炎性肉芽肿。肉芽肿的主要细胞成分是上皮样细胞和多核巨细胞，在这些慢性肉芽肿性炎症的病理过程中，在那些不被消化的细菌或其他抗原物质的长期刺激下，进入病灶的巨噬细胞过多，则转化为类上皮细胞，围绕在病灶周围，类上皮细胞之间还有散在的多核巨细胞。因此良性肉芽肿性疾病根据镜下表现及病理检查即可确诊。

六、治疗

良性肉芽肿性疾病的治疗，过去没有很好的治疗方法，对于狭窄明显的气道主要采取外科手术切除的方法进行治疗，但由于手术创伤大、技术要求高、术后并发症多等原因很难在临床广泛开展。自 20 世纪 90 年代中期，随着内镜技术的发展，用于治疗支气管内病变的介入技术手段不断增加，支气管镜下的介入治疗已成为治疗支气管内良性病变的主要手段之一。目前常用的支气管镜微创介入治疗技术包括热消融（激光、微波、高频电刀、APC）、二氧化碳冷冻、内支架、球囊扩张、局部药物注射等。对于良性气道肉芽肿的治疗以消减肉芽和扩张气道为主。采用硬镜和软镜相结合，运用两种以上介入治疗技术，绝大多数患者可获得治愈。现将目前可应用的各种支气管镜微创介入治疗的手段介绍如下。

（一）激光治疗

激光治疗可在软式和硬式支气管镜下使用。常用以快速缓解气道阻塞引起的症状，成功与否取决于病变的部位，尤其是气道受累的长度。原则上，只要支气管镜可见的气道内增生性病变造成的阻塞，或者基底部较宽，肉芽组织较大，管腔严重堵塞性病变，用光导纤维远端能垂直对准病变组织，均可应用激光治疗。

激光治疗的优点是在全身麻醉或局部麻醉下均可操作，远、近端支气管病变均能治疗，对于较大的肉芽肿有快速、高效的切除作用。缺点是操作过程中容易引起出血，如果操作不当，易引起气管壁穿孔。

气管、支气管肉芽肿主要包括结核性肉芽肿、炎性肉芽肿、手术缝线及气管切开金属套管等引起的异物性肉芽肿等。异物性肉芽肿对激光治疗的效果较好，但对炎性肉芽肿的治疗效果欠佳，术后易复发。可在激光消除肉芽后，再结合 CO_2 冷冻及局部药物注射治疗，一般冷冻及药物注射在激光消融后马上开始，每周 1 次。冻融范围尽量覆盖增生的肉芽，每次冻融时间 30~90 秒，若黏膜出血，局部喷洒肾上腺素或巴曲酶止血。如果良性肉芽肿伴有气道狭窄，且狭窄段较长，在激光消除肉芽后要先行球囊扩张，气道扩宽后再进行冷冻治疗，球囊扩张和冷冻治疗一般是每周 1 次。对于球囊扩张后气道狭窄改善不明显的病变，要考虑放置内支架，良性气道狭窄选择支架以可回收覆膜金属支架或硅酮支架为主，放置时间一般不超过 3 个月。

气道完全闭塞时，术前必须评价阻塞的路径和阻塞远端的情况，否则易致管壁穿孔。非完全性气道闭塞的病例，消融治疗前必须评价阻塞远端肺组织的功能，如果肺不张的时间超过 3 个月，肺泡内纤维素渗出、粘连，肺复张的可能性较小，消融治疗也没有必要。

（二）微波治疗

与激光相比，微波在烧灼肉芽肿时，操作更加安全，烧灼深度更容易掌握，不容易引起气管穿孔和气管内着火等并发症。但微波烧灼肉芽的速度比激光和高频电要慢一些，对管腔内较大肉芽组织引起的中重度气道狭窄，不但疗效差，而且因治疗性热刺激引起肉芽组织短期内更快的增生，反而会加重气道狭窄。由于操作时，微波是将电极直接接触肉芽组织，相比激光和 APC 治疗时要同病变组织保持一定的距离，因此微波的电极更容易黏附坏死的组织结痂，从而影响治疗的速度。各种原因所致肉芽肿引起的气管狭窄，均可用微波消除肉芽。肉芽组织经微波治疗后，常会复发，因此根据气道狭窄部位及程度，微波治疗后再结合冷冻、球囊扩张或内支架等治疗会取得更好的疗效，甚至达到痊愈。

（三）高频电刀

与 APC 不同，高频电刀是直接作用于组织产生热能来凝固和蒸发支气管内的病变。相对于 APC 的非接触式凝固，其更易对正常的组织造成损伤，如果凝固过深，易造成气管、支气管穿孔，因此对操作者技术要求也较高。该疗法可在硬式或软式支气管镜下使用。

高频电刀可快速地解除气道梗阻，短期疗效明显，李王平等对 28 例良性气道狭窄病例进行治疗，其中 8 例因气管切开后肉芽组织增生和腔内息肉、良性肿瘤运用了高频电刀治疗，部分患者结合了球囊扩张和内支架治疗，治疗后，24 例患者呼吸困难迅速缓解，部分患者肺功能明显改善。

甄永强等对 8 例支气管良性肿瘤所致的气道阻塞患者进行支气管镜下高频电刀烧灼切割术，结果 8 例良性肿瘤电灼后气道完全打通，在电灼过程中未出现大出血、呼吸道穿孔、纵隔气肿等严重并发症。对于良性肉芽肿性疾病所致气道狭窄，要达到较好的远期疗效，也要结合多种方法治疗。高平等用电刀联合球囊扩张对 12 例气道完全闭塞患者应用电刀消融联合高压球囊扩张治疗，8 例患者在初始治疗后气道再通超过 50%，相应气道肺复张，气促评分改善；7 例患者在随访中气道再狭窄，最终置入内支架以维持气道通畅。因此，电刀联合球囊扩张能使完全闭塞的气道再通，是治疗部分良性气道闭塞的有效方法，球囊扩张后效果不好的患者，可放置内支架来维持气管通畅，但要警惕支架所致的气道再狭窄。

（四）氩气刀（APC）

APC 和微波相比，APC 可更快速地消融气道内瘢痕和肉芽组织，烧灼深度和范围要大于微波，在止血方面也要优于微波。但相较于激光，其治疗较为表浅，不易导致气道壁穿孔，适用于弥漫性表浅病变，但对于气道严重阻塞需要快速切除的病变治疗效果较差。APC 在高浓度吸氧下，比微波和激光更易发生气管内着火。同微波治疗一样，单用 APC 烧灼肉芽后也会出现复发，术后复发时间最短 3～5 日，长则 1 个月，气道又可狭窄，因此单一的 APC 治疗不能使良性肉芽肿性疾病达到痊愈，后续也要结合二氧化碳冷冻、球囊扩张、内支架等技术，才能使疾病达到痊愈。

有学者使用 APC 经电子支气管镜对 17 例气道狭窄患者进行治疗，完全有效 11 例（64.7%），部分有效 4 例（23.5%），轻度有效 2 例（11.8%）。吴雪梅等采用 APC 经电子支气管镜对 66 例气道狭窄患者进行治疗，显效及部分有效 51 例，轻度有效 14 例，无效 1 例。这说明 APC 治疗气道狭窄安全、有效。

（五）冷冻疗法

对于气道良性肉芽肿性病变，冷冻治疗是操作简便、疗效确切、有效、安全的治疗方法。但是一般是在热消融肉芽后再进行冻融治疗。良性肉芽肿也可以用冻切来清除肉芽，但是相较于热消融，更容易出血。出血较少时，一般用凝血酶或肾上腺素局部喷洒就可止血；如果出血较多，可以用 APC、微波等来止血。冷冻治疗后，为防止气道水肿而导致呼吸困难，可以给予甲泼尼龙 40～80 mg 静脉注射或输注。

对于主气道重度良性狭窄、濒临呼吸衰竭者，冻融疗法因延迟效应和冷冻水肿效应，而被列为禁忌。对于心功能不全、不能耐受全身麻醉者也列为禁忌证。

经支气管镜冷冻治疗的优点：①患者耐受性好；②操作简便，更易控制深度，因而穿孔危险性小，且不损伤软骨；③费用少；④纤维支气管镜具有较好的可弯曲性，可治疗 3～4 级支气管甚至更远端病变；⑤由于没有高频电效应，因而可用于装有起搏器的患者；⑥不损伤支架，可用于支架内良性肉芽增生的治疗。

（六）气管内支架

良性肉芽肿性疾病在经 APC、冷冻及球囊扩张治疗后，疗效仍不佳时，可考虑短时期放置内支架来治疗。

陈正贤等报道 1 组 Ultraflex 支架用于良性器质性气管狭窄的临床效果：19 例患者，支架置入后呼吸困难全部得到改善。随访 10～18 个月，3 例反复肺部感染，其中 1 例支架移位并塌陷，2 例支架网眼内肉芽组织增生导致气管阻塞症状，1 例支架移位后远端狭窄。其余患者支架情况良好，支架嵌入气管上皮内，管腔通畅。这说明 Ultraflex 支架用于良性气管狭窄近期效果较好，但置入时间较长，肉芽组织可向支架网眼内生长。

放置 Wallstent 支架和 Ultraflex 支架，因输送器直径较小，操作方便，医师易于掌握。对于一些良性病变如肉芽增生性气道狭窄，原则上不宜放置支架，因为支架可更加刺激肉芽生长，为后期治疗带来困难。若在紧急情况下必须要放置支架，最好选用覆膜支架，裸露的支架可使肉芽沿网孔向管腔内生长，引起再狭窄。支架放置 2 周左右即可取出，最长时间不超过 1 个月。病变部位在主气道时，要放置直管型支架；病变累及隆突及左、右主支气管，放置 Y 形支架；病变累及隆突或单侧支气管，放置 L 形支架。如果管腔内肉芽较多，可以先用激光或 APC 联合冷冻将大部分肉芽消除，必要时给予球囊扩张，气道扩宽后再放置支架，这样不仅可以使支架很好地释放，也可以延长治疗效果。

（七）球囊导管扩张术

对肉芽肿性疾病，如气管切开后、外伤、异物、结核等疾病所致的气道狭窄，首先要用热消融或冷冻的方法将肉芽消除，再进行扩张。

一般病程短、气管狭窄长度短、狭窄程度轻者扩张效果好，而病程久、狭窄程度严重者需多次扩张，扩张治疗后虽然也可能再次出现狭窄，但与长期置入支架造成的肉芽组织增生、支架移位而需要反复进行介入治疗的结果相比，无疑为一种更恰当的选择。球囊扩张气道成形术成功的关键是气管支气管壁结构应完整，原发病变稳定。

（八）气管镜下药物注射

镜下药物注射治疗良性肉芽肿性疾病，可以注射糖皮质激素等药物，对顽固性肉芽肿可注射化疗药物，如长春新碱、丝裂霉素、甲氨蝶呤等。

总之，支气管镜下介入治疗技术的发展为气道病变的治疗提供了极大的方便和机会，也成为治疗气道疾病的主要发展方向。良性肉芽肿性病变的治疗，可先用 APC、高频电刀处理病变，再用冷冻处理气管壁病变，如果为多个部位的病变，可先从大到小、从外向内逐个进行处理；如果瘢痕形成狭窄，可进行高压球囊扩张。如果经以上治疗效果仍较差者，可以放置气管支架，但支架放置时间不宜过长。良性肉芽肿性疾病所致气道狭窄的治疗时间较长，一般在 3 个月以上。

（蒋　季）

第三节　气道异物

一、概述

气道异物是指被误吸入气管、支气管内并无法自行咳出的异物。异物的种类多种多样，常见的有动物骨头、鱼刺、金属物品、植物类、义齿等。

异物吸入气道，可影响患者呼吸，严重时可能导致生命危险。气道异物常见于儿童，占儿童意外伤害的第三位，尤其以 5 岁以下多见。成人相对少见，正常成人大脑神经发育已经完善，咽喉反射灵敏，可防止异物吸入，故成人气道异物发生较少。老年人由于咽喉反射迟钝，气道灵敏度差，气道异物发生率有所增高。钱永忠等报道的 1 304 例呼吸道异物中，10 岁以下儿童约占 96%。气道异物临床表现差异较大，患者可无临床症状，或表现为咳嗽、咳痰、咯血等非特异表现，严重者可出现胸痛、气促，甚至可出现窒息、死亡。以往检查手段有限，异物容易与肺部其他疾病混淆，造成漏诊、误诊。成人气管长度和宽度因年龄和性别而异，约一半在颈部，约一半在胸部。气管在第 5 胸椎水平分成左、右主支气管。右主支气管长 2~3 cm，直径平均约为 2.5 cm，与中线夹角约 25°。左主支气管长约 5 cm，直径为 1.0~1.5 cm，与中线夹角 40°~50°。与左主支气管相比，右主支气管的特点是短粗而走向陡直，吸入异物易入其内，尤其右下叶。随着影像学检查技术的发展及支气管镜的广泛应用，气道异物的诊断率及治疗成功率不断地提高，预后显著改善。

二、临床表现

（一）病史

部分患者可提供进食呛咳等异物吸入病史，部分患者无法提供明确病史，幼儿可能出现表达不清，家长可提供发病前是否有进食或口含异物并大笑、哭闹等易发因素，所以在诊断本病时一定要详尽询问异物吸入史，防止家长及医师对本病的认识不足或警惕性不高而造成误诊或漏诊。

（二）症状

差别大，异物的大小、形态、性状、嵌顿部位及存留在气道的时间均可能影响患者症状。较大异物阻塞大气道可能出现明显的呼吸困难，甚至窒息，较小的异物常进入支气管分支，症状较轻微。通常沉积于声门下到双侧主支气管以上的异物，症状比较剧烈。发病后患者刺激性咳嗽，呼吸急促，口唇发绀，喘鸣，部分胸痛、咯血。较小的异物常常沉积在支气管分支，表现为咳嗽、咳痰、胸痛、发热、咯血等，呼吸困难、低氧血症较少。异物可导致局部支气管阻塞，时间较长可伴有肉芽组织生长，合并阻塞性肺炎、肺不张，容易与肺炎、肺脓肿、肺肿瘤及肺结核等混淆。

儿童气管、支气管管腔狭窄，吸入的异物容易阻塞于声门下、气管，导致窒息。成人气管、支气管管腔较大，异物吸入后常沉积于下叶或中叶支气管等远端支气管，导致窒息的机会较少，呼吸困难发生率也较低。

异物的性质也影响患者症状。如金属异物，较小的引起局部炎症反应，较大的金属异物则可引起局部阻塞，引发阻塞性肺炎、支气管扩张或肺脓肿。植物性异物如植物种子，因含有脂肪酸，则可引起急性的支气管炎症反应，具有刺激性，刺激周围组织形成化学性的支气管炎症和水肿。鱼骨、尖锐的骨片等刺激性较强的异物可嵌于支气管壁，导致局部肉芽组织形成、包裹，表现为支气管腔内新生物，出现支气管占位、阻塞性肺炎、肺不张表现，与支气管肿瘤易混淆。

（三）体征

与异物的大小、位置有关，部分可无异常体征。异物停留于气管内随呼吸上下移动时可于颈部气管前听到有击拍音。异物明显阻塞大气道管腔可出现干啰音，合并阻塞性肺炎可出现局部叩诊浊音、呼吸音减弱、闻及水泡音，如出现大面积肺不张，可出现纵隔移位表现。

三、影像学及支气管镜下表现

（一）影像学表现

与异物的性质有关。较大的骨性、金属异物等不可透 X 线异物，影像学检查可清楚地显示。植物性异物等可透 X 线的异物则无法清楚地显示，但能显示低密度病变或阻塞性肺炎、肺不张等间接影像征象。CT 检查在这个时候是必要的，能够更好地确定异物沉积的具体位置。由于异物常为动物骨头或植物果实，体积小，X 线胸片和胸部 CT 常仅表现为异物阻塞引起的局部炎症，类似于支气管炎、肺炎、肺不张、肺癌等，而较少提示异物直接征象，故常漏诊。

（二）支气管镜检查

气管镜检查为诊断气道异物的最直接、最有力诊断依据，可清楚地观察到气道异物的大小、形态、性状、位置，并为治疗方案的制订提供有力依据，但部分气道异物由于时间长，新生肉芽及坏死物覆盖气道异物，无法直接观察到，造成误诊。对于以下情况应仔细进行支气管镜检查：虽无异物吸入史，但有长期原因不明的咳嗽、咳脓痰，肺部炎症吸收不良者；X 线胸片有肺不张、阻塞性肺炎吸收缓慢或不吸收者；以前支气管镜检时发现酷似新生物的肉芽肿病变，活检或刷检又未能证明有肿瘤存在者。

四、诊断

如患者提供有呛咳等可疑异物吸入史，并有咳嗽、咳痰、呼吸困难等表现，应高度怀疑气道异物；反复发生的局部阻塞性肺炎、肺不张，应该注意排除气道异物；影像学检查特别是 CT 检查，可见到异物影像或异物引起的继发改变，对气道异物等诊断有很大的帮助；气管镜检查是诊断异物的"金标准"，一般可以直接看见异物，但对异物在气道内存留时间长，异物被肉芽组织、坏死组织或分泌物覆盖者，需要先清除部分异物表面的组织后才能见到异物。

（一）肺部感染

气道异物常在 X 线胸片或 CT 上未能见到，且气道异物容易导致气道狭窄，引起远端阻塞性肺炎、支气管扩张、肺脓肿等肺部感染，故反复发生的局限部位的肺部感染或肺部感染抗感染治疗效果差，应该注意与气道异物相鉴别。

（二）支气管哮喘

患者一般有过敏史，自幼发病，起病快，发作时两肺满布哮鸣音，对解痉平喘药敏感，症状可很快缓解。气道异物虽有类似哮喘发作的病史，但肺部听诊哮鸣音固定，用药后症状改善不明显，且多伴有肺部感染症状。

（三）肺部肿瘤

当异物存留气道内时间较长时，局部黏膜均有不同程度的炎症性肉芽组织增生，肉芽组织包埋异物，支气管镜检查时只能见到管腔内菜花样新生物，酷似肺癌。肺癌一般表现为菜花状或息肉状，组织脆、易出血。而异物表面的肉芽组织活检时组织韧、出血少，特别是关闭活检钳时有硬质异物感，活检病理可明确诊断。

五、治疗

临床上确诊异物后，应尽早进行治疗，取出异物，以减少发生窒息的危险，并最大程度地降低病死率、病残率。异物的治疗方法如下。

（一）拍背法

如婴幼儿突然出现误吸异物导致窒息，紧急情况下可采用将患者头朝下，叩击胸背部，可促使患儿自行咳出气道异物，但此法容易导致气道异物上移，导致大气道阻塞可能，故有一定的危险性。因此应该注意做好充分准备，能及时处理窒息危险。

（二）手术治疗

通过手术切除异物所在的支气管及远端肺组织，此法对身体创伤较大，仅有少数气道异物确实无法经过支气管镜取出时才考虑手术治疗。

（三）支气管镜取异物

通过支气管镜钳取异物为目前最方便、有效、应用最广泛的治疗方法，约90%的气道异物可通过支气管镜取出。以往一般采用硬质支气管镜取异物，由于硬质支气管镜手术需要全身麻醉，操作较复杂，费用昂贵，目前已很少使用。随着可弯曲支气管镜的普及，已经基本替代硬质支气管镜用于取出气道异物。目前，除了一些婴幼儿或一般情况差的成人外，大多数气道内异物均采用可弯曲支气管镜取出。

1. 可弯曲支气管镜及其配套工具

（1）可弯曲支气管镜：包括电子支气管镜和纤维支气管镜。近年来可弯曲支气管镜技术的飞速发展，使得可弯曲支气管镜的视觉效果明显提高，操作孔道增大，对气道异物治疗的成功率不断提高。

（2）辅助工具：具体如下。

1）异物钳：确诊气道异物后，尽量用支气管镜将异物取出。异物钳可通过支气管镜活检钳道插入，直接钳取出异物，是治疗气道异物最重要的工具之一。目前可用于支气管镜的异物钳品种繁多，功能不一，必须经过支气管镜检查，明确异物性状后，选取合适的异物钳，才能保证手术成功。根据异物钳的性状，可分很多种，包括：鼠齿型钳，针对扁平异物；鳄鱼口型钳，针对较大或光滑异物；橡胶头钳，针对光滑、尖锐的异物等；钢丝抓，可取出大部分金属异物及有机异物。

2）金属套扎器：若气道异物较大，形态不规整，异物钳无法钳取，可改用金属套扎器套住异物，将异物拉出。

3）冷冻探头：若气道异物表面光滑，异物钳无法夹紧，可改用冷冻探头，将异物表面与冷冻探头之间的黏液冷冻结冰，使异物与探头紧密连接，随后将异物拉出。在异物光滑、不易钳夹时，冷冻探头效果显著。

4）金属套篮：对光滑的、较大的异物，可选用金属套篮。

5）刮匙：对异物与周围组织粘连明显或嵌顿较紧时，可先用刮匙从异物周围插入到异物远端的支气管腔内，弯曲刮匙，然后拉动刮匙，松动异物。

6）球囊导管：可以用来驱赶表面圆滑、不易固定的支气管内异物到上方支气管或气管，然后用其他辅助工具取出异物。

7）高频电刀或氩气刀：部分气道异物由于时间长，表面被肉芽组织粘连、覆盖，无法直接取出，须经过高频电刀、氩气刀清除周围肉芽组织后方能顺利取出异物。

2. 操作步骤

（1）术前准备：术前应该详尽询问病史和进行体格检查，判断患者吸入异物的种类、所在位置。同时对患者是否能够耐受支气管镜检查做出评价，此外，心电图、血小板计数、出凝血时间都必须检查。术前应该行胸部 CT，以对异物的类型和位置做出诊断，同时了解异物周围炎症反应、肉芽增生的情况。术前禁食 6 小时以上，以防止呕吐导致胃内容物误吸。成人术前 30 分钟予肌内注射阿托品 0.5 mg，以减少气道分泌物，必要时肌内注射哌替啶 50 mg。对于心、肺有基础疾病的患者，术前应进行血气分析、肺功能检查，术中行心电监护，降低风险。

（2）麻醉：一般成人可采用局部表面麻醉，儿童因配合较差，采用全身麻醉。

1）局部麻醉：先予 2% 利多卡因 10 mL 雾化吸入，使患者口咽部有麻木感。支气管镜术中应在声门部、隆突上方、异物周围等处喷洒 2% 利多卡因追加麻醉，注意控制麻药总剂量，防止发生中毒。对手术中钳取异物时耐受性差、剧烈咳嗽而影响手术操作的患者，可在术中辅助静脉注射咪达唑仑，有利于患者配合手术，但应注意呼吸抑制的发生，做好气道插管、机械通气的准备。

2）全身麻醉：对无法配合的患儿，则采取全身麻醉，由手术室麻醉医师按照全身麻醉手术协助进行。

（3）体位：一般采取仰卧位或半卧位，如患者无法配合，可采用坐位。

（4）支气管镜插入的径路：具体如下。

1）经鼻腔插入法：适合于成年异物患者。本方法的优点有：操作方便，成功率高；患者痛苦较少，耐受性好；对体位要求较低，可以坐位进行。缺点有：鼻腔狭窄的患者，可能支气管镜插入困难；取出异物时，较大异物可能出现脱落，嵌顿于鼻腔内。

2）经口腔插入法：为气道异物取出术最常用方法。其优点有：能够插入外径较粗的治疗型支气管镜，从而有更好的视野及操作空间，吸引力也较大，对术中出血或患者气道内脓痰进行有效的吸引，保持视野清晰；异物取出顺利，避免异物对鼻腔黏膜的损害及异物嵌顿于鼻腔内。

3）经人工气道插入：人工气道包括气管导管、气管切口、喉罩等，此法适用于已经行气管插管、气管切开的气道异物患者，或异物较锋利，容易对气管壁、喉、声门造成损伤的情况。其优点有：确保呼吸道通畅，可随时进行机械通气支持；支气管镜出入方便；避免锋利的异物对气管壁、喉、声门造成损伤。

（5）经可弯曲支气管镜取出异物的具体步骤：多采取经口插入法，选择合适管径的支气管镜，经口腔沿咽后壁进入喉部，窥及会厌，于会厌下方到达声门，对准声门，喷洒少许利多卡因，当患者深吸气、声门外展时将支气管镜插入，一边插入，一边观察，直至气管隆嵴，观察双侧主支气管口，注意观察是否有异物嵌顿或脓痰堆积、出血等间接征象。如果未能看见异物，则根据 CT 所提示的异物位置，先检查健侧，后检查患侧。如果不知道异物的确切位置，可先检查右侧、后检查左侧。各个支气管分支均仔细察看。发现异物时，应防止支气管镜前端将异物推向更远侧，而应小心地接近异物。对于异物的钳取方式，即钳夹工具应作出正常判断，选择合适的工具，尽量一次取出。当镜下未直接见到异物时，应先用活检钳耐心钳取异物周围的肉芽组织或坏死物，可加用氩气刀或高频电刀电灼异物周围肉芽组织，待异物暴露清楚后再考虑取出。当异物嵌顿不易取出时，可用刮匙从异物周围插入到异物远端的支气管腔内，弯曲刮匙，然后拉动刮匙，松动异物，这样有利于异物的取出。

（6）术后处理：对手术顺利，术中无损伤者无须特殊处理，嘱患者静卧休息，2 小时后方可进食；对手术时间长，有喉水肿的患者，应该使用糖皮质激素，减轻喉水肿；术中出现窒息时间较长、发生昏迷者，宜气管插管或气管切开，以便吸出分泌物；术后常规复查胸片或 CT，排除并发症，检查异物是否完全取出。

3. 注意事项

（1）术前常规局部麻醉，如患者未能配合，必要时可行全身麻醉。充分的麻醉是成功的保证。

（2）术前应行 CT 等影像学检查，了解异物的位置以及周围器官的比邻关系，注意避免损伤周围支气管、血管。

（3）如炎性肉芽组织形成完全覆盖异物表面，活检时碰到硬质物质常可提示异物存在。

（4）准备各种型号的异物钳，以便选择最合适的工具。

（5）用异物钳将异物钳住，连支气管镜一起退至声门下时，应注意防止异物过声门时脱落，嘱患者配合深吸气扩大声门，以便异物取出。

（6）异物取出后立即再行支气管镜检查，观察有无异物残留，支气管腔是否通畅，支气管黏膜有无损伤、出血。

（7）如遇气道异物被周围肉芽组织包埋固定，应该小心用 APC 或电刀清除异物表面及周围肉芽组织，直到异物松动后取出异物，可用刮匙帮助松动异物。异物松动后，才可以用异物钳等工具钳取出异物，不可在此之前强行拉出异物，否则容易造成支气管黏膜损伤及出血的危险。

（8）对较大的异物并嵌顿于主支气管造成一侧肺不张的患者，在异物取出过程中应该特别小心，谨防因异物滑脱后进入健侧而造成窒息。

（9）由于支气管镜下取异物有一定危险性，要求操作者熟练掌握支气管镜操作技巧，了解各种异物钳的特性，操作过程细心、轻柔，才能保证手术圆满成功。

4. 并发症及预防

（1）支气管黏膜损伤、出血：气道异物取出容易对支气管黏膜造成损伤，导致出血。手术过程应该注意手法轻柔、娴熟，避免生拉硬拽异物，必要时局部喷洒止血药。

（2）异物移位：异物被推送至支气管更远端、无法取出时，最终需要行手术治疗。术中避免推顶异物，选择合适的取异物工具是防止异物移位的关键。

（3）异物掉落于声门下气管，导致窒息：一般发生于巨大异物，预防措施有异物取出时要确保异物被牢固固定住，异物经过声门时嘱患者深吸气。

（4）术后喉头水肿、窒息：为异物取出过程中对喉部软组织损伤所致，术后予雾化吸入糖皮质激素能减少喉头水肿的发生。

（5）支气管壁的损伤造成支气管瘘、纵隔气肿和气胸：由术中电灼或锐利异物损伤支气管壁所致。预防措施有：支气管镜下电灼异物周围肉芽组织时避免损伤到支气管壁，在异物完全松动后才可用工具拉动异物等。

5. 临床应用评价

在支气管镜发明以前，气道异物威胁着人们的健康和生命，内科医师对此束手无策，外科手术又对患者的身心造成较大的创伤。在支气管镜问世以后，特别是可弯曲支气管镜的应用及普及，为无数的气道异物患者带来了健康。经可弯曲支气管镜取异物有很多优点。

（1）手术更为简单，患者痛苦较小，耐受性好，并发症少。

（2）管径较细，可弯曲，可以进入较细的支气管，容易取出远端的异物。

（3）对体位要求低，特别是对头颈部活动受限的患者仍能够手术。

（4）大部分手术仅需要局部麻醉，无须全身麻醉。

（5）可弯曲支气管镜比较普及，几乎所有综合医院均有购置，多数呼吸内科专业医师都能掌握支气管镜操作技术。

作者所在科室10年来诊断气道异物77例，其中67例曾被误诊为肺炎、支气管扩张、肺脓肿、肺癌、肺结核、支气管哮喘等疾病。全部均经可弯曲支气管镜成功取出，支气管镜取出时间最短5分钟，最长4小时，术中无明显并发症，术后无异物残留。异物种类多，包括猪骨头、鱼刺、螃蟹壳、杨梅、瓜子、义齿、针头、牙科工具、药丸等。异物取出后，根据局部情况给予相应的治疗。对肉芽组织增生明显、管腔狭窄者，予氩气刀和（或）冷冻治疗；对肺部感染明显者，予局部生理盐水或抗生素冲洗。全部病例除了2例遗留有支气管扩张的后遗症外，其余病例均得到完全治愈。

6. 应用可弯曲支气管镜取气道异物的主要技巧

（1）要熟练掌握支气管镜的操作，手法、动作轻柔，术者与助手默契配合。尽量不刺激患者，以免患者剧烈咳嗽，导致异物取出失败。

（2）充分的麻醉及给氧，能够有利于长时间手术，减少低氧血症等并发症的发生。

（3）如果气道异物时间较长，周围肉芽组织增生明显，需要耐心清除肉芽组织，可用氩气刀、电刀、活检钳等协助清除，直到异物充分松动。可用刮匙插入异物的远端，弯曲并拉动刮匙，拉动异物，协助松动异物。

（4）如果异物光滑，异物钳无法夹紧，可用金属套篮套取异物，根据异物形态和质地，也可采用冷冻探头冻取异物或圈扎器套取异物。

（5）病变处如渗血或水肿明显，可注入稀释的肾上腺素，以减轻黏膜肿胀、出血，有利于异物取出。

（6）对异物周围炎症增生明显或局部有大量脓性分泌物者，可行多次支气管镜治疗，待异物松动满意及局部化脓感染基本控制后才考虑取出异物，这样可提高成功率，并减少局部支气管壁损伤及避免损坏器械。

经可弯曲支气管镜摘取气道异物手术创伤小，患者耐受性好，安全性高。只要具备相对齐全的器械、熟练的操作技术及充分的麻醉，其成功率几乎可以达到100%。为确保安全，对于心肺功能差、出血风险高的气道异物患者，建议采用可弯曲支气管镜与硬质支气管镜两者联合应用。

（朱海燕）

第四节 气管—支气管结核

一、概述

结核病是一种古老的、在全球广泛流行的传染病，迄今为止，结核病仍然是威胁人们健康的重要公共卫生问题，而且可能是一个阻碍社会和经济发展的社会问题。据世界卫生组织（WHO）统计资料显示，目前全球约有 20 亿人感染结核菌，占全球人口的 1/3，其中活动性肺结核患者达 2 000 万，每年新发结核患者达 800 万~1 000 万，每年有 300 万人死于结核病，相当于平均每一秒就会新增 1 例肺结核患者，每日约 5 000 人死于结核病，已成为人类传染病中的"第一杀手"。

《2023 年全球结核病报告》显示，中国 2022 年估算的结核病新发患者数为 74.8 万，占全球发病数的 7.1%。据估算，我国约有 3.6 亿人感染结核分枝杆菌。据研究，受结核菌感染的人群中，约 10% 的人会发展为结核病。我国现有结核患者 500 万，70% 的结核患者为 14~50 岁人群；有传染性肺结核患者 200 万，患病率为 157.8/10 万，西部省区高达 197/10 万，全国结核病病死率为 9.8/10 万，每年因结核病致死达 13 万人，平均死亡年龄为 55.2 岁。我国结核病疫情现状具有感染率高、患病率高、耐药率高、病死率高四大特点。结核病疫情在经济不发达的中西部地区最高，比经济发达的东部沿海省份高 2 倍，目前全国约 80% 的结核患者来自农村。尽管我国在肺结核防治方面取得了较大成绩，但其发病率和病死率仍有逐年递增的趋势。2007 年世界卫生组织预计，中亚的结核患者如得不到正确治疗，其中 1/3 的活动性肺结核患者将在 5~8 年内死亡。这是由于当前肺结核患者大多症状不典型，特别是老年患者或者合并有自身免疫功能严重受损的患者，往往只有发热，部分患者表现为高热，而结核中毒症状极不典型，还有一部分患者仅以咯血或者喘息症状就诊。目前，胸片或 CT 加痰菌检查仍是确诊肺结核的主要手段。肺结核的好发部位仍以上叶尖后段和下叶背段居多，但其他部位的肺结核也不少见。典型的影像学表现为斑片状密度不均匀阴影，也有呈点状或团块状阴影，部分病例酷似肺部肿瘤，部分患者以肺癌术后经病理诊断才确诊为肺结核。据统计资料显示，目前肺结核病的痰涂片检查阳性率只有 20%~23%，痰培养的阳性率稍高一些，也在 25% 以下，约 60% 以上患者痰菌阴性。另外，红细胞沉降率增快、结核菌素（PPD）试验阳性，结核抗体阳性仅有辅助诊断意义，而炎症、肿瘤等疾病红细胞沉降率均可加快，但红细胞沉降率不加快也不能排除活动性肺结核，尤其是大部分钙化的病灶，PPD 试验、结核抗体阳性只是证明曾感染过肺结核，不能确定为活动性肺结核；肺内块形、球形结核酷似肿瘤，有时难以鉴别。找到了结核菌不仅能最终确诊结核病，而且还是进行结核病预防、治疗以及判断结核病病情、预后的重要依据。这就给我们提出目前结核早期诊断还存在着许多问题，由于相当一部分患者得不到早期、准确、快速的诊断，而常被误诊为其他疾病，如肺炎、肺癌、肺良性肿瘤以及支气管哮喘等疾病，这样不但延误病情诊断和治疗，同时增加了传染源和传播的机会，其直接后果是发病率的增加。

此外，难治性肺结核的出现使结核病的防治更加困难，发病率和病死率显著升高。难治性肺结核包括耐药性肺结核以及支气管内膜结核。近年来，各种原因导致的结核分枝杆菌耐药率的不断提高，使得多耐药以及耐多药（MDR-TB）病例不断增加，甚至出现了严重

MDR-TB 的患者，其病死率几乎是 100%。若 MDR-TB 患者不能得到及时、彻底的治疗，将会使更多的人暴露于感染 MDR-TB 的危险之下。支气管结核，肺结核患者 50%~90% 同时伴有支气管结核。由于支气管的破坏，患者可能在短期内出现支气管软骨破坏、气管塌陷以及结核肉芽肿的形成，使气管完全闭塞，反复出现肺部感染，甚至肺不张和肺毁损，导致肺功能丧失。这是目前在我国造成肺结核致残率和病死率增加的重要原因。

鉴于以上原因，肺结核的早期诊断和彻底治愈是控制传染源、减少传播途径、降低病死率的关键因素，而介入性肺脏病学技术的临床应用可以达到以上目的。

支气管结核早期的支气管黏膜充血、水肿、分泌物增多，黏膜下形成结核结节；继之则发生干酪坏死，形成结核性溃疡，底部肉芽组织增生，表面覆盖灰白色干酪坏死物；肉芽组织向管腔内生长或干酪坏死物堆积，致使支气管狭窄或阻塞。若治疗不及时，支气管纤维组织增生、瘢痕形成，造成不可逆的管腔狭窄甚至闭塞。支气管结核给个人带来的最大危害是肺不张、气管狭窄，严重者一侧肺毁损，丧失通气功能，反复感染，甚至高热不退，在全身抗结核治疗无效的情况下，患者不得不切除病变。近年来，支气管镜下早期介入治疗技术使支气管结核治愈率得到极大的提高。根据支气管结核病变的不同时期采用不同的介入治疗方法。

二、发病机制

支气管内膜结核均为继发性，多数继发于肺结核，少数继发于支气管淋巴结结核，经淋巴和血行播散引起支气管结核者极少见。

（一）结核菌接触感染

此为支气管结核最常见的感染途径。结核患者含有大量结核菌的痰液，或空洞病灶内的含结核菌的干酪样物质，通过气管、支气管时，直接侵及支气管黏膜，或经黏液腺管口侵及支气管壁。

（二）邻近结核病灶累及支气管

肺实质结核病进展播散时累及支气管、肺门及纵隔淋巴结发生结核性干酪坏死时，可浸润、穿破邻近支气管壁，形成支气管结核或支气管淋巴瘘，个别脊柱结核患者的椎旁脓肿可波及气管、支气管，形成脓肿支气管瘘。

（三）淋巴血行感染

结核菌沿支气管周围的淋巴管、血管侵及支气管，病变首先发生在黏膜下层，然后累及黏膜层，但这种淋巴血行感染的发生机会较少。

三、症状及体征

支气管结核患者的临床症状多样，视病变范围、程度及部位有所不同，缺乏特异性。常表现为咳嗽、咳痰、发热、咯血、呼吸困难及胸痛，还有部分患者无临床症状。

（一）咳嗽、咳痰

几乎所有的支气管结核患者都有不同程度的咳嗽。在有些患者中咳嗽可以是唯一的临床表现。支气管结核患者的咳嗽程度剧烈，多呈高音调，应用普通止咳药物无效。有时呈体位性咳嗽，夜间咳嗽明显。咳嗽伴有少量黏液痰，多处病变或范围广泛时可咳大量浆液性泡沫痰。儿童支气管结核发热伴咳嗽常见，老年人支气管结核以慢性咳嗽为主。单纯支气管结核以咳嗽为主，中毒症状少见。

（二）喘鸣

支气管结核常造成局部管腔狭窄。气流通过狭窄部位时，便会出现喘鸣，常在吸气期闻及。痰鸣发生于管腔狭窄处，咳嗽排痰后迅速消失，随后可再出现。

（三）咯血

患者剧烈咳嗽时，常有痰中带血或少量咯血，溃疡型支气管结核或支气管淋巴瘘患者可因黏膜上的小血管破溃而发生少量或中等量的咯血，个别患者发生大咯血。咯血可自行缓解，尤其在抗结核治疗后。

（四）胸痛、胸闷

多见于大气道病变，多有相对固定的部位。

（五）呼吸困难

表现为吸气性呼吸困难。如有黏稠痰液阻塞了狭窄的管腔，患者可发生一过性呼吸困难。痰液咳出，支气管通畅，呼吸困难即可缓解。淋巴结内干酪样物质突然破溃进入气管、支气管内，可导致严重呼吸困难，甚至窒息。

四、影像学及支气管镜下表现

（一）胸部 X 线检查

大多数支气管结核患者胸片显示有肺结核病灶，且多为活动性病灶。胸片检查常无支气管结核的直接征象，严重者可见间接征象，如肺膨胀不全、肺不张、阻塞性肺炎等。20%~40% 的胸片未见异常，因而胸片无支气管结核征象并不能排除诊断。

（二）胸部 CT 检查

胸部 CT，尤其是高分辨率 CT 检查可提高支气管结核诊断率，98% 的支气管结核患者CT 检查显示支气管病变。它不仅能全面观察肺部病变，也可显示支气管结核管壁增厚、管腔狭窄或阻塞，病灶数量及范围、淋巴结肿大，肺内并发症等。CT 检查表现取决于病期，活动性病变管壁不规则增厚，慢性纤维病变，气道为沙漏样狭窄和轻度管壁增厚，动态观察无明显变化。此外，还可伴有纵隔淋巴结肿大、钙化，增厚的支气管管壁内点状或线状钙化。

CT 检查支气管结核的影像学特点：①好发部位为双肺上叶、双肺下叶背段；②支气管狭窄的长度多数较长；③以支气管狭窄多见，常见管壁不规则增厚、结节样突起，腔内不光滑，管腔扭曲、变形，甚至僵直；④多发性支气管狭窄，CT 检查不能区分支气管黏膜或黏膜下浸润性病变，因此不能早期诊断支气管结核。

（三）三维 CT 重建技术

重建三维图像可直接观察支气管内腔面，清楚地显示支气管狭窄的立体影像，包括病灶向心狭窄的程度和长度，以及支气管闭锁段远端情况，为选择局部治疗或外科手术治疗提供资料，还可随访观察治疗效果。CT 三维重建技术可以清楚地分辨病变处支气管的黏膜、黏膜下或管腔环周，有助于与恶性肿瘤、结节病、淀粉样变等相鉴别。但重建的支气管图像不能真实地反映黏膜及病变颜色，常常造成早期支气管结核漏诊。因其不能活检，故不能替代支气管镜检查。

（四）支气管镜检查

支气管镜是诊断支气管结核的主要方法。支气管镜下常可发现受累的支气管黏膜充血、水肿、结节性或溃疡性病变或肉芽肿，以及由此导致的支气管管腔狭窄，有时还可有管外压迫、淋巴结支气管瘘，晚期则呈管腔瘢痕性狭窄乃至闭塞，导致肺不张乃至全肺不张，成为不可逆改变。因此，早期诊断、早期治疗十分重要。

根据支气管镜所见，该病可分为以下 6 种类型。

（1）浸润型：表现为局限性或弥漫性黏膜下浸润，急性期黏膜高度充血、水肿，触之易出血，慢性期黏膜苍白、粗糙，呈颗粒状增厚，软骨环模糊不清，可产生不同程度的狭窄，黏膜下结节或斑块常呈黄白色乳头隆起突入管腔，可破溃、坏死，也可痊愈而遗留瘢痕。

（2）溃疡型：可继发于浸润型支气管结核或由支气管淋巴结核破溃引起，黏膜表面有散在或孤立的溃疡，溃疡底部有肉芽组织，有时被一层黄白色干酪样坏死物覆盖，如坏死物阻塞管腔或溃疡底部肉芽组织增生，常可引起管腔狭窄。

（3）增殖型：主要表现为增生的肉芽组织呈颗粒状或菜花状突入管腔，易出血，可发生支气管阻塞或愈合而形成瘢痕。

（4）纤维狭窄型：为支气管结核病变的愈合阶段。支气管黏膜纤维性变，常造成管腔狭窄，大多数表现为沙漏样狭窄（锥形狭窄），少数为瘢痕样狭窄，严重者管腔完全阻塞。

（5）管壁软化：气管或支气管软骨受累破坏，出现管壁软化、塌陷，管腔狭窄。

（6）淋巴结支气管瘘：淋巴结破溃进入支气管管腔，形成瘘孔，局部黏膜可见小米粒大小的白色干酪样物质冒出。瘘孔周围可有严重的充血、水肿。穿孔后期，瘘孔处无干酪样物质冒出，周围黏膜大致正常，有时瘘孔及周围黏膜有黑灰色炭疽样物质沉着，此种陈旧性瘘孔可持续数年不愈。

五、诊断

根据病史、症状、体征、影像学及痰结核菌检查，多数患者可确诊支气管结核。部分患者诊断不明，如存在以下情况应行支气管镜检查。

（1）剧烈干咳或伴有少量黏稠痰液超过 1 个月，胸片无活动病灶，抗生素、平喘药物治疗无效者。

（2）反复咯血 1 个月以上，尤其是肺门有钙化灶者。

（3）经常出现局限性或一侧哮鸣音者。

（4）反复在肺部同一部位发生炎症者。

（5）肺不张者。

六、治疗

（一）全身药物治疗

1. 全身抗结核化疗

它是支气管结核的基础疗法。临床上，绝大多数支气管结核患者并存有肺结核，支气管结核的治疗多归从于肺结核的治疗；单纯支气管结核报道的病例不多，对其尚无独立的治疗意见；理论上，统一的肺结核化疗方案用于治疗不同类型的肺内或肺外结核病，均可获得良好的治疗效果。因此，当前支气管结核的抗结核治疗与肺结核相同，疗程尚无统一意见，文献报道为 12 ~ 18 个月。建议异烟肼（INH）、利福平（RFP）、吡嗪酰胺（PZA）、乙胺丁醇（EMB）或链霉素（SM）方案，疗程一般 9 个月，并根据支气管镜观察结果可适当延长疗程。治疗支气管结核的目的，首先是杀灭结核分枝杆菌，使痰菌转阴，另外是预防支气管狭窄。肺结核治疗 4 ~ 6 个月可出现支气管狭窄。然而管腔狭窄与开始治疗时的病变状况密切相关，对早期充血、水肿、浸润病变，及时治疗可不发生管腔狭窄或狭窄轻微；溃疡和肉芽组织增生有发生管腔狭窄的趋势；管腔瘢痕狭窄是前 3 种病变的结果，为不可逆性病变。支气管结核在管腔发生狭窄前，得以早期诊断，及时治疗，对防止支气管狭窄是极其重要的。

2. 肾上腺皮质激素治疗

激素用于治疗或预防支气管狭窄仍有争论。然而在支气管结核早期应用激素可消退炎症，改善症状；溃疡病变应用激素后愈合时间缩短，支气管狭窄的程度减轻。Prada 报道，10 例儿童支气管结核，经支气管镜摘除了管腔的结核性肉芽肿后，给予 4 周激素治疗，所有患儿症状均改善，随访无并发症发生。给药途径有地塞米松 0.5 mg 雾化吸入，或每日口服泼尼松 1 mg/kg，疗程 4 ~ 6 周。对已形成的支气管瘢痕狭窄，激素治疗无效。

（二）局部药物治疗

1. 雾化吸入抗结核药物

它是最早用于治疗支气管结核的辅助方法。在全身用药的基础上加用雾化吸入抗结核药物，以增加局部药物浓度。通常单用异烟肼或异烟肼联用链霉素、阿米卡星或激素等药物雾化吸入。多年观察结果发现，雾化吸入对浸润、充血、水肿和溃疡病变的近期疗效好，对痰菌转阴，远期支气管狭窄的发生率无明显降低作用。

2. 支气管镜下局部给药

在全身化疗的基础上，对支气管结核病变经支气管镜给药治疗在临床上有增加趋势。选择的药物有异烟肼 0.2 g、阿米卡星 0.2 g、左氧氟沙星 0.2 g 等，给药方法有灌注或药物注射，每周 1 ~ 2 次，直至病灶愈合。刘黎等对 64 例支气管结核进行药物灌注，痰菌转阴时间，观察组为 19.5 日，对照组为 30.2 日；在观察组中，溃疡型管腔狭窄发生率为 3%，对照组为 26%；观察组增殖型狭窄发生率为 21%，对照组为 65%。在清除管腔病变坏死组织后，沿病灶边缘的黏膜下作药物多点注射，在改善气促、痰菌阴转率、复发率、远期疗效方面均优于单纯全身化疗的患者。

（三）管腔狭窄的治疗

结核性支气管狭窄是一个严重的临床问题。已开展了一系列的介入性支气管镜技术，支气管超声内镜，多种气道支架功能的完善和提高，以及实践经验的积累，拓展了此类技术应用于治疗结核性气道狭窄。支气管镜介入治疗技术有激光切除术、APC、微波疗法、冷冻疗法、高频电疗法、球囊扩张和置入支架。激光切除术，应用掺钕钇铝石榴石激光（Nd：YAG 激光）的热效应，使受照射组织出现凝固、汽化或炭化而达到消除病变组织的目的。APC，通过氩离子弧对病变组织进行凝固，然后用活检钳将凝固组织清除。冷冻疗法，利用能达到低温（-70 ℃）的液性二氧化碳作为冷冻剂，将冷冻探头置于肉芽组织上，在多点上进行冷冻—解冻，每个周期约 30 秒，进行 3 个周期，直到整个病变组织冷冻，8～15 日发生组织坏死。微波疗法是利用微波的致热效应，引起高温，导致病变组织坏死。高频电疗法包括电切割和电凝，高频电能产生热能，使病变组织凝固、坏死、汽化及炭化。这些经支气管镜介入治疗技术用于治疗活动性支气管结核的管腔狭窄，主要处理肉芽组织病变。

1. 球囊扩张术

这是治疗结核性支气管狭窄的首选方法。对 91 例患者施行了球囊扩张术，每周扩张 1 次，平均扩张 2～3 次。经球囊扩张术后，狭窄的支气管管腔由术前的（3.49±1.56）mm，增加为术后的（7.55±1.76）mm；气促评分已由术前的（2.15±0.71）分减少到（0.75±0.45）分。球囊扩张术对以纤维瘢痕为主的管腔狭窄疗效好，对以肉芽组织为主的气道狭窄应多次扩张。球囊扩张可以迅速缓解阻塞症状，不过它不是一项彻底治疗的方法，多数患者会发生再狭窄，球囊扩张术与冷冻治疗联合应用，可能对预防再狭窄有一定的作用，必要时可采用置入支架等治疗。

2. 气道支架置入术

结核性支气管狭窄置入支架的适应证：①狭窄的中心气道重建；②气管支气管软化，需要支架支撑；③封闭气道瘘管。20 世纪 90 年代初，膨胀式金属支架用于治疗支气管狭窄。陈正贤等对包含 12 例支气管结核的 19 例良性气道狭窄患者置入膨胀式金属支架，血气分析及肺功能检测结果均明显改善，阻塞性肺炎治愈。由于置入金属支架可引起气道壁穿孔、大出血、支架断裂和移位，支架内肉芽组织增生造成再狭窄，支架难以取出，对于结核性支气管狭窄应慎重使用。Wan 等报道了 7 例结核性支气管狭窄置入 Dumon 硅酮支架，所有患者的呼吸困难改善，恢复了正常生活。Dumon 支架因为经济，容易调整，能取出和更换，被认为最适宜治疗结核性支气管狭窄，目前在临床上应用较广泛。

支气管镜介入疗法应根据支气管结核分期选用。以溃疡坏死表现为主的支气管结核，在清除坏死组织后局部给予抗结核药物，管腔狭窄时进行球囊扩张术。肉芽增殖性支气管结核可局部给药，需要激光、微波或冷冻等除去凸入管腔的增生病灶，管腔狭窄时进行球囊扩张。支气管结核后期瘢痕狭窄，施行球囊扩张，若效果不佳，可置入气道被膜金属支架或硅酮支架，切忌置入永久性金属裸支架。支气管软骨破坏，管壁软化，则需置入支架。

（四）手术治疗

经支气管镜介入疗法可以防止活动性支气管结核发展至瘢痕狭窄，或可减轻狭窄，使接受手术的患者比以前有所减少。手术适应证如下。①管腔狭窄合并严重呼吸困难，有窒息征兆。②气管、支气管瘢痕狭窄超过管腔内径的 2/3，有顽固性呼吸道症状。③支气管狭窄合并肺感染或有毁损肺和支气管扩张。痰菌转阴，肺病灶稳定，无支气管扩张、瘢痕性的管腔狭窄或闭塞；单纯结核性支气管瘢痕狭窄；淋巴支气管瘘，选择支气管形成术。支气管形成术保留了狭窄远端的肺组织，术后肺功能得到最大的改善。肺叶支气管狭窄，其远端肺有广泛病变、空洞、支气管扩张及毁损肺，选择肺叶切除术。主支气管病变广泛、严重，同时各支气管明显狭窄，肺有病灶，若健侧肺功能允许，可进行一侧全肺切除。术后继续抗结核药物治疗 9～12 个月。

（郝　璐）

第五节　气道淀粉样变

一、概述

淀粉样变是蛋白质以异常的纤维结构沉积于细胞之间，造成全身许多组织器官结构与功能改变，引起表现各异的临床综合征。淀粉样变的原因不明，可以是遗传性的，也可以是获得性的；沉积可以是局部的，也可以是全身性的；淀粉样变常累及呼吸系统，表现为气管、支气管弥漫性或局限性的狭窄；病程可呈良性经过，也可呈恶性经过。

二、发病机制

沉积于细胞外的淀粉样物质含有不同的蛋白质类型，不同类型的淀粉样物质蛋白纤维的生化成分、肽亚单位及其来源各不相同。免疫源性轻链蛋白（AL 蛋白），为免疫球蛋白性淀粉样纤维蛋白，因轻链分子量小，可随尿排出，即为尿中本周蛋白。非免疫源样淀粉样蛋白（AA 蛋白），在患者血清中，可显示出一种与抗原性相关的物质，称为 SA 蛋白，是 AA 蛋白的前身。大多数继发性淀粉样变者 SA 蛋白浓度明显升高。此外，还有类降钙素样蛋白（AE 蛋白）。

淀粉样蛋白纤维的致病机制尚不完全清楚。研究表明，淀粉样蛋白纤维可以 3 种方式损伤组织器官：①以物理存在的方式导致正常组织结构的破坏；②通过细胞毒作用破坏组织器官的结构与功能；③诱导细胞凋亡。

淀粉样变性疾病可发生于全身许多器官，为表现各异的临床综合征，其共同特征为患者均具有细胞外淀粉样物质沉积。目前发现有 20 多种蛋白质可在体内衍化为淀粉样物质，沉积于细胞外基质中。约20%淀粉样变性患者为局限性病变，而80%为全身性病变。全身性淀粉样变又可分为原发性、继发性及家族性 3 大类。全身性淀粉样变在皮下脂肪、直肠黏膜、骨髓、尿及血清内均出现淀粉样蛋白；局限性淀粉样变仅表现为淀粉样蛋白沉积于某一特定的组织或器官。支气管淀粉样变就属于局限性淀粉样变的一种。

三、症状及体征

气道淀粉样变的临床表现因淀粉样变物质的沉积范围、程度及部位而分为 3 种类型。

（一）上呼吸道局灶性淀粉样变

最常见部位是喉。常累及声门上区，而以室带受累最多，病变呈多灶性，表现为息肉或肉芽状。主要症状是声音嘶哑，喉镜下可见到弥漫性黏膜下淀粉样沉积。

（二）气管—支气管淀粉样变

分为局灶性和弥漫性。临床以局灶性最常见。气管—支气管淀粉样变临床以多灶性黏膜下斑块最为常见，其次为单灶瘤样淀粉样变肿块，弥漫浸润型少见，病灶一般不扩展至支气管壁外。常见临床表现为呼吸困难或喘鸣、咳嗽、咯血、声音嘶哑。因气道狭窄，常有阻塞性肺炎或肺不张。表现为持续性咳嗽、咳脓痰，并伴有发热和白细胞增多；如果支气管阻塞引起肺叶或肺段不张，患者可出现活动后气短、呼吸困难。淀粉样物沉积导致血管脆性增加和出血机制障碍，故咯血颇为常见。这些症状与肺结核及肺癌有相似之处，故应与之相鉴别。

（三）肺淀粉样变

包括单发、多发、融合结节型和肺泡间隔弥漫性淀粉样变。结节性病灶肺功能多不受损，临床表现为咳嗽、咯血和活动后气喘。融合或粟粒状结节型肺功能为限制性通气功能障碍，弥散功能下降，表现为呼吸困难、咳嗽、咯血、活动后气促等。肺泡间隔弥漫性淀粉样变肺功能亦表现为限制性通气功能障碍和弥散功能减低，临床表现为进行性呼吸困难，亦有咳嗽、咳痰及反复肺部感染，晚期出现低氧血症甚至呼吸衰竭。

四、影像学及支气管镜表现

多层螺旋 CT 对诊断气管—支气管淀粉样变性有重要意义。主要表现为气管、支气管不同程度的增厚，可为局限性，亦可为弥漫性，气管及支气管内壁单发或多发结节或肿块形成。支气管管壁弥漫性钙化及支气管肿块钙化。淀粉样变性管壁及肿物一般呈轻度强化或无强化。纵隔及肺门可见轻度增大的淋巴结，直径多小于 1 cm，无融合，钙化多见。

肺淀粉样变的结节性病灶多位于肺周围胸膜下区，大小不等，病灶可有空洞形成，胸部 X 线摄片或 CT 可见单个或多个圆形影，需与原发性或转移性肿瘤相鉴别。

融合或粟粒状结节型 X 线胸片或 CT 表现为双肺弥漫性网状结节影；肺泡间隔弥漫性淀粉样变 X 线胸片或 CT 表现为网状或网状结节影，并伴有肺门及纵隔淋巴结肿大。

电子支气管镜检查为诊断本病的最佳方法，不仅可以发现气管、支气管管壁的病变，而且可显示病变的部位、程度、范围和形态，更为重要的是通过电子支气管镜能活检而取得标本。支气管镜可显示气道壁多灶或单灶隆起，或普遍肥厚变形，管腔狭窄。隆起，呈光滑无蒂结节，直径不等，大者可达 1 cm。其上覆盖苍白上皮，有时可阻塞支气管腔，引起继发性感染。

五、诊断

确诊主要依靠组织学检查，在光镜下 HE 染色淀粉样物质表现为均一、粉红色无细胞物质。在这些淀粉样物质周围常有纤维化。病变组织刚果红染色呈黄红色，有双折光性，在偏光显微镜下标本显示特征性苹果绿双折光体。淀粉样物质的条索或团块的边缘部分，着色多较模糊，轮廓渐淡。有了病理检查再结合临床症状、体征及 X 线检查，就可明确诊断。另外，除了以上肺部检查，还应做其他有关检查以确定有无基础疾病，如结核病、高丙种球蛋白血症、梅毒等，以免延误治疗。

六、治疗

气管—支气管淀粉样变，如果病变范围较大，可采用激光、微波、APC 等方法烧灼，能很快将结节样团块消除，畅通气道，但是在热消融治疗后，3 日内一定要进行清理。如果为局限性病灶，结节团块较大，可用二氧化碳冷冻来冻切，但可以引起出血，应注意。对于伴有严重支气管狭窄、支气管阻塞的患者，可以采用支气管内植入支架进行治疗。也有报道用腔内放疗来治疗，临床疗效尚无统计学资料。

局限性支气管淀粉样变可引起气道狭窄，在进行镜下治疗时，一般在全身麻醉或局部麻醉下进行。如果医院条件许可，尽量给予全身麻醉，在硬质镜下再结合软镜进行治疗，这样更便于操作，可以减少手术时间，减轻患者痛苦。

APC 在治疗气道淀粉样变时，不论较大的结节样病变或者表浅的病变，均较适合。与激光相比，它不容易引起气管穿孔，操作简便，更加安全。与微波相比，它的烧灼深度要深一些，因此治疗较大的结节样病变时，效果会更好。

二氧化碳冻切：对于较大的单灶瘤样淀粉样变肿块，可以通过二氧化碳冷冻冻切，消除病变组织，畅通气道。

另外，气管、支气管单个结节也可手术切除，部分患者术后常可复发，因其效果差，目前很少使用。

对于粟粒型和肺泡间隔弥漫性淀粉样变，也可使用免疫抑制剂控制淀粉样变患者的急性期炎症反应，或联合化疗抑制淀粉样变性抗体轻链的产生，但疗效尚不确切。

（冯爱霞）

第六节　气管—支气管软化症

一、概述

气管—支气管软化症（TBM）可定义为气管支气管壁软骨结构的软化，气管和主支气管失去其正常的强度，气道壁互相靠近，气道腔缩窄，尤其是在呼气相。依据其软化部位在气道的前壁和（或）侧壁，在支气管镜或放射学检查后，可将气管—支气管软化症在形态学上分为新月形、刀鞘型和环型。成人气管—支气管软化症可分为先天性和获得性两种，其中获得性是在其他疾病的发展过程中发生，通常为中年或老年患者。软化可单独发生，也可伴随因呼气时气道后壁膜性部分内陷过多造成的动态气道过度塌陷。

有报道，普通人群中气管—支气管软化症的发病率为 4.5%。Ikeda 等研究发现，在有呼吸道不适症状的患者中，超过 13% 的患者存在气管—支气管软化。预计诊断慢性支气管炎的患者中，高达 23% 的患者存在气管—支气管软化症。在儿童中，先天性气管—支气管软化的发生率很难评估，原因在于很难对有呼吸道症状的婴儿进行评估。Boogaard 等通过对他们的研究所儿科支气管镜的回顾性分析，预测在 2 100 例活婴中就有 1 例为先天性气管—支气管软化症患儿。普通人群中气管—支气管软化症的发病率尚不清楚，原因在于气道塌陷的程度需与病理塌陷的阈值保持一致，而这些尚不被广泛理解。气管—支气管软化症的定义标准是呼气时气道横断面积减少 50% 以上。然而，按照定义标准，有肺气肿的患者 13% 被发现存在 TBM，如果把气道塌陷的阈值提高至 70%，仅 5% 的肺气肿患者符合 TBM 的诊断标准。一些研究显示，获得性气管软化多发生于超过 40 岁的男性患者。近期日本的一项研究显示，4 283 例存在肺部疾病的患者接受了支气管镜检查，气道管径狭窄超过 50% 的有542 例（12.7%）。而在这些患者中，72% 的患者年龄在 50~80 岁。

二、发病机制

TBM 的病因包括慢性炎症、系统性疾病，如复发性多软骨炎、反复感染、感染后遗症，如结核、气管造口术或气管内插管套囊过度膨胀造成的压力性坏死、不明原因的气管支气管骨折、肺移植术后血供不足以及由胸骨下甲状腺肿、纵隔肿瘤或血管异常。

先天性 TBM 在幼年即可表现出相应症状，多与遗传性疾病减弱气管支撑力有关（如黏多糖贮积症）。然而，还有一种先天性 TBM 患者在幼年表现为气管增大症——特发性巨气管（IGT）。IGT 是由于纵向弹力纤维萎缩、黏膜肌层变薄引起的罕见疾病，也可表现为气管—支气管增大症。当气管、右主支气管、左主支气管横径分别大于 3.0 cm、2.4 cm 和 2.3 cm 时，可诊断气管—支气管增大症，且很明显表现为管壁弥漫软化。气管—支气管增大症的病因不明确，部分可能为家族性。气管壁总的顺应性提高以及膜部组织过多可能引起气管憩室。

获得性又称继发性气管软化症，多由管外压迫所致，如胸腺肥大、淋巴结肿大、囊肿或心房心室扩大，以及肺动脉韧带、血管环、外伤、气管切开术、甲状腺肿瘤压迫所致等。由于气管占位性病变长期压迫气管软骨，引起软骨环变细、变薄，弹性减弱，晚期可造成软骨环吸收消失，呈膜性组织。病理机制可能由于长期压迫气管软骨环，使局部供血不足或局部缺血，久则造成缺血性无菌坏死，使气管环局部消失。

三、临床表现

在许多患者中，气管软化是逐渐进展的。在一项纳入 17 例患者的研究中，这些患者反复接受支气管镜检查，结果发现有 13 例患者出现气道狭窄加重。在另一项平均随访 5.2 年的研究中，纳入患者为 94 例，包括气管软化症、TBM、支气管软化症。在这些反复接受支气管镜的患者中，大多数患者疾病严重，而一些患者疾病稳定，但无一例患者疾病得以改善。关于疾病分布，在 9 例患者中，6 例气管软化者较气管—支气管软化者进展快，而全部的 5 例患者中，支气管软化者较气管—支气管软化者进展迅速。

气管软化症可能是无症状的，特别当气管狭窄不严重时。然而，当气道狭窄逐渐加重或当患者受力时，特别是在感染时，症状可频繁出现。成人气管软化症的主要症状是呼吸困难、咳嗽、咳痰和咯血。这些症状是非特异性的，通常归因于其他疾病，如肺气肿、慢性支气管炎、哮喘。当这些疾病中的一种或更多合并存在气管软化症时，和其中单一疾病的严重性不成比例。症状通常除了这些非特异性症状外，患者还可能出现间断窒息、反复肺部感染，甚至是伴随强迫呼吸或咳嗽的晕厥。

气管软化症只有在一定的临床条件下体征出现时才可能被怀疑。例如，麻醉时，进展的高碳酸性呼吸衰竭，需要机械通气缓解，可能是气管软化症的先兆。气管软化症在机械通气时可能是不明显的，因为气道正压通气使气道保持开放。一旦正压通气撤除，气道就可能塌陷，患者可出现呼吸窘迫、气喘或迫使重新插管的喘鸣。无法解释的拔管后呼吸衰竭可能提示是气管软化症。

四、影像学表现

（一）胸部 X 线检查

气管软化引起的气道狭窄或扩张是一个动态过程，只有在呼吸循环中的某个特定时刻发生。因此，常规的前后位和侧位胸片通常不能发现异常。然而，当气管软化症是由其他结构（如纵隔甲状腺肿）压迫所致时，潜在的异常可能通过平片发现。

（二）CT 检查

CT 并不是诊断气管软化症的"金标准"，但它诊断气管软化症的准确性可高达 97%。CT 诊断气管软化症的标准与支气管镜的诊断标准一致。即呼气时，管腔狭窄至起始直径的 50%，认为存在轻度气管软化症。而管腔狭窄至起始直径的 25%，认为是中度气管软化症。当呼气时，气管前后壁相接触时，认为是重度气管软化症。通常在呼气末测量影像上的气道直径。

定义疾病严重程度（轻度、中度、重度）的标准是在不断变化的。需要特别说明的是，当 CT 衡量气道狭窄程度时，其每一级标准可能会比气管镜检查要求的气道狭窄低。这反映了气道狭窄在 CT 测量时表现更严重，原因在于 CT 扫描是在呼吸末进行，而非动态的。诊断标准的修改需要大样本的大型试验来定义气管塌陷的正常范围。

超快多层计算机断层扫描仪能在几秒内进行中央气道容积显影。因此，用力呼气动作或咳嗽动作能够显影。需要大型的临床研究来更好地确定 CT 在诊断气管软化症中的地位。因此，动态 CT 很可能在将来成为诊断 TBM 的"金标准"。

五、支气管镜下表现

支气管镜下看见气道动态塌陷是诊断气管软化症的"金标准"。当呼气时，管腔狭窄至起始直径的 50%，认为存在轻度气管软化症。而管腔狭窄至起始直径的 25%，认为是中度气管软化症。当呼气时，气管前后壁相接触，认为是重度气管软化症。可弯曲支气管镜的优势在于，检查时患者能自主呼吸并能配合完成指令。

一些研究采用深呼吸、强迫呼气、瓦尔萨尔瓦动作、咳嗽和其他动作来引起气道塌陷。然而，对这些动作引起气道塌陷的意义尚不明确，因为气道塌陷的程度与呼气努力的程度未被证实相关。

六、诊断

诊断主要依靠 CT 和支患者呼气状态时的支气管镜检查。如果在支气管镜检查时，患者未进行用力呼气的动作，那么和气管软化症相关的诊断可能遗漏。CT 和支气管镜检查有助于描述疾病的形态变化、严重程度、疾病的分布范围。在 97% 的气管软化症患者中，动态呼气状态的 CT 检查结果和支气管镜检查的结果有很高的一致性。当患者在 CT 检查或支气管镜检查时，如果不能很好地遵从医嘱配合进行用力呼气动作，可能导致误诊。动态的呼气CT 显像可改善 CT 检查的敏感性。动态支气管镜检查是诊断气管软化症的"金标准"。在进行支气管镜检查时，教导患者尽力呼气，评价距离气管隆嵴 5 cm 和左、右主气道的狭窄程度。肺功能检查有时可显示阻塞性病变，但个体之间存在很大差异。用力呼气呼吸图可能表现为特征性的、低的峰值呼气气流速度和气流容积环上的凹口改变，但这些并非气管软化症的敏感性和特异性改变。而且，气管软化症患者，呼气时气管塌陷的程度和气流受限的程度并不一致。在临床中，虽然每例患者都需要做肺功能检查，但目的不是为了诊断，而是评价气管镜下或其他方案治疗前后肺功能的改善或恶化程度。

七、治疗

关于 TBM 的治疗，首先是确定气管软化症患者是否有症状。无症状的患者一般不需要治疗，而有症状的患者必须保证治疗。对于有症状的患者，起始治疗主要针对气管软化的潜在病因及潜在疾病。如气管插管引起的气管软化症合并存在气管狭窄，可通过外科修复彻底治愈。COPD 通常合并存在气管软化症，这些患者需要最佳的医疗方案，因为 COPD 相关的气道阻塞能引起胸廓内压力较大改变，从而使异常的气管产生节段性周径波动。

所有合并疾病进行最佳治疗后，对那些始终有症状的患者需要进行功能评估，如肺功能、6 分钟步行试验、生活质量评估。评估的目的在于建立基线以客观地评价治疗反应。

不适合外科手术的患者，若能从放置支架获益，可进行放置支架治疗。而对适合外科手术，同时也能从放置支架上获益的患者，需进行病例对照研究来评估方案。对于那些放置支架后获益少的患者，取出支架后如症状严重，采用正压通气治疗伴或不伴气管造口术可能有益。

（一）支架治疗

一旦确诊为严重、弥漫性气管软化症，形态学的变化引起临床表现和影响生活质量，患者就应该进行治疗。对患者放置 Y 形硅胶气管支气管支架，2 周后，患者在门诊接受疗效评价。一般情况下，患者报告憋气明显缓解，提示治疗明显有效。这可能部分由于憋气是患者当初就诊时最重要的主诉，也可能部分由于放置支架在短期内可改善气流的直接效果。但是，我们需要对支架的局限性保持高度警惕。例如，高达 36% 的患者可发生黏液堵塞支架。仅这一点就限制了支架在很多患者的应用。其他的主诉，如咳嗽增多（评价比较困难）。放置支架后，气管软化相关的犬吠样咳嗽可能减少，但因支架刺激导致的咳嗽可明显增多。放置支架后，尽管只有 5% 的患者出现严重的咳嗽，但是更多患者表现为能够耐受的咳嗽。与此相似，因为有支架存在，气道分泌物的排出可能更加顺利，但排痰量也会因气道异物的刺激而明显增加。虽然有时评价短期支架后感染比较困难，一般每年 2~3 次。但长时间观察，这些患者发生支架相关性感染的风险达到 25%。

支架本身带来的一系列症状会减少患者对疾病控制的信心。正因如此，放置支架治疗的最终获益需要慎重评价。放置支架的获益，难以和它带来的并发症截然分开。大多数患者可出现不良反应，在支架放置 3 周后达到顶峰，因此，放置气管支架以 3~4 周为宜。

（二）手术治疗及其效果

气管支气管成形术的目的是重建 D 形气管，防止气管壁向管腔内挤压而引起气管狭窄。如前所述，考虑到支架带来的各种弊端，有学者认为，气管支气管成形术可永久解决气道软化症。

在 BIDMC 研究中，纳入 104 例气管软化症患者，其中 57 例通过 CT 和气管镜检查，确诊为严重弥漫性气管软化症并且接受支架治疗。37 例患者在放置支架后症状减轻，35 例患者则进行气管支气管成形术。这些患者中，15 例为女性，平均年龄 61（39~83）岁，术前的临床表现和并发症包括 COPD（31%）、哮喘（26%）、Mounier-Kuhn 综合征（11%）。平均住院时间 8 日，平均在 ICU 有 3 日。一般手术时间 6 小时。43% 的患者出现并发症，包括 2 例（5.7%）死亡，其中 1 例为急性加重的寻常型间质性肺炎，另 1 例为巨大肺栓塞。术后并发症包括术后新发生的肺部感染（11%）和心房颤动（8%）。没有患者因术后出血而再次手术。

（三）气管造口术

如果气管切开插管绕开异常的气管节段或使异常的气道保持通畅，单纯气管造口术可能有效。长节段的气管软化需要较长的气管切开插管。即使是弥漫的气管软化，气管造口术仍可能是常规维持气道正压的有效手段。然而，由于气管造口破坏气管软骨、减弱气管壁，气管造口术本身可加重气管软化，因而它是气管软化症治疗的最后选择手段。

（四）气道正压通气

持续气道正压（CPAP）能维持气道开放，促进分泌物引流。因此，CPAP 治疗往往是医院里危重患者的起始治疗。患者起初接受持续 CPAP 治疗，后逐渐转为间歇性 CPAP。患者可以将间歇性 CPAP 治疗作为一种长期治疗手段。如果患者存在高碳酸血症性呼吸衰竭，需要考虑不同于 CPAP 的气道正压通气治疗。

（肖　波）

第七节　复发性多发性软骨炎

一、概述

复发性多发性软骨炎（RP）是一种少见的累及全身软骨和其他全身结缔组织，包括耳、鼻、眼、关节、呼吸道和心血管系统等全身多系统的疾病，具有反复发作和缓解的进展性炎性破坏性病变。1923 年 Jaksch-Wartenhorst 将本病描述为多发性软骨病，而后命名为软骨化病和慢性萎缩性多软骨炎。1960 年 Pearson 将其命名为复发性多发性软骨炎。其病因和发病机制目前仍不清楚，但越来越多的证据表明本病有自身免疫的机制参与，约 1/4 复发性多发性软骨炎患者发病后平均生存周期为 5~7 年。

本病好发于白种人，无性别及家族性发病的倾向，男女均可受累。Trentham 研究发现，男女发病率为 1：3，自新生儿至 90 岁老人任何年龄均可发病，多数发病年龄为 20~60 岁，而以 40~50 岁为发病高峰。

二、发病机制

RP 病因至今不明，外伤、感染、过敏、酗酒、服用盐酸肼屈嗪可能与其相关，也有学者认为与中胚层合成障碍或蛋白水解酶异常有关，但通过对临床特点、实验室检查和病理的多年研究，越来越多资料提示 RP 是一种免疫介导的疾病，包括体液免疫和细胞免疫。

本病发病机制还不很清楚，有学者认为与中胚层合成障碍或蛋白水解酶异常有关，研究表明免疫介导可能是发病的关键。

（1）有 25%~30% 的 RP 患者合并有系统性红斑狼疮、类风湿关节炎、结节性多动脉炎、韦格纳肉芽肿、强直性脊柱炎、干燥综合征、血管炎、贝赫切特病、赖特综合征等自身免疫性疾病。

（2）病变组织病理显示有单核细胞浸润，特别是 CD_4^+ 的淋巴细胞和浆细胞。

（3）血清学检查可发现 II 型胶原的抗体，少数病例还发现 IX 和 XI 胶原的抗体。部分病例抗核抗体、类风湿因子或循环免疫复合物阳性。

（4）用Ⅱ型胶原免疫啮齿类动物，可以观察到其耳郭软骨和多关节软骨的炎性改变。

（5）患者对软骨抗原的细胞介导的特异性免疫增强。

（6）通过直接免疫荧光检查，观察到在受累的软骨有免疫球蛋白和补体的沉积。

（7）RP与HLA-DR4相关，与Ⅰ型HLA无关。

综上所述，RP是机体产生了主要针对Ⅱ型胶原的自身免疫反应，造成软骨破坏。此外，软骨糖蛋白、弹性蛋白及其他胶原也可诱发自身免疫反应。软骨糖蛋白抗原广泛存在于巩膜、虹膜睫状体、气管、视神经内皮细胞、主动脉血管中层结缔组织、心脏瓣膜、心肌纤维膜、肾小球基底膜、滑膜等，以证明软骨糖蛋白抗体可诱发软骨变性滑膜炎和软骨膜炎。软骨糖蛋白还可抑制软骨细胞糖蛋白的合成，其在RP中的意义还需进一步明确。

三、病理

RP无特异性的病理改变，其病理组织学特点是软骨溶解伴软骨膜炎，初期软骨和软骨膜交界处可见各种急性和慢性炎症细胞浸润，包括单核细胞、多核细胞、成纤维细胞、血管内皮细胞等，随后软骨基质内酸性黏多糖减少或消失，软骨基质变疏松，软骨细胞破坏。疾病进一步发展，软骨基质坏死、溶解液化，并出现肉芽组织。最后残余的软骨组织消失，肉芽组织纤维化，瘢痕形成收缩，组织塌陷变形。

四、临床表现

复发性多软骨炎临床表现多样，初期症状可不典型，主要累及全身软骨和其他全身结缔组织，包括耳、鼻、眼、关节、呼吸道和心血管系统等系统。

（一）耳郭软骨炎

耳郭软骨炎是最常见的症状，在39%的病例为首发症状，以外耳郭突发的疼痛、肿胀、发红、发烫为特征，炎症可以自行消退或经治疗消退。经反复发作，外耳郭变得柔软而下塌，由于耳前庭结构或内耳动脉血管炎可突发失听和眩晕。约85%的患者病程中起病较突然，常见为对称性，单侧少见。急性发作期表现为耳郭红、肿、热、痛，有红斑结节。病变可局限，也可弥漫。病变的严重程度不同，持续几日至几周，然后可自行缓解。由于炎症的反复发作，可导致软骨的破坏、外耳郭松弛、塌陷、畸形和局部色素沉着，称为菜花耳。病变局限于软骨部分而不侵犯耳垂。

（二）听觉及（或）前庭功能受累

病变侵犯外耳道或咽鼓管导致狭窄或闭塞，使听力受到损害；病变累及中耳和内耳，可表现为听觉及（或）前庭功能损伤；合并的血管炎累及内听动脉分支时，也可出现听觉异常和前庭功能损伤。这些症状的发生可以是急性或隐匿性的。听力测验为35 dB神经性或混合性听力损伤，并常伴有旋转性头晕、共济失调、恶心及呕吐。

（三）鼻软骨炎

发生率为63%~82%，常见为突然发病，表现为疼痛和红肿，数日后缓解。如反复发作，可引起鼻软骨局限性塌陷，形成鞍鼻畸形。甚至有的患者在发病1~2日内鼻梁可突然下陷，患者常伴有鼻塞、鼻分泌物及鼻硬结等。

（四）眼炎性病变

发生率达 55%。主要表现为眼的附件炎症，可为单侧性，也可为对称性，最常见为结膜炎、角膜炎、虹膜睫状体炎、巩膜炎和葡萄膜炎。上述症状的严重程度与其他处炎症常相平行，视网膜病变也常有发生，如网膜微小动脉瘤、出血和渗出网膜静脉闭塞、动脉栓塞、视网膜剥离、视神经炎及缺血性视神经炎等。

（五）关节病变

多关节炎是本病的第 2 个常见的初发病症，典型的表现为游走性、非对称性、非变形性关节炎，可累及周围或中轴的小关节，可为一过性、单发、不对称的大关节病变，也可为持续的、多发性、对称性小关节病变。最常累及的关节为掌指关节、近端指间关节和膝关节，其次为踝关节、腕关节、肘关节，也可累及胸骨旁的关节，如肋软骨、胸骨柄及胸锁关节等。骶髂关节及耻骨联合在 RP 中也可累及，关节炎常为突然发作，非破坏性及非畸形性，出现局部的疼痛和压痛，可伴肿胀，病变发作数日至数周后自行缓解，或在抗感染治疗后好转，关节的累及与疾病的活动无关。RP 患者也可伴有破坏性关节病变疾病，如成人银屑病关节炎、幼年类风湿关节炎、赖特综合征、干燥综合征、强直性脊柱炎等。

（六）喉、气管及支气管树软骨病变

发生率为 50%~71%，26% 为首发症状，其中女性多见。多数患者主诉慢性咳嗽、咳痰，继之气短，往往被诊断为慢性支气管炎，历时 6 个月至数十年，最终出现呼吸困难、反复呼吸道感染和喘憋，有时会出现气管前和甲状腺软骨压痛、声嘶哑或失声症，气道阻塞在早期是炎性水肿；后期出现气道软骨环破坏，易于塌陷，造成气道的弹性狭窄；晚期纤维化和瘢痕收缩，造成气道的固定性狭窄；由于气道纤毛上皮的损伤，对分泌物的清除下降，也可造成阻塞和感染；另外，声带麻痹也可造成吸气性呼吸困难。

（七）心血管病变

复发性多发性软骨炎可累及心血管系统，发生率为 30%，包括主动脉瘤，主动脉瓣大血管栓塞、小血管或大血管炎症和心脏瓣膜损害，心包炎及心肌缺血等，并可引起死亡。致命性心血管并发症包括完全性传导阻滞和急性主动脉瓣关闭不全导致的心血管虚脱，以及主动脉瓣破裂。大血管受累可导致血管动脉瘤（主动脉、锁骨下动脉），或由于血管炎或凝血病变而致的血栓形成。小血管受累时则表现为白细胞碎裂性血管炎。一般男性患者主动脉受累常见，表现为主动脉环及降主动脉进行性扩张，有些病例可出现升主动脉瘤，胸、腹、主动脉及锁骨下动脉发生动脉瘤。

（八）皮肤病变

25%~35% 累及皮肤，其中 10% 为首发症状。复发性多软骨炎可有多种皮肤黏膜病变，皮损为非特异性的，如结节性红斑、脂膜炎、网状青斑、荨麻疹、皮肤多动脉炎、结节及阿夫他溃疡等。活检病理常呈白细胞破碎性血管炎。皮损的发生率与年龄、性别等无关，合并骨髓异常增生症者皮损发生率为 90%。

（九）神经系统病变

第Ⅱ、第Ⅲ、第Ⅳ、第Ⅵ、第Ⅶ及第Ⅷ对脑神经的急性或亚急性病变可导致眼肌麻痹、视神经炎、面瘫、听觉丧失和眩晕，其他神经系统并发症还有偏瘫、慢性头痛、共济失调、癫痫发作、精神错乱、脑膜脑炎等，少数报道有颅内动脉瘤形成。

（十）肾脏受累

较少见，约占8%，最常见的病理组织类型为轻度系膜增生型，其他还有肾小球硬化、IgA肾病、间质性肾小管肾炎等。多数学者认为有肾脏病变者常同时合并有其他系统性血管炎疾病。

（十一）血管炎

血管炎是最常见的与RP共存的疾病，包括孤立的皮肤白细胞破碎性血管炎和累及多器官的系统性血管炎。可累及各种大、小血管，最常见的为大动脉受累，表现为主动脉扩张或动脉瘤形成；也存在有显微镜下多动脉炎，这样才可解释RP的皮肤改变、肾脏表现、巩膜炎、听力和前庭功能异常等。RP可与明确的血管炎共存，包括韦格纳肉芽肿、贝赫切特病、结节性多动脉炎等。RP与多种形式的结缔组织疾病共存，且多数结缔组织疾病先于RP发作前的数月至数年，其中最多见为系统性红斑狼疮。目前推测RP是结缔组织疾病的一部分，在基因学上认为RP是结缔组织病的一个分支。

（十二）其他

贫血和体重下降是最常见的全身症状，在急性发作期常伴有发热。也可出现肌肉疼痛及肝功能损伤等。RP与血液系统疾病合并存在主要为骨髓异常增生症，其中多数为男性，半数合并染色体畸形，急、慢性髓性白血病及再生障碍性贫血均有报告。有报告个别RP合并有霍奇金病。RP与甲状腺疾病的相关性达4%。如合并突眼性甲状腺肿、非中毒性甲状腺肿、慢性淋巴细胞性甲状腺炎、甲状腺功能减退等。也有文献报道，RP与溃疡性结肠炎、原发性胆汁性肝硬化和硬化性胆管炎并存。

五、影像学及支气管镜下表现

（一）X线检查

胸部X线摄片显示有肺不张及肺炎。气管支气管体层摄影可见气管、支气管普遍性狭窄，尤其两臂后伸挺胸侧位相可显示气管局限塌陷。同时也能显示主动脉弓进行性扩大，升和降主动脉、耳郭、鼻、气管和喉有钙化。周围关节的X线摄片显示关节旁的骨密度降低，偶有关节腔逐渐狭窄，但没有侵蚀性破坏。脊柱一般正常，少数报告有严重的脊柱后凸、关节腔狭窄、腰椎和椎间盘有侵蚀及融合改变。耻骨和骶髂关节有部分闭塞及不规则的侵蚀。

（二）CT检查

可发现气管和支气管树的狭窄程度及范围，可发现气管和支气管壁的增厚钙化、管腔狭窄变形及肿大的纵隔淋巴结。呼气末CT扫描可观察气道的塌陷程度，高分辨率CT可显示亚段支气管和肺小叶的炎症。气道的三维重建可提示更多的信息。可在动态CT下找到气管等压闭合点，以便于指导治疗。

（三）支气管镜检查

可直接观察受累的气道，显示气管支气管树的炎症、变形、塌陷等，有利于进一步明确诊断和观察疾病的进程。黏膜可见红斑、水肿、肉芽肿样改变或苍老、萎缩。软骨环破坏者可见呼气时相应气道塌陷。应在气管镜直视下找到气管等压闭合点。可以镜下取活检，有助于明确诊断，但有时出血较多，且在评价气道阻塞程度中的作用不如肺功能，并可能诱发气道塌陷而窒息死亡。

六、诊断

1975 年 McAdam 提出 RP 的诊断标准符合下述 6 条中的 3 条或 3 条以上，不需组织学证实，即可确诊为 RP，如果临床诊断十分明显，也可不需要软骨的组织学证实。①双耳复发性多软骨炎；②非侵蚀性血清阴性多关节炎；③鼻软骨炎；④眼炎症、结膜炎、角膜炎、巩膜炎、外巩膜炎及葡萄膜炎等；⑤喉和（或）气管软骨炎；⑥耳蜗和（或）前庭受损。

鉴于本病少见，临床表现复杂，又无特殊的实验室检查，因此诊断较困难，通过上述临床和实验室资料应考虑到 RP 的诊断。

Damiani 和 Levine 认为要达到早期诊断，应扩大 McAdam 的诊断标准，只要有下述中的 1 条即可诊断：①满足 3 条 McAdam 征或更多者；②1 条 McAdam 征加上病理证实，如作耳、鼻呼吸道软骨活检；③病变累及 2 个或 2 个以上的解剖部位，对激素或氨苯砜治疗有效。

国内学者认为凡有下列情况之一者应疑有本病：①一侧或两侧外耳软骨炎，并伴外耳畸形；②鼻软骨炎或有原因不明的鞍鼻畸形；③反复发作性巩膜炎；④不明原因的气管及支气管广泛狭窄，软骨环显示不清，或有局限性管壁塌陷，再结合实验室检查，如尿酸性黏多糖含量增加及抗胶原 II 型抗体存在，将有助于诊断。

七、治疗

轻症多发性软骨炎，局限于关节、鼻或耳的软骨炎，可使用非甾体抗炎药。比较严重的多发性软骨炎，如巩膜炎、葡萄膜炎和出现系统症状的，需开始糖皮质激素治疗，可给予泼尼松 30～60 mg/d（或等量的其他制剂）和免疫抑制剂，如硫唑嘌呤或环磷酰胺。一旦疗效出现，糖皮质激素剂量即应逐渐减少，直至停用。环孢素已被用于难治性病例并取得了良好的效果。急性气道梗阻口服糖皮质激素无效者，用甲泼尼龙静脉冲击治疗已有获得成功的报道。急性气道梗阻可能需要气管切开，必要时须行气管扩张术，严重的心瓣膜受累或大血管瘤是外科干预的指征。RP 患者如能早期诊断，及时治疗，有可能延长患者的存活期，取得较好的疗效。治疗的选择主要与症状的严重程度和受累器官的范围有关，但并无统一的治疗方案。传统的治疗包括阿司匹林或其他非甾体抗炎药、氨苯砜和激素。研究发现，Anakinra 及 TNF-α 抑制因子对复发性多软骨炎治疗有一定疗效。

（1）病情较轻的患者可以选用阿司匹林或其他非甾体抗炎药和氨苯砜。Barrancoc 用氨苯砜治疗 RP 并收到较好的疗效，认为氨苯砜在体内可抑制补体的激活和淋巴细胞转化，也能抑制溶菌酶参与的软骨退化性变。氨苯砜平均剂量为 75 mg/d，剂量范围 25～200 mg/d，开始从小剂量试用，以后逐渐加量，因有蓄积作用，服药 6 日需停药 1 日，持续约 6 个月。氨苯砜主要不良反应为嗜睡、溶血性贫血、药物性肝炎、恶心及白细胞减少等。

（2）中、重度的患者要选择糖皮质激素和免疫抑制剂。糖皮质激素不能改变 RP 的自然疾病过程，但可抑制病变的急性发作，减少复发的频率及严重程度。开始用泼尼松 30～60 mg/d，在重度急性发作的病例中，如喉、气管及支气管、眼、内耳被累及时，泼尼松的剂量可达 80～200 mg/d。待临床症状好转后，可逐渐减量为 5～20 mg/d，维持用药时间 3 周至 6 年，平均 4 个月，少数需长期持续用药。在激素及氨苯砜治疗无效时，或病情严重的病例，包括巩膜炎、气管支气管软骨炎、肾小球肾炎或心脏瓣膜受累时，应加用免疫抑制剂，如甲氨蝶呤、环磷酰胺、硫唑嘌呤及巯嘌呤等。另有报道对上述治疗均失败的病例经用环孢素可得到缓解。

（3）其他治疗。

1）手术：对具有严重的会厌或会厌下梗阻而导致重度呼吸困难的患者，应立即行气管切开造瘘术，甚至需辅予合适的通气以取得进一步药物治疗的机会。一般不选用气管插管，因其可引起气道的突然闭塞而致死亡，如不可避免，要选择较细的插管。对于软骨炎所致的局限性气管狭窄，可行外科手术切除，但对预后无明显改善。如为心瓣膜病变或因瓣膜功能不全引起的难治性心力衰竭时，可选用瓣膜修补术或瓣膜置换术。主动脉瘤也可手术切除。

2）金属支架：对多处或较广泛的气管或支气管狭窄，在支气管镜下或 X 线引导下置入金属支架，可以显著地缓解呼吸困难，放置的支架应长于气管等压闭合点，以解除气管狭窄。自膨胀式金属支架有一定的优点，包括容易放置、X 线下可见、动态扩张支气管、开口被支架覆盖也可通气、在机械通气时也可放置、支气管上皮数周后会覆盖支架而保留黏膜纤毛功能、极少移位、不影响气管插管等。其主要的并发症是咳嗽、咯血、黏液栓、气胸、肉芽肿形成、溃疡等。

3）其他：对弥漫性小气道受累者，有报道经鼻持续气道内正压（CPAP）可以缓解症状，要逐步调整呼气末正压水平，有报道为 10 cmH$_2$O。RP 合并血管炎、结缔组织病、血液病等时，以治疗其并发症为主。

（余红玲）

第八节　难治性支气管哮喘的射频消融治疗

一、概述

目前，尽管联合应用吸入糖皮质激素和长效支气管扩张药使很多哮喘患者的病情得到了控制，但是，较严重的哮喘仍有发生，还有很多严重的哮喘患者对多种药物都不敏感，包括大剂量吸入型糖皮质激素。难治性支气管哮喘治疗困难的重要原因之一是很多患者已经发生了气道重塑，包括气道壁的增厚、黏液腺和杯状细胞增多、血管增生，最重要的是气道平滑肌的增生。气道平滑肌收缩是导致支气管收缩的确定因素，因此，平滑肌在哮喘发病中的作用使得针对它的靶向治疗成为可能。哮喘症状在药物不能缓解的情况下，经支气管镜的射频消融术作为一种新的哮喘治疗方法，可以减少气道平滑肌的数量，降低气道平滑肌的收缩性，从而使得对常规规范治疗无效的哮喘患者慢性症状获得缓解并延缓病情加重。

二、技术原理

根据以上原理，加拿大的科研人员设计了一种名为"经支气管镜介导的射频消融热成形术"的技术，用来削减增生肥厚的平滑肌细胞。其工作原理就是通过可弯曲支气管镜的介导，将一射频消融探头通过支气管镜的工作孔道置入患者的支气管腔内，并将体外的射频发生器所产生的热能传导至支气管管壁，通过对支气管壁的加热，从而使增生肥厚的平滑肌细胞发生凝固、坏死，最终达到削减气道平滑肌层，降低气道平滑肌收缩性和高反应性，并部分逆转气道结构重塑的目的，故又称为"支气管热成形术"。

射频能量对气道的直接作用是热损伤，故可导致一系列的组织学变化。Danek 等利用不同温度（55 ℃、65 ℃、75 ℃）对犬的气道进行射频消融，在治疗后第 1 周、第 6 周、第 12 周、第 157 周分别对射频部位进行组织学观察。研究发现，治疗后第 1 周始即有气道平滑肌细胞的变化，随后 3~6 周发现上皮细胞溶解和再生，并伴有黏液腺体的再生。12 周以后，实验组和对照组的主要区别是气道平滑肌数量的减少和结缔组织的增加，其程度与温度的增加成正比。实验组气道壁可以见到胶原纤维，但是并没有胶原增生、瘢痕和气道挛缩的证据，而对照组气道组织学没有变化。同样在人体试验中，Miller 等对即将进行手术的肺癌患者患侧局部进行射频消融术，进而如期进行手术，术后观察受试者气道平滑肌的组织学变化。研究显示，50% 的受试者平滑肌明显减少，减少的数量同样也与射频温度成正比。在动物及人体的研究均表明，支气管射频消融术可以导致气道平滑肌的减少，胶原纤维增加，且平滑肌的减少与温度增加成正比，随访过程中均未见严重并发症。

三、系统设备及操作过程

经支气管镜射频消融术利用 Alair 系统设备来完成，Alair 系统设备包含了一设计独特的支气管导管、射频消融产生器及一回环电极装置。导管直径约 2 mm，可以通过直径 5 mm 的标准支气管镜，其末端是附有 4 个可扩张电极的篮状结构，这一结构可以接触气道壁进行射频并根据其湿度敏感性来控制反馈。射频消融产生器装有较复杂的肺部特异性的计算装置来确保治疗过程中可以精确地传递能量。治疗开始后，射频消融产生器产生 460 kHz、低能的、单极的能量经导管、扩张的电极传递到气道壁，并通过积极的反馈，维持目标温度持续 10 秒，持续 10 秒射频后，电极复位并移动到即将进行治疗的部位，操作、复位过程反复进行，以保证治疗的连续性。国外研究者总结，1 个疗程的完整操作过程要分 3 次完成，每次持续时间至少 1 小时，每次间隔 3 周左右。

射频电能可应用于气管支气管树中直径在 3~10 mm 的大多数气道。原理上此项技术与传统的射频消融术技术相似，但是，在经支气管射频消融中，电能量的传递应用连续的反馈来严格控制气道组织的受热程度以达到需要的效果，即气道平滑肌组织的减少而没有导致气道穿孔或阻塞。

四、适应证与禁忌证

本技术适用于经常规规范吸入治疗仍控制不满意的难治性哮喘患者。无特殊禁忌证，急性发作期或合并严重感染时不建议进行此操作，应于病情控制后再进行治疗。

五、射频消融术治疗哮喘的有效性研究

在上述 Danek 等进行的犬实验中，还研究了不同射频温度处理后的气道对醋甲胆碱反应性的变化（与对照组比较气道直径改变的程度）。结果显示，经 65 ℃ 和 75 ℃ 射频后 2 周及 4 周时，气道对醋甲胆碱的反应性较对照组明显降低。

Brown 等也进行了相似的实验，随机选择每只犬的两侧分别作为实验组和对照组，应用高分辨 CT 计算气道直径。对比两组在射频后即刻、2 周、4 周应用醋甲胆碱后气道直径的变化，结果表明，在以上 3 个时间点实验组的气道直径较对照组均有增加，且差异有统计学

意义。随后按照同样的分组方法，对比两组在支气管扩张和收缩时及肺不同张力下的气道平均直径，研究发现，随访5周，经支气管镜射频消融术能够显著增加不同张力下气道的扩张性。尽管上述动物实验的分组和测定方法不同，但是结果均表明，经支气管镜射频消融术可以降低气道对醋甲胆碱的反应，增加气道的扩张性。因此，从理论上来讲，其对难治性哮喘患者的治疗是有益的。

Pavord 等进行了经支气管镜射频消融术对于哮喘患者的有效性研究。32 例入选的重症哮喘患者被随机分为试验组和对照组。受试者接受经支气管镜射频消融术治疗之后，在缓解药物的应用频次、应用支气管扩张药物之前 FEV_1 占预计值的百分比、哮喘控制调查问卷评分方面都有较大的改善，并且缓解药物的应用减少，哮喘控制调查问卷评分的明显好转可持续至治疗后第 52 周。治疗过程中部分哮喘患者短期内病情恶化，部分患者需要住院治疗，但在治疗结束后两组患者的住院率没有明显的差别。由此得出结论：经支气管镜射频消融术可以长期改善哮喘控制情况而无严重的并发症，此试验同时也验证了假说：气道平滑肌参与了哮喘的发作；气道平滑肌数量的减少可以改善哮喘的病情。

Cox 等进行了一项涉及 112 例患有中度或重度持续性哮喘患者的大规模非盲、随机、对照研究。研究对象被随机分为经支气管镜射频消融治疗干预组和药物对照组。两组均在入组 3 个月后停用 β_2 受体激动剂，干预组分别进行 3 次射频消融，对照组持续吸入糖皮质激素治疗，共随访 1 年。监测哮喘中度加重的频率，早、晚的 PEF、FEV_1，气道高反应性，缓解药物的应用，症状评分，无症状的天数，生活质量评分和哮喘控制问卷评分等。研究显示，经过支气管镜射频消融的患者中度哮喘发作的频率较对照组减少 10 次左右。早、晚的呼气峰流速率，症状评分，无症状的天数，生活质量和哮喘控制问卷等指标干预组较对照组均有较大的改善。研究中还观察到经支气管镜射频消融术治疗的患者短时间内发生哮喘症状加重较对照组更常见，但可以很快缓解。在治疗后的 6 周至 1 年的观察中，治疗组和对照组不良反应的发生比例相似，无明显差别。由此初步表明，经支气管镜射频消融术治疗中度或重度持续性哮喘是有效且安全的。这一令人鼓舞的研究结果发表在权威学术期刊《新英格兰医学杂志》上。

Mario 等对 288 例吸入高剂量糖皮质激素及长效 β_2 受体激动剂治疗后仍有症状的重度持续性哮喘患者进行了为期 1 年的多中心、随机、双盲对照研究。研究对象被随机分为经支气管镜射频消融治疗干预组和伪操作对照组。研究证实，经支气管镜射频消融治疗可以有效地改善重度哮喘患者的生活质量，减少急性发作次数及医疗花费，其安全性较高，无明显的不良事件发生。

六、并发症及注意事项

国外已有多项对经支气管镜射频消融术治疗哮喘的有效性和安全性研究，包括动物实验，健康人和哮喘患者的试验，短期随访和长期随访。经支气管镜射频消融术可以较安全地用于治疗哮喘患者，可以减少气道平滑肌的数量，并降低气道的高反应性，但是降低的气道高反应性是否能够长期存在并且缓解哮喘症状仍待验证，此外，安全性的问题也是需要关注的热点。报道的不良事件多发生在射频消融治疗期间，多为哮喘的急性加重、感染等，患者均恢复良好。

七、技术展望

尽管前景非常令人期待，但经支气管镜射频消融术治疗哮喘尚处于探索阶段。多项动物试验和临床研究显示，这项技术具有成为一种治疗手段的潜在可能性。在实际的临床治疗中，支气管镜检查的操作经验、患者的选择、术前准备、术后疗效评估及随访都是很关键的问题。该疗法是否可能导致远期并发症（如是否会导致气道壁的软化及瘢痕狭窄等）等方面，都还需要临床进一步深入研究。新的技术在广泛应用于临床之前还需要更多的实验来研究并完善，我们期待该项治疗方法能够广泛地应用于临床，为广大哮喘患者带来更有效的治疗。

（刘美岑）

第九节　肺结节病

一、概述

肺结节病是一种病因未明的以非干酪性类上皮肉芽肿为特征的多系统、多器官疾病，近年来已引起国内广泛注意。本病常侵犯肺、双侧肺门淋巴结，且在结节病的某些阶段高达80%~90%的患者可出现胸部 X 线检查异常，眼、皮肤等器官也常受累，也可累及浅表淋巴结、扁桃体、肝、脾、骨髓、心脏等，几乎全身每个脏器均可受累。本病呈世界性分布，欧美国家发病率较高，东方民族少见。多见于中青年人，男性多见于 20 ~ 30 岁，女性多见于50 ~ 60 岁，女性发病率大约为男性的 1.5 倍。此病可呈自限性，大多预后良好，有自然缓解的趋势。但临床上需与其他肉芽肿性疾病，如结核病及一些间质性肺疾病进行鉴别。

二、病因与发病机制

肺结节病的病因目前尚不清楚。发病与Ⅳ型细胞免疫反应有关，在病变组织和呼吸道分泌物中可见 IgM 和 IgG 增高。曾对感染因素（如细菌、病毒、支原体、真菌等）进行观察，未获确切结论。对遗传因素也进行过研究，未能证实。近年有学者以 PCR 技术在结节病患者中发现结核分枝杆菌 DNA 阳性率达 50%，因此提出结节病是分枝杆菌侵入组织的结果，但近年的分子生物学研究基本否定了此论点。由于病原体不确定，结节病的发病机制尚不能确定。现多数学者认为细胞免疫功能和体液免疫功能紊乱是结节病的重要发病机制。在某种（某些）致结节病抗原的刺激下，肺泡内巨噬细胞和 T_4 细胞被激活。被激活的巨噬细胞释放白介素-1（IL-1），IL-1 是一种很强的淋巴因子，能激发淋巴细胞释放 IL-2，使 T_4 细胞成倍增加，并在淋巴激活素的作用下，使 B 淋巴细胞活化，释放免疫球蛋白，使自身抗体的功能亢进。被激活的淋巴细胞可以释放单核细胞趋化因子、白细胞抑制因子和巨噬细胞移行抑制因子。单核细胞趋化因子使周围血中的单核细胞源源不断地向肺泡间质聚集，结节病时其肺泡内浓度约为血液的 25 倍。在许多未知的抗原及介质的作用下，T 淋巴细胞、单核细胞及巨噬细胞等浸润在肺泡内，形成结节病早期阶段——肺泡炎阶段。随着病变的发展，肺泡炎的细胞成分不断减少，而巨噬细胞衍生的上皮样细胞逐渐增多，在其合成和分泌的肉芽肿激发因子等的作用下，逐渐形成典型的非干酪性结节病肉芽肿。后期，巨噬细胞释放的纤维连接素能吸引大量的成纤维细胞，并使其和细胞外基质黏附，加上巨噬细胞所分泌的成纤维细胞生长因子（GFF），促使成纤维细胞数增加；与此同时，周围的炎症和免疫细胞进一步减少以致消失，而导致肺的广泛纤维化。

总之，结节病是未知抗原与机体细胞免疫和体液免疫功能相互抗衡的结果。个体的差异［年龄、性别、地域、种族、遗传因素、激素、人类白细胞抗原（HLA）］和抗体免疫反应的调节作用，使其产生促进因子和拮抗因子之间的失衡状态，决定肉芽肿的发展和消退，从而表现出结节病不同的病理状态和自然缓解的趋势。

三、临床表现

症状和体征视其起病的缓急和累及器官的多少而不同。

（1）胸内结节病早期常无明显症状和体征。有时咳嗽，咳少量痰液，偶见少量咯血；可有乏力、发热、盗汗、食欲减退、体重减轻等。病变广泛时可出现胸闷、气急，甚至发绀。结节病后期，因纤维化以及上叶肺容量减少，引起支气管扭曲变形，有时可导致支气管阻塞。但有些病例，因支气管内肉芽肿形成或肿大的肺门、纵隔淋巴结压迫支气管，从而在病程早期发生支气管狭窄，早期即可出现呼吸困难及喘息的表现，肺功能检查示阻塞性通气功能障碍，支气管扩张剂治疗无效。结节病引起的支气管狭窄一般累及肺段或段以上支气管，行支气管镜或支气管造影时可发现。

（2）如结节病同时累及其他器官，可发生相应的症状和体征。如皮肤最常见者为结节性红斑，多见于面颈部、肩部或四肢。也有冻疮样狼疮、斑疹、丘疹等。有时发现皮下结节。侵犯头皮可引起脱发。大约有30%的患者出现皮肤损害。

（3）眼部受损者约有15%的病例可有虹膜睫状体炎、急性色素层炎、角膜—结膜炎等。可出现眼痛、视物模糊、睫状体充血等表现。

（4）部分患者有肝大和（或）脾大，可见胆红素轻度增高和碱性磷酸酶升高，或有肝功能损害。

（5）纵隔及浅表淋巴结常受侵犯而肿大。

（6）如累及关节、骨骼、肌肉等，可有多发性关节炎，X线检查可见四肢、手足的短骨多发性小囊性骨质缺损（骨囊肿）。肌肉肉芽肿可引起局部肿胀、疼痛等。

（7）约有50%的病例累及神经系统，其症状变化多端。可有脑神经瘫痪、神经肌病、脑内占位性病变、脑膜炎等临床表现。

（8）结节病累及心肌时，可有心律失常，甚至心力衰竭表现，约有5%的病例累及心脏。亦可出现心包积液。

（9）结节病可干扰钙的代谢，导致血钙、尿钙增高，引起肾钙盐沉积和肾结石。

（10）累及脑垂体时可引起尿崩症，下视丘受累时可发生乳汁过多和血清泌乳素升高。

（11）腮腺、扁桃体、喉、甲状腺、肾上腺、胰、胃、生殖系统等受累，可引起有关的症状和体征，但较少见。结节病可以累及一个脏器，也可以同时侵犯多个脏器。

四、肺结节病并发症

常见并发症为肺部反复感染。晚期并发支气管扩张时出现咯血，并发肺纤维化时可出现呼吸衰竭。眼部病变并发虹膜睫状体炎、葡萄膜炎。心脏受累常表现为心律失常，偶有心力衰竭。累及关节时表现为结节性关节炎等。

另外，曲霉菌感染为结节病的一个严重的并发症。在肺空洞内的曲霉菌球可引起致命性大咯血。在曲霉菌球出现前 2~3 年，可见到空洞附近胸膜增厚，厚度从数毫米到 2 cm。因此，对咯血并有肺空洞的患者，如发现肺尖部胸膜增厚，应及早检查有无曲霉菌感染。

五、影像学及支气管镜表现

（一）影像学表现

结节病多累及肺部，而肺部受累是该病致残、致死的主要原因。肺结节病的影像学检查主要有 3 个作用：发现、诊断疾病，及时发现病程中的并发症，判断预后。胸部 CT 扫描可以提高纵隔及肺门淋巴结肿大的检出率，是发现结节病患者肺实变的敏感方法。

1. 胸部 X 线表现

（1）胸片分期：1983 年 Deremee 总结出一个较为简便的分期系统，已为多数学者所接受。国内目前的分期系统与 Deremee 分期系统大致相同。Deremee 的分期标准如下。

0 期：肺部 X 线检查阴性，肺部清晰，约占 9%。

Ⅰ期：两侧肺门和（或）纵隔淋巴结肿大，常伴右支气管旁淋巴结肿大，约占 51%。经支气管镜肺活检（TBLB）检查 50%~80% 的病例能证明肉芽肿的存在，且上叶和中叶阳性率高。

Ⅱ期：肺门淋巴结肿大，伴肺浸润。肺部病变广泛对称地分布于两侧，呈 1~3 mm 的结节状、点状或絮状阴影。少数病例可分布在一侧肺或某些肺段。病灶可在 1 年逐渐吸收，或发展成肺间质纤维化，约占 25%。

Ⅲ期：仅见肺部浸润或纤维化，而无肺门淋巴结肿大，约占 15%。

以上分期的表现并不说明结节病发展的顺序规律，Ⅲ期不一定从Ⅱ期发展而来。

肺结节病胸片分期的主要作用是用于判断预后。Jame 等对 9 个国家 3 676 例肺结节病患者的调查显示，初诊时 51% 的患者表现为Ⅰ期，8% 的患者胸片正常。29% 的患者表现为Ⅱ期，12% 为Ⅲ期。Ⅰ期患者转归良好，65% 的Ⅰ期患者胸片有望恢复正常。Ⅱ期患者转归稍差，病愈率为 49%。Ⅲ期患者可出现严重的肺纤维化、肺大疱及右心衰竭，此期患者预后差，病愈率仅为 20%。

肺结节病胸片分期的另一个作用是预测 TBLB 结果。Ⅱ期和Ⅲ期肺结节病患者 TBLB 阳性率为 96%，而 0 期或Ⅰ期仅为 44%。

（2）典型胸片表现：大部分肺结节病患者有胸内淋巴结肿大，而 97% 的胸内淋巴结肿大患者表现为肺门淋巴结肿大。Garland 曾描述了一种肺结节病的三联症：右肺门淋巴结肿大、左肺门淋巴结肿大及右气管旁淋巴结肿大。Bein 等发现，结节病患者胸内淋巴结肿大最常见的组合为双侧肺门、右气管旁及主肺动脉窗淋巴结肿大。气管隆嵴下淋巴结肿大较少见，约为 21%；前纵隔淋巴结肿大占 16%，但总是伴有右气管旁、肺门或主肺动脉窗淋巴结肿大；后纵隔淋巴结肿大占 2%~20%。

约 40% 的肺结节病患者初诊时胸片上可有肺实质病变，而 63% 的患者在病程的某个阶段出现肺实质病变。最常见的胸片表现为弥漫性网状结节病灶，以上叶为主。结节直径可为数毫米（粟粒样病变），有些病例则表现为较大的多发团块样病灶，病灶中可见支气管轨道征。肺结节病的另一典型 X 线表现与肺水肿相似，呈弥漫性肺泡浸润或磨玻璃样改变。大多数肺结节病患者肺部病变可自愈或经激素治疗后吸收，但仍有部分患者发展到终末期肺部，常表现为上叶肺大疱和肺纤维化。病变广泛时可因破坏肺血管床而最终导致肺动脉高压、肺心病。

（3）不典型胸片表现：结节病的不典型胸片表现常可导致初诊时误诊。Canant 等发现，50 岁以上的肺结节病患者，出现不典型胸片表现者多达 59%。临床上多表现在以下几个方面。

1）淋巴结：结节病患者肺门及纵隔淋巴结可发生钙化，这种钙化很难与由组织胞浆菌病及结核病引起的钙化相区分。此外，结节病患者肺门及纵隔淋巴结还可出现蛋壳样钙化，需与硅沉着病相鉴别。

2）肺实质损害：肺结节病极少形成空洞。空洞的形成，一般认为是结节性肉芽肿中央部位缺血坏死所致。一旦发现空洞，应考虑有合并化脓性细菌、分枝杆菌或真菌感染的可能。有时空洞易与肺大疱和囊状支气管扩张症相混淆，后两者更为常见。上叶肺大疱最常见于终末期结节病，但也可见于无明显纤维化的病程早期。在某些患者，肺大疱非常严重，几乎见不到肺纹理。某些肺结节病患者胸片表现为双肺野外带浸润病灶，易与嗜酸细胞性肺炎相混淆。但有淋巴结肿大，无相应症状，外周血嗜酸性粒细胞计数不高，这些均有助于鉴别诊断。原来认为坏死性结节性肉芽肿是血管中心性肉芽肿病的变种，最近有学者提出它实质上是一种变异的结节病。该病胸片表现为两肺多发性结节，伴有或不伴有肺门淋巴结肿大。患者常无症状，预后良好。

3）支气管病变：在结节病后期，常可见支气管阻塞，个别病例也可在早期发生支气管狭窄。

4）胸膜病变：2%~4% 的结节病患者可出现胸腔积液。积液可为单侧或双侧，量少或中等，为渗出液。诊断结节病引起的胸腔积液，不能仅靠胸片表现，需行胸膜活检证实有非干酪性肉芽肿。

5）气胸：结节病患者气胸的发生率为 2%~4%，多为肺纤维化或肺大疱的并发症。病程早期可因胸膜下肺大疱破裂或胸膜下肉芽肿坏死而出现气胸。偶尔胸片尚未表现出肺实质改变的患者亦可发生气胸。同一患者，气胸可复发，且可分别发生在左、右两侧，并可因合并感染、肺气肿、支气管扩张、肺源性心脏病等加重病情。

2. 胸部 CT 表现

胸部 CT 扫描提高了纵隔及肺门淋巴结肿大的检出率。近年来，高分辨率胸部 CT 的出现又为及时发现结节病患者肺实质病变提供了较为敏感的手段。

结节病的典型结节直径为 1~5 mm，也可大至 5~10 mm，多位于胸膜下，但亦可分布于支气管血管束周围，导致支气管或血管壁的不规则增厚。在胸片正常的患者，通过胸部 CT 检查常可发现肺实质的小结节病灶。

某些结节病患者胸部 CT 表现为局灶性磨玻璃样改变，可累及一至数个肺小叶，这种表现可能反映了局灶性的肺泡炎，是结节形成的先兆。

慢性结节病患者大多有肺实质纤维化，导致肺结构的扭曲变形，肺裂回缩。重度纤维化时，可能有肉芽肿团块聚集于不张的上肺叶，导致肺门上提。由于气管壁受到牵拉，可出现气管扩张或支气管扩张。在胸片未显示纤维化病变之前，胸部 CT 即有阳性表现。

3. 磁共振成像（MRI）

MRI 对纵隔淋巴结肿大的检出率高于胸片。而且 MRI 在区分肺门淋巴结肿大和肺血管方面较为优越。胸片和胸部 CT 在显示肺间质病变方面均优于 MRI。

（二）支气管镜表现

（1）支气管镜检查在肺部结节病的诊断中十分重要。支气管镜下所见包括轻重程度不一的黏膜改变，表现为黏膜苍白、充血、水肿、糜烂，纵行皱襞形成，黏膜可见弥漫性小结节，这些急性炎症反应是结节病活动期支气管黏膜的主要表现。黏膜活检可多部位取材，其活检阳性率为 71.4%，其中结节活检阳性率最高。结节病确切的支气管黏膜受累率并不清楚，但从黏膜活检的资料来看，比例是很高的。

（2）其他表现包括支气管黏膜增厚，因肿大淋巴结压迫导致受累部位分嵴增宽甚至管腔狭窄，腔内肿物，此时需与气管内其他占位性病变相鉴别。

六、辅助检查

（一）实验室检查

（1）血液检查：活动进展期可有白细胞减少、贫血、红细胞沉降率增快。约有 1/2 的患者血清球蛋白部分增高，以 IgG 增高者多见。血浆白蛋白减少。血钙增高，血清尿酸增加，血清碱性磷酸酶增高。血清血管紧张素转化酶（sACE）活性在急性期增加（正常值为 17.6~34 U/mL），对诊断有参考意义。血清中白介素-2 受体（IL-2R）和可溶性白介素-2 受体（sIL-2R）升高，对结节病的诊断有较为重要的意义。也可以 α_1-抗胰蛋白酶、溶菌酶、β_2-微球蛋白（β_2-MG）、血清腺苷脱氢酶（ADA）、纤维连接蛋白（Fn）等升高，在临床上均有一定参考意义。

（2）结核菌素试验：约 2/3 的结节病患者对 100 U 结核菌素的皮肤试验无反应或产生极弱反应。

（3）结节病抗原试验：以急性结节病患者的淋巴结或脾组织制成 1∶10 生理盐水混悬液体作为抗原。取混悬液 0.1~0.2 mL 作皮内注射，10 日后注射处出现紫红色丘疹，4~6 周后扩散到 3~8 mm，形成肉芽肿，为阳性反应。切除阳性反应的皮肤作组织诊断，阳性率为 75%~85%。有 2%~5% 的假阳性反应。因无标准抗原，故应用受限制，近年已被淘汰。

（4）经支气管镜行支气管肺泡灌洗（BAL）：结节病患者 BAL 检查在肺泡炎阶段淋巴细胞和多核白细胞明显升高，正常人支气管肺泡灌洗液（BALF）中淋巴细胞数不应超过 10%，在肺结节病主要是 T 淋巴细胞增多，CD_4^+、CD_4^+/CD_8^+ 比值明显增高，正常人 BALF 中 CD_4^+/CD_8^+ 比值为（1.5~1.8）∶1，结节病活动期 CD_4^+/CD_8^+ 比值可达正常的 5~10 倍，而外周血中 CD_4^+/CD_8^+ 比值为 1∶2，与 BALF 中 CD_4^+/CD_8^+ 比值呈高度分离现象。此外，B 细胞的功能亦明显增强。BALF 中 IgG、IgA 升高，特别是 IgG1、IgG3 升高更为突出。有报道若淋巴细胞在整个肺效应细胞中的百分比大于 28% 时，也有报道大于 20.5% 时即提示病变活动。

（5）活体组织检查：是确诊肺结节病最重要的检查。取皮肤病灶、淋巴结、前斜角肌脂肪垫、肌肉等组织进行病理检查可助诊断。在不同部位摘取多处组织活检，可提高诊断阳性率。

1）经支气管镜肺活检（TBIB）：是一种简单、安全的获取肺组织的方法。TBLB 可在无透视下进行，一般情况下可取 2~4 块组织进行活检。结节病 TBLB 阳性率可达 63%~97%，Ⅰ期 50% 以上可获阳性，Ⅱ、Ⅲ期阳性率较高。对病理中的上皮样结节需了解有无坏死和抗酸染色阳性，以除外结核。需要注意的是，结节病患者即使没有明显的支气管黏膜结节和肺内结节样改变，支气管黏膜和肺的活检也常可获得阳性结果。

2）经电子支气管镜下针吸活检术（TBNA）。TBNA 是指利用特制的、带有可弯曲导管的穿刺针，通过支气管镜的活检孔道进入气道，穿透气管支气管壁进入病灶内，负压吸引获得细胞学和（或）组织学标本。在肺部 CT 检查显示肺门、纵隔多组淋巴结肿大，而肺内未见明确浸润病变的情况下，以及 TBLB 难以取到理想的组织，纵隔镜、胸腔镜、开胸肺活检等手段因创伤大、费用高难以获得大多数结节病患者的认可时，可采用 TBNA 检查以提高肺结节病的诊断率。

3）支气管内超声引导下经支气管细针抽吸术（EBUS-TBNA）的应用提高了 TBNA 的诊断率。超声支气管镜检查（EBUS）是一种微创检查手段，常规用于肺癌患者分期，同时也是胸腔内不同病变的诊断手段。主要作用是对非隆嵴下淋巴结的定位。2000 年发明的凸式探头 EBUS-TBNA 是一种真正的实时 EBUS-TBNA，目前研究证实 EBUS-TBNA 比先 EBUS 后 TBNA 的诊断准确性更高。

（二）肺功能检查

早期肺功能可正常，以后可发生弥散功能障碍、通气功能障碍，至肺纤维化时因肺容量进一步减少，则可出现限制性通气功能障碍。当有严重弥散功能及通气功能障碍时可发生低氧血症。

（三）镓-67（^{67}Ga）肺扫描检查

肉芽肿活性巨噬细胞摄取 ^{67}Ga 明显增加，肺内结节病肉芽肿性病变和肺门淋巴结可被 ^{67}Ga 所显示，可协助诊断，但无特异性。

（四）PET-CT 检查

在鉴别肺内良、恶性结节方面具有重要的应用价值。在结节病肺内，结节样病灶、淋巴结肿大是常见的影像学改变，需要与恶性病变及其引起的淋巴结转移相鉴别。PET-CT 可发现结构显像中没有明显改变但已有代谢异常的微小转移病灶，^{18}F-氟脱氧葡萄糖（^{18}F-FDG）半定量法标准摄取值（SUV）可以比较客观地评价 FDG 浓聚，目前将 SUV 2.5 作为良、恶性病变的阈值。PET-CT 检测肺部、特别是远处淋巴结有否转移具有其他影像学不可替代的作用，对良、恶性鉴别有重要的临床价值，可为临床提供更多、更准确、更直观的图像信息。PET-CT 检测淋巴结的敏感性、特异性和准确性分别是 100%、92% 和 91%。

七、诊断

（一）临床诊断

（1）X 线胸片：双侧肺门及纵隔淋巴结对称性肿大（偶见单侧肺门淋巴结肿大），伴或不伴有肺内网状、结节状、片状阴影。必要时参考胸部 CT 进行分期。

（2）活体组织病理检查：证实或符合结节病（取材部位可为表浅肿大的淋巴结、纵隔肿大淋巴结、支气管内膜的结节、前斜角肌脂肪垫淋巴结，肝脏穿刺或肺活检等）。

（3）Kveim 试验阳性。

（4）sACE 活性升高（接受激素治疗或无活动性的结节病患者可在正常范围）。

（5）结核菌素试验为阴性或弱阳性反应。

（6）高钙血症、高尿钙，血碱性磷酸酶增高，血浆免疫球蛋白增高，支气管肺泡灌洗液中 T 淋巴细胞及其亚群的检查结果可作为诊断结节病活动性的参考指标。有条件时可做 ^{67}Ga 扫描、单光子发射计算机断层成像术（SPECT）显像或 γ 照相，以了解病变侵犯的程度和范围。

具有（1）、（2）或（1）、（3）条者可诊断为结节病；第（4）、（5）、（6）条为重要的参考指标，本病应结合临床综合诊断、动态观察，排除结核病、淋巴系统肿瘤或其他肉芽肿性疾病。

（二）分型

（1）胸内结节病：0 期，无异常 X 线所见；Ⅰ期，肺门淋巴结肿大，而肺部无异常；ⅡA 期，肺部弥漫性病变，同时有肺门淋巴结肿大；ⅡB 期，肺部弥漫性病变，不伴肺门淋巴结肿大；Ⅲ期，肺纤维化。

（2）全身多脏器结节病：胸内及胸外均受侵犯（肺外淋巴结肿大，眼或皮肤病变多见，神经、消化、心血管、内分泌系统有时也可受累）。

（3）结节病活动性的判定：①活动性，病情进展，sACE 活性增高，免疫球蛋白增高或血沉增快；BALF 中的淋巴细胞百分数和 CD_4^+/CD_8^+ 的比值增高，或作 ^{67}Ga 扫描来判定活动性；②无活动性，sACE、免疫球蛋白、CD_4^+/CD_8^+ 客观指标基本正常，病情处于稳定状态。

八、鉴别诊断

（一）肺门淋巴结结核

患者较年轻，多在 20 岁以下，常有低度毒性症状，结核菌素试验多为阳性，肺门淋巴结肿大一般为单侧性，有时钙化。可见肺部原发病灶。

（二）淋巴瘤

常见全身症状有发热、消瘦、贫血等，胸膜受累，出现胸腔积液，胸内淋巴结肿大多为单侧或双侧不对称肿大，常累及上纵隔，隆嵴下和纵隔淋巴结。纵隔受压可出现上腔静脉阻塞综合征。结合其他检查及活组织检查可作鉴别。

（三）肺门转移性肿瘤

肺癌和肺外癌肿转移至肺门淋巴结，皆有相应的症状和体征，对可疑的原发灶做进一步检查可助鉴别。

（四）其他肉芽肿病

如外源性肺泡炎，铍病，硅沉着病，感染性、化学性因素所致的肉芽肿，应与结节病相鉴别，结合临床资料及有关检查综合分析判断。

九、治疗

本病因多数患者可自行缓解，病情稳定，无症状的患者不需要治疗。凡症状明显的Ⅱ、

Ⅲ期患者及胸外结节病，如眼部结节病，神经系统有结节病侵犯，皮肤、心肌受累，血钙、尿钙持续增高，sACE 水平明显增高情况下可考虑使用激素治疗。常用泼尼松每日 30～60 mg，1 次口服（或分次服用），用 4 周后逐渐减量为每日 15～30 mg，维持量为每日 5～10 mg，用 1 年或更长。长期服用糖皮质激素应严密观察激素的不良反应，其次可选用小剂量羟氯喹、甲氨蝶呤、硫唑嘌呤等免疫抑制剂治疗。

凡能引起血钙、尿钙增高的药物如维生素 D，应列为禁忌。

气管镜下治疗：支气管镜除了用于肺结节病的诊断外，目前也应用于其治疗。气道内结节样病变引起的气道内狭窄，气管镜下氩气刀或冷冻治疗病变部位，可以达到满意的临床效果。

十、预后

与结节病的病情有关。急性起病者，经治疗缓解或自行缓解，预后较好；而发病呈慢性进行性，侵犯多个器官，引起功能损害、肺广泛纤维化或急性感染等则预后较差。死亡原因常为肺源性心脏病或心肌、脑受侵犯所致。有报道平均 5 年随访中 34% 的病例完全恢复，30% 改善，20% 不变，病情恶化和死亡各占 8%。

总之，在结节病的诊断中，组织病理学检查是可靠而重要的，但在诊断疾病的活动性和疗效观察方面则需要血液生化、支气管肺泡灌洗液细胞成分的分析和免疫学检查。

（李宁波）

第十节　中央型肺癌

一、概述

肺癌是指原发于支气管黏膜上皮或腺体的恶性肿瘤，又称原发性支气管肺癌。目前在世界范围内，肺癌已成为各种癌症死亡的首要原因，发病率和病死率呈上升的趋势。根据肺癌的生物学特性不同，临床上将其分为两大类：非小细胞肺癌（NSCLC）和小细胞肺癌（SCLC），NSCLC 占 80%～85%。NSCLC 又包括鳞状上皮细胞癌（简称鳞癌）、腺癌、大细胞癌及其他除小细胞肺癌外的肺癌类型。NSCLC 患者多数为男性，吸烟者以鳞癌多见，女性则以腺癌居多。根据发病部位不同，肺癌又可分为中央型肺癌和周围型肺癌。中央型肺癌是指发生在段支气管以上至主支气管的肿瘤，约占肺癌的 3/4，以鳞癌和小细胞未分化癌较多见。但发现时，约 85% 处于晚期阶段，失去了手术治疗的时机。

二、病因与发病机制

肺癌的病因至今尚不完全明确，但大量资料已明确吸烟可导致肺癌。肺癌的其他危险因素包含石棉、氡、砷、电离辐射、卤素烯类、多环性芳香化合物、镍等。

（一）吸烟

在过去 50 年或者更长时间的研究中已经明确吸烟可导致肺癌。烟雾中的苯丙芘、尼古丁、亚硝胺等均具有致癌作用，可诱发 NSCLC 中的鳞癌或未分化小细胞癌。无吸烟嗜好者虽然也可患肺癌，但腺癌较为常见。有文献指出，吸烟指数（每日吸烟支数×吸烟年数）

大于400者为肺癌的高危人群。

（二）大气污染

室内空气污染和室外空气污染均为肺癌致病的危险因素。据巴基斯坦的流行病学研究资料显示，肺癌发病率城市显著高于乡村，发生率分别是4%～9%、1%～3%。城市中汽车尾气、工业加工、石棉、放射性核素、芳香化合物、橡胶与塑料制造业排放的有害气体导致城市大气污染比乡村更严重。

（三）职业因素

长期接触铀、镭等放射性物质及其衍化物，致癌性碳氢化合物，以及砷、铬、镍、铜、锡、铁、煤焦油、沥青、石油、石棉、芥子气等物质均可诱发肺癌。主要导致的是NSCLC中的鳞癌和未分化小细胞癌。锡矿工人肺癌发病相对危险性随着工作年限和职业暴露年限的增加而增加，高水平氡暴露的肺癌危险性明显增加。

（四）肺部慢性疾病

肺结核、硅肺、肺尘埃沉着症等可与肺癌并存，这些病例肿瘤的发病率高于正常人。此外，肺支气管慢性炎症以及肺纤维瘢痕病变在愈合过程中可能引起鳞状上皮化生或增生，在此基础上，部分病例可发展成为肿瘤。

（五）其他

家族遗传、肺部接受电离辐射、饮食与营养因素、免疫功能降低、代谢活动及内分泌功能失调等也是肺癌的危险因素。

三、临床表现

（一）肿瘤引起的局部和全身表现

肺癌在早期症状不具有特异性，仅表现为一般呼吸系统疾病所共有的症状，如咳嗽、痰中带血、低热、胸痛、气闷等，很容易忽略。

1. 咳嗽

肺癌因长在支气管肺组织上，通常会产生呼吸道刺激症状而发生刺激性咳嗽，无痰或少许白色黏液痰。

2. 低热

阻塞性肺炎是肺癌发热的主要原因。肿瘤堵住支气管后往往有阻塞性肺炎存在，程度不一，轻者仅有低热，重者则有高热，用药后可暂时好转，但很快又会复发。

3. 胸闷胸痛

肺癌早期胸痛较轻，主要表现为闷痛、隐痛，部位不一定，与呼吸的关系也不确定。如胀痛持续发生，则说明癌症有累及胸膜的可能。

4. 痰中带血

为肺癌最典型的症状，多为血丝痰或痰中带血。系肿瘤炎症坏死、毛细血管破损时所致少量出血，往往与痰混合在一起，呈间歇或断续出现。

5. 气促

发生区域性扩散的肺癌患者几乎都有不同程度的气促。由肺和心肌产生的正常组织液由胸正中的淋巴结回流。若这些淋巴结被肿瘤阻塞，这些组织液将积聚在心包内形成心包积液或积聚在胸腔内形成胸腔积液。以上两种情况均可导致气促。然而，因许多吸烟患者合并不同程度的慢性肺病，这给气促的鉴别带来一定困难。

（二）肺癌外侵与转移的表现

1. 上腔静脉阻塞综合征

在纵隔右侧有上腔静脉，它将来自上肢及头颈部的静脉血输回心脏。若肿瘤侵及纵隔右侧，压迫上腔静脉，最初会使颈静脉因回流不畅而怒张，最后还会导致面、颈部甚至双上肢水肿，颈部和上胸部静脉怒张，毛细血管扩张等。这需要及时给予诊断和处理。

2. 声嘶

声嘶是最常见症状，控制左侧发音功能的喉返神经由颈部下行至胸部，绕过心脏的大血管，返行向上至喉，从而支配发音器官的左侧。当肿瘤压迫喉返神经时，会出现声音嘶哑。

3. 霍纳综合征

肺尖部肺癌或转移淋巴结易压迫颈部交感神经，从而引起患侧眼睑下垂、瞳孔缩小、眼球内陷，同侧额部与胸部少汗或无汗。

4. 潘寇综合征

在霍纳综合征的基础上肿瘤进一步破坏第1、第2肋骨和臂丛神经，引起上肢疼痛。

5. 其他

若病灶转移到脑，则可产生持续性头痛、视矇。继续发展可能导致意识模糊甚至癫痫；若癌症转移到骨，可引起骨痛或骨折；肺癌发生脊柱转移时可引起疼痛；当癌症进一步转移至脊髓时可首先表现为背痛，继之传至下肢，可有下肢无力、大小便失禁，最终可导致转移点以下部位瘫痪。

（三）胸外表现

肺癌非转移性胸外表现又称为副癌综合征。肺性肥大性骨关节病多见于肺腺癌患者，其次也可见于肺鳞癌。临床表现主要为骨的大关节疼痛，杵状指（趾），X线见长骨骨膜增生或骨膜炎可作为诊断依据。高钙血症可由骨转移或肿瘤分泌过多甲状旁腺激素相关蛋白引起，常见于鳞癌，切除肿瘤后血钙水平可恢复正常。此外，NSCLC也可表现为库欣综合征、重症肌无力、多发性肌肉神经痛等。

四、影像学及支气管镜下表现

（一）胸部X线检查

这是发现肺癌的重要方法。中央型肺癌表现为靠近肺门的类圆形或不规则团块，可有毛刺或分叶；肿瘤转移至肺门或纵隔淋巴结，可出现肺门增大、气管分叉角度异常；伴肺不张或阻塞性肺炎时，形成反"S"征，为肺癌的典型征象；不完全阻塞时可出现局限性肺气肿，完全阻塞时可出现肺不张。体层摄片可见支气管管壁增厚、狭窄、中断或腔内肿物。

（二）计算机断层扫描（CT）

CT是诊断肺癌和鉴别良、恶性结节的重要手段。可以发现普通X线检查难以发现的病变，如心脏后、脊柱旁沟、肺尖、肺底近膈面的病变。可更好地观察肺内结节影的密度、是否钙化、有无空洞、边缘和毛刺等特征。同时，对病灶进行高分辨率CT（HRCT）检查可获得更多的信息。

有学者分析了 43 例临床确诊的中央型肺癌患者 64 排螺旋 CT 检查结果，并以病理诊断结果为参照标准判断其准确性。结果显示，43 例患者 CT 诊断气管、主支气管、叶支气管、近端支气管的准确性分别为 100%、97.7%、96.7%、88.4%。38 例患者肺门血管受侵，CT 诊断肺门血管受侵和可疑受侵的准确性分别为 88.2%、75.0%。结论认为，64 排螺旋 CT 能比较准确地显示中央型肺癌气管、支气管、肺门气管侵犯的情况。

（三）磁共振成像（MRI）

由于肺部低的质子密度所导致的低的信噪比，心血管搏动和呼吸运动引起的信号丢失，广泛的气体—组织界面导致的磁敏感性伪影等均影响肺部 MRI 的成像质量，因此，MRI 在肺部的应用一直受到限制。有学者对中央型肺癌行 3.0T MRI 与常规 CT，对照分析了中央型肺癌基本征象，包括病灶部位及大小、支气管改变、肺门肿块、阻塞性改变的检出及显示能力。

（四）正电子发射计算机体层显像（PET-CT）

对鉴别肺部孤立结节是否为恶性具有较高的敏感性和特异性。对纵隔淋巴结和远隔转移检出率高，有利于肿瘤分期。对肺不张的患者有助于鉴别肿瘤的位置。

（五）CT 仿真支气管镜检查（CTVB）

CTVB 是一种气道三维（3D）成像技术，其方法是用薄层螺旋 CT 扫描数据重建成模拟气道影像，CTVB 能连续观察管腔内表面，将观察点置于气管、支气管内，任意在管腔内探查和漫游，并能深入到较大的亚段支气管内，能观察到酷似支气管镜所见的影像。所示图像直观而生动，可进入 5~7 级支气管，可通过重度狭窄对远端支气管进行观察，这种非侵入性的成像技术已成为评价气道病变的新方法，可充分显示累及气道的两类病变：一类为发生于气道腔内的病变，另一类为气道周围病变对气管造成压迫与浸润改变。

中央型肺癌 CTVB 的表现有两种。第一种为狭窄：①肿瘤向管腔内突出，呈息肉状或结节状；②肿瘤沿管腔浸润性生长，引起管腔向心性狭窄；③管腔外肿瘤或淋巴结肿大压迫支气管，导致管腔偏心狭窄、变形或移位。第二种为闭塞，肿瘤向腔内生长，致管腔完全闭塞。

CTVB 的优点是：①为非侵入性检查，安全，患者无痛苦，尤其适用于不能承受气管镜检查的患者；②能从狭窄或阻塞远端观察病灶，这一点对于远端支气管 CT 内镜成像尤其重要，因为气管镜不能观察到远端支气管病变；③能观察到气管镜无法到达的管腔，如肺血管内腔情况；④能帮助引导气管镜活检及治疗；⑤可改变透明度，透过管腔观察管外情况；⑥对于鉴别病变是来自肺还是来自纵隔有帮助。

CTVB 能清楚显示的中央型肺癌大多为晚期，对原位癌或癌前病变尚难发现。

根据仿真支气管镜原理，现已研制成功虚拟支气管镜引导系统（VBN），可准确引导支气管镜检查和活检。

（六）普通气管镜检查

中央型肺癌的病变可简单地归纳为两大征象。

（1）直接征象：即在气管镜下直接窥见肿瘤。这是中央型肺癌在镜下的主要特征。又可根据其生长特性，大致归纳如下。

1）增生性改变：结节状、菜花状（桑葚样）、息肉状、乳头状等改变，有时肿瘤表面覆盖乳白色坏死组织。肿瘤常突向管腔，造成不同程度的阻塞。

2）浸润性改变：肿瘤在支气管黏膜层或黏膜下层呈浸润状生长。可见到黏膜表面粗糙不平，局部增厚、隆起，触之易出血，管腔呈不同程度、不同形态的狭窄（如漏斗状、裂隙状、唇样等）或阻塞。

（2）间接征象：即在支气管镜下未直接窥见明确的肿瘤体，为癌组织穿透支气管壁的外膜层，向肺内生长。而管腔内仅表现为黏膜充血、水肿、糜烂、溃疡、增厚、僵硬、嵴增宽及管腔受压狭窄等非特异性改变。

普通气管镜发现上述典型征象时，一般均为晚期，只有29%的早期肺癌可以被有经验的气管镜检查医生发现。

肿瘤活检或刷检：中央型肺癌一般均可在直视下取活检或刷检，多数患者都能获得满意的标本，活检和刷检结合应用，可使肺癌的诊断阳性率显著提高。活检时宜在肿瘤与正常黏膜交界处取标本，不要在坏死明显的部位取标本。刷检可在活检的部位刷取，以提高阳性率。活检后第2日应再留带血的痰标本，也能提高痰检阳性率。

对胸部X线检查阴性和痰癌细胞检查阳性的隐性肺癌患者，多数能经气管镜检查获得定位和去除病灶（经一次活检将病灶去除的称为一勺癌），多数为原位鳞癌，能获得早期治疗；但也有不少患者，需经数次甚至10多次检查才能确诊。对管壁浸润或增厚者，可用针刺固定取材或针吸取材。亦可在病变的黏膜下注射少量生理盐水，使病变组织隆起，更利于取材。

（七）光动力支气管镜检查

有少数早期支气管肺癌极其微小，气管镜肉眼不易观察到，或在黏膜下生长者，较难发现。近来采用光动力气管镜检查法可早期发现。

光动力气管镜检查术是将光敏剂于检查前48～96小时作静脉注射，然后在激发光的照射下作气管镜检查，恶性组织出现红色荧光而周围的正常组织呈暗色。此法的优点是：①光敏剂的荧光能显示出癌前期细胞，利于早期诊断；②能发现极其微小的甚至肉眼看不到的肿瘤，由于所用的激发光—紫光和所发射出的荧光对组织有一定的穿透力，因此，即使在黏膜下所隐藏的肿瘤，亦能被发现；③癌组织最强的荧光是出现在肿瘤的边缘，故通过此法能精确了解病灶侵犯的程度，以决定治疗方案；④不同类型的肿瘤其荧光强度也不一致，以鳞癌的光最强，腺癌次之，肉瘤最弱，良性肿瘤的荧光假阳性者很少。因此，光动力气管镜技术大大有利于肺癌的早期诊断。

（八）自荧光支气管镜检查（AFB）

一种新的、独特的自荧光支气管镜检查就是利用细胞自发性荧光和利用电脑图像分析技术开发的一种内镜，不需要光敏剂，通过荧光显示，能清楚地辨别可疑部位，进行活检或刷检，可显著提高气管黏膜早期癌变的诊断率和定位诊断，是对传统内镜检查技术的突破。

根据肺癌的演变过程，可分为癌前病变（主要有过度增生、异常增生）、原位癌（CIS）和浸润癌。因为早期病灶很小，表面直径只有几毫米，且在白光气管镜下（WLB）缺乏特征性表现，因此，在WLB下常常难以发现。由于痰标本中约有10%的中度不典型增生和40%~80%的重度不典型增生可发展为浸润癌，所以，尽早发现癌前病变和CIS是非常重要的。

AFB 在发现癌前病变和 CIS 方面有独特的优势，已在欧洲、美国、日本等地区或国家广泛应用。

目前临床应用的主要有日本 PENTAX SAFE 3000、OLYMPUS AFI 和德国的 STORZE 系统，前两种为电子支气管镜，后一种为纤维支气管镜。

AFB 的适应证如下。

（1）如果痰细胞学有中至重度不典型增生，或 6 个月内胸部 X 线检查无病灶但怀疑有癌变者。

（2）高度怀疑肺癌的患者，确定病变部位，指导活检。

（3）早期（Ⅰ、Ⅱ期）肺癌患者术后，怀疑复发者。

（4）监测气管内肿瘤的治疗效果，指导腔内肿瘤治疗的定位。

总体而言，每例患者的诊断率可提高 37% ~ 75%，每个活检区的诊断率可提高 25% ~ 67%。

据美国 Beamis 报道 293 例气道病变患者取得 821 个病理标本，AFB 的阳性率为 61.2%，而 WLB 的阳性率为 10.6%（$P < 0.001$）；特异性为 WLB 94.6%，AFB 75.3%（$P < 0.001$）。阳性预计值 AFB 为 22.2%，WLB 为 18.4%（$P = 0.49$）；阴性预计值 AFB 为 94.9%，WLB 90.2%（$P < 0.01$）。AFB 明显改进了中央型气道黏膜Ⅲ级病变诊断的阳性率。

另据美国 Hirsch 报道 55 例患者取得 391 份活检标本。32 例患者（58%）至少有 1 份标本为中至重度上皮发育异常，19 例患者（59%）仅基于 AFB 的结果。对探测中至重度发育异常或恶变，AFB 的敏感性明显高于 WLB（68.8% 和 21.9%，$P < 0.001$）。AFB 相对敏感性（WLB = 1.0）为 3.1，两者结合为 3.7。但 AFB 的特异性不如 WLB（69.6% 和 78.3%，$P = 0.45$）。AFB 的相对特异性（WLB = 1.0）为 0.9，两者结合为 0.6。AFB 对血管增生性鳞状上皮发育异常的效果明显好于 WLB，检出率（DR）为 AFB = 1.39，WLB = 0.67。结果可见，在高危人群中检出支气管癌前病变 AFB 明显比 WLB 敏感。

德国 HauBinger 报道了欧洲一项前瞻性多中心临床随机试验，比较了 AFB 联合 WLB 与单独应用 WLB 在吸烟高危人群中检出癌前病变的情况。共有 1 173 例（916 例男性）患者入组，平均年龄 58.7 岁，年龄超过 40 岁（吸烟指数 ≥ 400 年支），随机分为联合检查组 A（AFB + WLB）和单独检查组 B（WLB）。在所有患者中，浸润前病灶（Ⅱ ~ Ⅲ级发育异常和 CIS）的检出率为 3.9%。B 组的检出率为 2.7%，而 A 组为 5.1%（$P = 0.037$）。在Ⅱ ~ Ⅲ级发育异常的患者中，WLB + AFB 的检出率增加了 2.1 倍（$P = 0.03$），而 CIS 只增加 1.24 倍（$P = 0.75$）。对Ⅱ ~ Ⅲ级发育异常和 CIS 活检的敏感性 B 组为 57.9%，而 A 组为 82.3%（增加 1.42 倍）。特异性为 62.1% 和 58.4%（降低 0.94 倍）。结果表明，WLB + AFB 对检出浸润前病灶明显优于单独 WLB。

AFB 不但有助于发现早期病变，还有助于确定病灶部位，指导治疗。据日本 Shibuya 报道，AFB 检查所见的早期气管—支气管癌，用 PDT 治愈率可达 92% 以上。

（九）光学相干断层成像（OCT）

OCT 的内镜图像一般是由构成全体明暗变化的部分和黏膜表面的微细结构成分组成。OCT 图像能显示气道的多层显微结构，最大穿透深度为 3 mm，空间分辨率 10 μm。上皮细胞、上皮下组织和软骨均清晰可辨。获得的 OCT 图像与病理结构高度匹配。另外，OCT 还可原位鉴别与炎症浸润、上皮化生和肿瘤有关的结构变化。所以，OCT 可实时显示内镜下黏膜的病理变化，并进行精细的测量，它是一种非接触性、非损伤性的检测设备，对早期肺癌的诊断和治疗均具有重大意义。如一男性 68 岁患者，痰中发现异常细胞，经气管镜 AFI、OCT 检查和病理活检，诊断为鳞癌。

CT 通常与 AFB 结合应用。加拿大 Lam 在 AFB 引导下进行 OCT，用 1.5 mm 的纤支镜探头监测 138 例重度吸烟志愿者和 10 例肺癌患者，得到 281 例 OCT 图像和相应的支气管活检资料。组织病理发现，145 例正常/过度增生，61 例化生，39 例轻度发育不良，10 例中度发育不良，6 例重度发育不良，7 例原位癌（CIS），13 例浸润癌。上皮测量显示浸润癌的厚度与 CIS 明显不同（$P = 0.004$），发育不良与化生及过度增生也有明显差异（$P = 0.002$）。另外，在中度以上发育不良的病变组织中细胞核更易显示清楚。结果表明，OCT 与 AFI 结合应用，可以发现支气管癌前病变，OCT 可以作为一种非活检手段监测癌前病变的演变过程和监测化疗效果。

（十）窄波光成像（NBI）

NBI 是一种新型内镜检查设备，采用高对比度可以观察黏膜表层，为血管病变的诊断提供重要的细微图形。利用专用的光学滤光器，可以发生窄波光，这种窄波光由 415nm 和 540nm 组成。由于它们是被血红蛋白强烈吸收的波长，所以最适宜描绘血管图像。在将波长 415nm 和 540nm 实现最佳化的同时，通过将其光谱窄带化，415nm 的窄波光以茶色的色调描绘出黏膜表层的血管图像，540nm 的窄带光以青绿色的色调描绘出黏膜表层下的血管图像。这些不同的颜色，可以丰富地表现出血管的走行状态。

有研究者对 22 例已知或可疑的支气管异常增生或恶变的患者进行了支气管镜检查。首先对整个气道进行 WLB，然后进行 NBI。对可能存在支气管异常增生、恶性变的区域和正常（对照）的区域进行活检，送病理检查，由病理科医生出双盲报告，然后比较 WLB 和 NBI 的检查结果。结果在 22 例 WLB 正常的患者中 NBI 发现 1 例恶性、4 例异常增生，诊断阳性率提高 23%。

（十一）超声内镜（EBUS）检查

1992 年 Hurter 和 Hanrath 报道应用带球囊的微型探头通过支气管镜进行气道内超声检查，分析了正常肺组织和肺肿瘤的超声表现。而 Gehlin 则在 1993 年通过血管内超声对中央型肺癌进行了术前诊断。随着技术设备的不断改进，图像的分辨率不断改善，通过临床研究，逐步建立和完善气道和纵隔的超声图谱后，该技术得以在临床上推广应用。

气道内超声检查能清楚地显示气道壁的 6 层结构，对于判断黏膜下和管壁内的异常变化有重要意义。EBUS 常与 OCT、AFB 等结合应用，以准确指导活检。

（十二）经支气管肺活检（TBLB）

经支气管肺活检是肺部疾病诊断技术上的一项重要突破，它使临床与病理学、微生物学乃至免疫学得以结合，既能作出正确诊断，又将加深对多种肺部疾病病因和发病机制的理解。本方法并发症少，操作简便，患者痛苦小，正确应用常能收到满意效果。包括直视下活检、刷检和经 X 线肺活检、刷检。直视下活检和刷检适用于 4~5 级支气管以上气道，阳性率达 90% 以上；经 X 线肺活检和刷检适用于外周病灶，阳性率为 70%~85%。获取细胞常用的工具为细胞刷，获取组织常用的工具为活检钳、刮匙等。

（十三）经支气管针吸活检（TBNA）

经支气管针吸活检术可以较容易地获取纵隔淋巴结、支气管旁淋巴结及肺内孤立性结节病灶标本，采用细胞学、病理学和病原微生物学确定病灶性质，以指导临床治疗。TBNA 对于纵隔及肺门部肿物定性诊断有重要作用。纵隔肿大淋巴结的性质对于肺癌的分期和治疗方案的选择有着重要的作用，因为纵隔淋巴结增大的因素除了肿瘤转移外，亦常见于结核、炎症等非肿瘤疾病。对于非小细胞肺癌，目前最佳治疗方案仍是早期手术治疗辅以化疗和放疗，而如病灶对侧出现肿瘤所致淋巴结肿大，则基本不考虑手术治疗。TBNA 可对气管周围、隆突下和肺门淋巴结或纵隔占位病变进行活检，为临床医师提供病理诊断与分期。对病变位于黏膜下叶段支气管腔外，而管腔内基本正常的患者，也可通过经支气管针吸活检使大部分病例得以确诊。若能将常规支气管镜下活检术、TBNA 及经皮肺活检术有机结合起来，即可对95%以上的肺癌患者进行病理诊断和分期。

（十四）支气管肺泡灌洗（BAL）

支气管肺泡灌洗检查是利用纤维支气管镜向支气管肺泡内注入生理盐水并随即抽吸，收集肺泡表面衬液，检查其细胞成分和可溶性物质的一种方法。BAL 的细胞学检查对弥漫型和周边型肺癌的诊断有较为重要的价值，因弥漫型和周边型肺癌发生于细支气管和肺泡支气管，肺泡灌洗液中有肺泡巨噬细胞、淋巴细胞及正常或异常的上皮细胞，利用分子生物学的方法检测灌洗液中基因的改变，从而更早地发现肺癌。BAL 目前常被用于测定与肺癌诊断、预后、肿瘤发生类型有关的标志物和研究肺癌引起的炎症反应和免疫反应。

五、诊断

（1）胸部 X 线摄片阳性（有直接或间接征象）和脱落细胞阳性（找到癌细胞）者，在排除了上呼吸道及口腔、食管癌之后应诊断肺癌。

（2）胸部 X 线摄片阴性而痰脱落细胞阳性的隐性癌，在排除了口鼻咽癌和食管癌之后，应进行气管镜检查，认真查找癌灶，对可疑部位进行活检、刷检和灌洗液找癌细胞或肿瘤标志物检测，有时需反复进行多次才能确诊。若仍为阴性结果，可用光动力或直接观察，对可疑部位进行活检。

（3）胸部 X 线摄片阳性，痰脱落细胞阴性者，对阻塞性肺炎、肺不张或肿块位于肺门的宜尽早行气管镜检查，除对周边的病变可进一步做 CT 等影像学检查外，应作经皮或用气管镜经支气管肺活检。

（4）胸部 X 线摄片和痰脱落细胞检查均阴性的肺癌高发人群，如45岁以上的男性有大量吸烟史，有咳血痰史者，应直接做气管镜检查，以便早期获得诊断。

六、治疗

如果患者不适合手术切除或拒绝手术，采用合适的气管镜下介入治疗方案也可达到根治效果。常用的方法有冷冻、热消融（高频电刀、APC、激光、微波、射频等）、光动力治疗（PDT）、近距离放疗、内支架置入、黏膜下或瘤体内药物注射等。而对腔外的肿瘤则可在影像引导下经皮穿刺行血管介入治疗、氩氦刀、射频、微波、放射性粒子/化疗粒子植入等。

对支气管上皮内的新生物或早期中央型肺癌的处理原则如下。

（1）对那些有严重异常增生、CIS、痰中有癌细胞但胸片无异常定位的患者，标准的 WLB 是必需的，如有条件，可行 AFB 检查。建议等级 1B。

（2）对那些认为能对中央型 CIS 施行根治性腔内治疗的方法，如有条件，可使用 AFB 指导治疗。建议等级 2C。

（3）对那些已知中央型气道内严重异常增生、CIS 的患者，建议每 3~6 个月用标准的 WLB 随访 1 次，如有条件，可用 AFB 进行随访。建议等级 2C。

（4）对不适合手术切除的表浅性鳞癌，PDT、高频电刀、冷冻和近距离放疗均可作为治疗方案。不建议用 Nd：YAG 激光治疗，因为有穿孔危险。建议等级 1C。

有学者报道 194 例大气道狭窄患者（恶性气道狭窄 145 例，良性气道狭窄 49 例）在全身麻醉支持下经口插入硬质镜，连接高频通气，结合电子支气管镜对声门部、气管内及支气管内狭窄分别采用电圈套器、冷冻、APC 等综合治疗措施的治疗效果。结果显示，194 例患者共接受了 334 次硬质支气管镜检查，平均每例患者接受 1.6 次操作。硬质支气管镜检查占所有这些患者支气管镜检查的 21.8%（334/1 525）。气道内肿瘤包括原发肿瘤 76 例，转移性肿瘤 69 例。良性狭窄最常见病因为瘢痕狭窄，其次为良性肿瘤、原发性肉芽组织增生、异物、气管软化和复发性多发性软骨炎。硬质支气管镜首次治疗后气道狭窄程度均明显减轻，其中支气管狭窄的减轻程度要大于主气管。首次治疗后 KPS 明显升高，气促评分明显下降。这表明硬质支气管镜联合电子支气管镜对严重的良、恶性气道狭窄均有较好的治疗作用。

（孔令霞）

第十一节　周围型肺癌

一、概述

周围型肺癌是指发生于段支气管（三级）以下的肺癌。周围型肺癌早期体积小，症状不明显，常在体检时发现，痰细胞学阳性率低，常规支气管镜检阳性率仅为 30%~77%。

二、诊断

随着内镜和影像诊断技术的发展，周围型肺癌的早期诊断阳性率得到大幅度提高。目前，主要依靠以下 6 种方法获得诊断：痰脱落细胞学检查，低剂量螺旋 CT 扫描，支气管镜引导下的肺活检（TBIB）、刷检（BB）及肺泡灌洗（BAI），影像引导下的肺穿刺活检，正电子发射断层扫描（PET）、CT 血流灌注成像及计量诊断系统。

（一）痰脱落细胞学检查

痰脱落细胞学检查是诊断肺癌最简单、最便捷的方法之一，但在周围型肺癌中检测阳性率仅 20% 左右，只有痰中带血时，阳性率才相对高些。用诱导排痰来改善痰的质量，可以提高周围型肺癌的检出率。

检测痰脱落细胞中 ras 基因突变在肺癌诊断中有重要价值。特别是肺腺癌突变率可达 66.7%，腺癌 K-ras 和 H-ras 基因累计突变阳性率为 91.7%。由此认为肺部疾病患者痰脱落细胞 K-ras 和 H-ras 基因突变检测阳性结果可能有助于肺癌的早期诊断。

（二）低剂量螺旋 CT 扫描

在我国目前主要采用胸部 X 线摄片筛查肺癌，而越来越多的研究显示了胸片发现早期肺癌的敏感度有限，而常规 CT 扫描对早期肺癌的检出率明显提高，但常规 CT 扫描作为普查筛选工具，因筛选人群每年都例行接受 CT 检查，累计辐射剂量较大、费用昂贵等因素而难以普及。低剂量螺旋 CT 在肺癌普查中的价值正越来越受到人们的重视。

低剂量螺旋 CT（IDCT）的扫描参数为 120 kVp，50 mA 或 25 mA，10 mm 层厚，X 线球管 1 转/秒。由于 LDCT（30 mA）与标准 CT（SDCT）（200 mA）发现肺结节具有较好的一致性（相关系数为 0.89，分歧多数发生在邻近肺血管的结节），LDCT 已用于肺癌筛查。

Diederich 等报道 LDCT 筛查肺癌有 50% 的受检者发现肺结节。LDCT 的筛查肺结节阳性结果是胸部 X 线摄片筛查的 3 倍，发现恶性病变是胸部 X 线摄片筛查的 4 倍，发现的 I 期肺癌是胸部 X 线摄片的 6 倍。

有学者比较了 LDCT、胸片和痰细胞学检查结果，阳性率分别为 11.5%、3.4% 和 0.8%。在 1 611 例参与者中，发现肺癌 14 例（占 0.87%），其中 71% 为 I A 期，肿瘤直径平均 19.8 mm。在重复筛查中，阳性率分别为 9.1%、2.6% 和 0.7%。有 7 891 例参与者，发现肺癌 22 例（占 0.28%），82% 为 I A 期，平均肿瘤直径为 14.6 mm。在初始和重复筛查的患者中，筛查诊断肺癌的患者 5 年存活率分别为 76.2% 和 64.9%。

陈东等报道，LDCT 在发现肺结节灶的能力上以及在观察深分叶征、毛刺征、小泡征（空洞）、支气管征、钙化、胸膜凹陷征各种肺结节征象上与常规剂量螺旋 CT 均无明显差异，能满足胸部 CT 诊断的一般性要求，而薄层螺旋 CT 扫描发现该征象的能力略优于常规剂量扫描和低剂量扫描。薄层螺旋 CT 扫描具有较高的密度分辨率，缩小了扫描和成像范围，减小了采样和重建厚度，空间分辨率和密度分辨率都有很大程度的提高。因此，LDCT 结合薄层多层螺旋 CT 扫描技术与常规剂量螺旋 CT 扫描相比，具有明显的低射线剂量，且在检出肺结节方面与常规 CT 扫描无差异，这些优势使其成为高危人群进行普查并早期发现肺癌的有效可行手段。

MacRedmond 等对 449 例肺癌高危人群 LDCT 随访 2 年，对直径 >10 mm 的非钙化性结节（NCN）建议经皮穿刺针吸活检。结果发现 NCN 111 例（24.7%），其中肺癌 3 例。总的发现率为 0.4%，肺癌发病率为 1.3%，均为 I A 期非小细胞肺癌。

LDCT 不适合磨玻璃影（GGO）的诊断，管电流应该在 200~400 mA 较好。LDCT 产生的噪声较重，与 GGO 相似，难以鉴别。GGO 适宜薄层扫描，层厚 1.0~1.5 mm，不易漏检。研究表明，持续存在的结节状 GGO 可能是早期腺癌的征象。GGO 含有实变成分和无实变成分，病理证实为肺癌者分别为 63% 和 18%。

日本学者 Yoshida 等在手术前还随访了高分辨率 CT（HRCT）表现为 GGO 的 23 例肺腺癌患者 6 个月。影像上表现为 3 种类型： I 型，单纯 GGO 无实变； II 型，GGO 内实变影增加； III 型，实变影无 GGO。同时分析患者表皮生长因子（EGFR）、K-ras 基因的突变和 p53 蛋白的免疫组化染色。结果表明，EGFR 突变率为 74%，而 K-ras 突变率为 0，p53 阳性染色 35%。影像学随访发现， I 型 EGFR 突变率和 p53 染色阳性率分别为 67% 和 0， II 型分别为 89% 和 44%， III 型分别为 60% 和 80%。由此可见，EGFR 突变主要发生于 GGO 的患者，非活化 p53 与 GGO 内实变有关，测定分子生物学标志有助于动态监测 GGO。

杨民等报道了在无症状肺癌高危人群中，利用 LDCT 联合血清 p16 基因甲基化检测进行肺癌早期诊断的可行性。523 例受检者被随机分为 LDCT-p16 组（262 例）和胸部 X 线摄片组（261 例）。结果显示：LDCT-p16 组与胸部 X 线摄片组分别有 10.7% 和 6.6% 的患者可疑为肺癌。其中 LDCT-p16 组中有 4 例，胸部 X 线摄片组中有 1 例确诊为肺癌。结论认为，LDCT 联合血清 p16 基因甲基化检测是一种敏感、安全与可行的筛查早期肺癌的方法，能够取代胸部 X 线摄片筛查早期肺癌。

（三）支气管镜检查方法

1. 常规经支气管镜肺活检（TBLB）

盲检法一般患者采用局部麻醉即可。支气管镜在完成常规的气管、支气管腔内检查后，先将支气管镜端部固定于可疑病变的段、亚段支气管开口处，再将活检钳缓慢、轻柔地伸入病变处，反复钳取组织 5~6 块，然后在活检部位刷检，分别送组织学和细胞学检查。

TBLB 病理诊断结果：TBLB 对周围性肺病变的诊断率为 50%~84%，对肺癌的确诊率为 85.4%。综合国内 231 例周围型肺癌 TBLB 病理诊断结果，鳞癌 72 例（31.1%），腺癌 121 例（占 52.4%），小细胞肺癌 26 例（11.4%），未分型 9 例（3.9%），转移癌 3 例（1.3%）。可见以周围型腺癌最多，占半数以上。

活检阳性率受诸多因素影响。综合国内 299 例周围型肺癌气管镜检查结果，单纯 TBLB 阳性率为 46.2%，单纯 BB 为 24.7%，而 TBLB + BB 为 52.6%，TBLB 明显优于 BB（$P < 0.01$），TBLB + BB 与 TBLB 未见明显差异（$P > 0.05$）。国外报道周围型肺癌 BB 的阳性率为 52%，TBLB 为 46%，BAL 为 43%。总的诊断阳性率为 69%。

TBLB 是组织病理学诊断，而 BB 是细胞病理学诊断，因此两者阳性率存在差异。TBLB 可以获得深部肿瘤组织，较少受到肿瘤表面坏死组织的影响；而 BB 则受肿瘤表面坏死组织的影响较大，且可因背景细胞重叠而影响镜检。联合 TBLB、BB 可以提高诊断阳性率，特别是活检后再行 BB，可提高 BB 的诊断阳性率，是 TBLB 的有益补充。

对局限性肿块可选用钳检、刷检和针吸，以三者结合的阳性率最高。对弥漫性小结节病变以钳检为主，还可采用 BAL 收集灌洗液进行细胞学检查。

病灶大小与诊断阳性率有关。据报道，病灶越大，活检阳性率越高。有报道，周围病变直径 <2 cm 和 >2 cm 气管镜检查的敏感性分别为 33% 和 62%。BB 或 TBLB 再进行痰脱落细胞检查还可提高痰检阳性率，达 35%。

2. 在 X 线透视下进行支气管镜检查

将超细支气管镜（外径为 2.8 mm）经鼻或口插入。经胸片和 CT 定位并在 X 线引导下将支气管镜插入病灶所在肺段、亚段，一直到 6~8 级细支气管部位，在插入过程中如发现细支气管病灶，可直接进行活检 3~4 块组织并刷检，如果未发现病灶，转动患者体位，经多轴透视确定活检钳在肿块内时即取活检，尽可能在病灶上、下、左、右、中心多点活检，以 5~8 块组织为宜，然后在同一部位进行刷检或灌洗。活检标本固定送病理检查，刷检涂片和灌洗液进行瑞士染色找瘤细胞，并行抗酸染色进行细菌学检查。其优点是可清楚地看到病灶的位置并可取得有价值的标本，活检准确率较高，可达 85% 以上。如果在 X 线电视透视下活检仍不能确诊，应考虑在超声或 CT 引导下经皮穿刺针吸肺活检（TTNA），诊断率可达 87% 和 91%，当气管镜与经皮穿刺肺活检联合使用时诊断率可达 94.4%。国外一组数据显示，对肿瘤直径 >2 cm 者，TTNA 的敏感性为 95%，而 <2 cm 者为 91%。在另外一组数据显示，肿瘤直径 >1.5 cm 者 TTNA 的敏感性为 94%，而 <1.5 cm 者为 78%。经超细支气

管镜活检并刷检的主要并发症为术后咯血，但由于超细支气管镜损伤小，大多为少量出血，可自行停止或经对症治疗后停止。

3. 气管镜引导系统

当病变直径 < 2 cm 时，适于超细支气镜检查活检。20 世纪 90 年代末发明了插入部前部外径为 2.8 mm 的超细支气管镜，以解决肺叶末梢小型阴影的确诊问题。超细支气管镜根据部位的不同，最高可插入到第 10 级末梢支气管，可以深入到前部外径为 5 ~ 6 mm 的普通支气管镜所达不到的末梢支气管部位，并可利用专用的活检钳和细胞刷提取组织。但是由于超细支气管镜传输线路的内径仅有 1.2 mm，有时专用活检钳所提取的组织量不足以完成检验，因此同时开发了可安装普通活检钳、插入部前部外径为 4 mm、传输线路为 2 mm 的光镜。近年来，伴随着电荷耦合器装置（CCD）技术向微型化发展，开发出了图像质量、可操作性兼顾的设备，这就是插入部采用光纤方式、在操作部内藏 CCD 的复合型内镜。

（1）在 CT 实时引导下将超细支气管镜直接插到病变部位进行活检，可大大提高诊断阳性率。Heyer 报道 33 例常规气管镜未能确诊的肺内肿块（直径 < 2 cm）用低剂量多螺旋 CT 引导气管镜活检，活检前用 CT 确认活检装置的头端，结果 24 例患者得到组织学诊断（准确率 72.7%），13 例（54%）为原发性肺癌，11 例（46%）为良性病变。

（2）在超声内镜（EBUS）引导下进行肺内病变活检：Yoshikawa 报道用 EBUS 与引导鞘（EBUS-GS）相结合的方法（不需要荧光透视）检测 121 例患者的 123 个肺内周围型病灶（PPL），先用 EBUS 检测到病变部位，然后退出 EBUS，留置导管鞘，再沿导管鞘进行活检 TBLB、BB 或 BALF。结果 61.8% 的病例得到确诊。其中 PPL 直径 > 20 mm 者诊断阳性率为 75.6%，明显高于直径 < 20 mm 的阳性率 29.7%（$P < 0.01$）。中叶和舌叶病变的阳性率明显升高（$P < 0.05$）。若配合 CT 扫描确认气管镜的位置，其阳性率可达 79.2%。另外，实性病灶的诊断阳性率明显高于非实性病灶（67.0% 和 35.0%，$P < 0.05$）。多因素分析表明，病灶直径和部位与 EBUS-GS 引导气管镜检查的敏感性明显相关（$P < 0.05$）。

Kurimoto 还比较了 EBUS-thick（粗）GS 与 EBUS-thin（细）GS 在检测 PPL 中的效果。第一种方法使用粗超声探头配合粗引导鞘（直径 2.5 mm）检查 150 个 PPL，第二种方法使用细超声探头配合细引导鞘（直径 2.0 mm）检查 130 个 PPL。结果表明，第一种方法可探测到 140 个病灶（敏感性 93%），确诊 116 例（阳性率 77%），探头在病灶内的诊断阳性率（105/121，87%）明显高于探头在病灶附近的阳性率（8/19，42%）。第二种方法可探测到 128 个病灶（敏感性 97%），诊断阳性率 83%，探头在病灶内的诊断阳性率（91/99，92%）明显高于探头接近病灶的阳性率（18/29，62%）。左肺 B1 + 2 用第二种方法的诊断阳性率（88%）明显高于第一种方法的阳性率（40%）。

另有日本学者 Asano 也报道了粗引导鞘与细引导鞘在周围型病变诊断中的应用，细引导鞘对恶性病变的诊断价值优于粗引导鞘，其对不同大小的肿瘤的诊断价值亦不同。另外，细引导鞘在左上叶尖后段中的诊断价值明显高于粗引导鞘（92% 和 40%）。

（3）虚拟支气管镜引导系统（VBN）：日本 Olympus 公司研制的 VBN 是根据仿真支气管镜的原理，对二维螺旋 CT 所收集到的数据，通过计算机处理，产生三维气道内图像，超细支气管镜则在导航仪的引导下逐级进入病变的支气管内，同时可观测到气管镜图像，到达预定部位后，再次 CT 扫描或插入超声内镜（EBUS），以进一步确认病变位置，然后进行支气管内膜活检（EB）、TBLB、BB 或 BALF。

亦可在介入操作（如支架植入术和消融术）前，对严重狭窄病变的远端气道进行评估，还可在支架置入后对气道情况进行评估。

日本学者 Asano 报道 VBN 可引导 86.8%（33/38）的 PPL 活检，阳性率可达 93.9%。他还随机比较了 99 例 VBN 和 95 例 Non-VBN 的效果。VBN 可达 4～12 级支气管，虚拟图像和实际图像的符合率达 98%，诊断阳性率达 81%，而 Non-VBN 诊断阳性率仅为 67%（$P = 0.03$）。

（4）电磁导航支气管镜（ENB）：电磁导航系统由 3 个主要部件组成，一块可以产生弱电磁场的磁性板，一个位于可弯曲导管上的微传感器（MS），一台可以进行图像处理和对弱磁场中的 MS 运动进行实时监控的计算机系统。

ENB 亦根据仿真支气管镜的原理设计而成。在进行电磁导航的操作之前，先将患者的二维胸部 CT 片上的图像输入计算机系统，经处理后，得到一幅反映患者胸部病变部位以及支气管树的三维图像。操作时让患者躺在磁性板上，也就相当于将患者的全胸部置于一个弱磁场中，通过支气管镜的活检工作孔道，将头端携有 MS 的特制导管伸入支气管腔内，这种导管的特殊之处在于可通过旋转近端手柄来调节远端做 360° 运动。这样，通过支气管镜下的图像显示，并与重建的三维支气管树及肺外周结节的位置进行对照，从而准确地引导，将导管送抵病灶所在部位，同时用 EBUS 确定病变部位，并进行 TBLB、BB 或 BALF。

德国 Becker 教授应用该系统对 29 处直径 12～106 mm，距胸膜平均 19 mm（0～40 mm）的病变进行了穿刺，并与传统 X 线透视引导下经支气管活检作对照。结果显示，应用电磁导航系统使 20 例患者明确了诊断（69%），其中 15 例为恶性，5 例为良性；而另外 9 例患者由于解剖标志的不清或先前治疗所导致的支气管扭曲等原因，未能获得有效标本。对照组仅有 50% 的患者明确诊断。活检后有 1 例出现了气胸，需要放置胸管；3 例出现轻度自限性出血，不需要干预。该研究提示，应用电磁导航系统可安全地对肺外周结节性病变进行活检，有效地拓展了 FB 在肺外周结节及纵隔淋巴结诊断中的应用范围。

美国学者 Eberhardt 等报道 118 例经病理确诊的周围型肺癌，EBUS + ENB 联合应用诊断阳性率为 88%，明显高于单一方法，EBUS 为 69% 或 ENB 为 59%（$P = 0.02$）。气胸发生率为 5%~8%。美国 Gildea 等报道一项多中心前瞻性研究，40 例周围型小病灶（22.8 ± 12.6）mm 施行 ENB，平均操作时间为（7 ± 6）分钟，诊断阳性率为 74%，肺癌的确诊率为 74.4%。

法国 Makris 等报道 40 例经周围型小病灶（平均直径 23.5 mm ± 1.5 mm，距胸壁深度 14.9 mm ± 2.0 mm），除 1 例外，均在 ENB 引导下（无 X 线引导）到达病灶部位，62.5% 明确诊断。

目前国外还在研制一些新的诊治手段，如激光扫描纤维支气管镜（SFB），能对直径 1 mm 以内的 10 级支气管内病变进行高清晰度诊断，并可与 AFB、PDD/PDT 等结合应用。

4. 经支气管肺泡灌洗（BAL）

支气管肺泡灌洗液（BALF）作为一种液体的肺活检物质，在许多免疫性疾病中有鉴别诊断价值。分析 BALF 中细胞和非细胞成分，有助于肺癌的诊断与鉴别诊断。

江莲等对 28 例周围型肺癌患者进行 BAL 检查，并与 28 例刷检，9 例肺活检进行对照。结果显示，BAL 阳性率为 46.4%，刷检阳性率为 32.1%，肺活检阳性率为 22.2%。结论认为，BAL 阳性率明显高于活检和刷检，有较高的临床诊断价值。

美国学者 Chechani 比较了刷检、TBLB、经支气管针吸活检（TBNA）和支气管冲洗（BW）的效果。49 例患者进行了 51 次可曲性支气管镜检查（FB），73% 的患者得到确诊，在 13 例未确诊的患者中，9 例又通过组织学检查得到诊断，另 4 例又在临床随访中得到确诊。FB 诊断的患者中 80% 为原发性肺癌。65% 的患者得到标本。总的诊断阳性率为 BW 35%，刷检 52%，TBLB 57% 和 TBNA 51%。病灶边界锐利者诊断阳性率（54%）明显低于边界模糊者（83%，$P=0.03$）。TBLB 的阳性率在边界模糊者为 78%，明显高于边界锐利者（32%，$P=0.005$）。FB 诊断阳性率与病灶大小明显相关，≤2 cm 者阳性率为 54%，<3 cm 者为 57%（$P=0.07$），>3 cm 者为 80%。下叶背段或上叶尖段病变的阳性率（58%）明显低于其他亚段（83%，$P=0.05$）。常规细胞学检查中没必要进行 BW。

黄芳等发现 NSCLC 患者病变侧支气管内 BALF 中 IL-6 水平显著高于肺炎患者和正常人，且Ⅲa、Ⅲb 及Ⅳ期患者血清中的 IL-6 水平显著高于Ⅰa、Ⅱb 期，认为测定 BALF 中 IL-6 水平有助于 NSCLC 的早期诊断，而测定血清中的 IL-6 水平可作为 NSCLC 分期的指标。

国内许多学者还报道，NSCLC 患者病变侧支气管内 BALF 中 CEA、TPA、卵巢癌抗原（CA125）、细胞角质蛋白片段 21-1（CA 21-1）、神经元烯醇化酶（NSE）均明显高于肺部良性病变患者，且随 TNM 临床分期的升高，肿瘤标志物的含量也明显升高。BALF 中 4 种肿瘤标志物的含量与同期血清中的含量相比，出现更早，且浓度更高，尤以 TPS、CA21-1 升高最为明显。腺癌患者 BALF 中 CEA 浓度最高，鳞癌 CA21-1 浓度最高，小细胞肺癌（SCIC）NSE 浓度最高。因此，5 种肿瘤标志物的联合测定有助于肺癌的早期诊断，病理分型、分期和判断预后。

利用 BALF 标本进行基因分析，发现约 20% 的 NCSLC 存在 ras 基因突变，其中 90% 以上为 Kras 基因突变，第 12 密码子突变几乎均见于肺腺癌，而在 SCLC 则未见 ras 基因突变。BALF 标本中 Kras 突变阳性率一般在 25%~48%，尤其是肺腺癌 BALF 标本中 Kras 基因突变率可达 56%。

杨丽萍等测定 32 例肺癌组织标本中，14 例在 p16 基因启动子区域呈现异常甲基化，其中 9 例在相应的 BALF 中检出甲基化存在，5 例在相应的痰标本中也检出甲基化存在。而 24 例良性肺部疾病（其中肺囊肿 10 例，肺结核 14 例），无论在手术切除标本还是 BALF 和痰标本中均未检出 p16 基因甲基化存在。因此认为，甲基化特异性 PCR（MSP）对肺癌患者 BALF 及痰标本中 p16 基因的异常甲基化检测具有高度特异性，是一项很有潜力的肺癌早期诊断新技术。

（四）影像引导下的肺穿刺活检

CT、X 线透视或 B 超引导下，利用穿刺针等特殊器械经皮穿刺直接达到肿瘤部位取活检。穿刺引导技术有两种：常规 CT 引导（CCT）和实时 CT 透视（CTF）引导。

CCT 引导技术在一定程度上达到了三维显示的目的，对靠近大血管病变的活检和治疗的安全性得到了较大的提高，但其最大的缺点就是影像观察非实时性，小病灶容易受膈肌呼吸运动的影响发生偏移，影响穿刺的一次性命中率。同时穿刺过程比较烦琐，需要操作者来回往返于扫描间与扫描控制室。

CTF 最早由日本 Katada 发明，并用于东芝医疗系统，具有专用的高速矩阵处理机和特殊的重建系统，使 CT 连续快速扫描（6~8 帧/秒）。现 16 排以上的 CT 机大都具有该系统。此 CT 技术与透视技术结合起来，手术定位方案为首先根据病灶的部位及肋间隙显示情况，选择定位点，测定该点与病灶的距离、进针角度和深度等，实时将治疗针插入瘤体内。可用于含气器官、骨和软组织等。

CTF 引导肺穿刺活检时可避免 83%～90% 的患者再穿刺。据 Silverman 报道，CTF 和常规 CT 组的活检敏感性和阴性预计值无明显差异。室内操作时间也无明显缩短。但 CTF 置针时间（平均 29 分钟）明显短于常规组（36 分钟）。患者平均暴露射线剂量 CTF 为 74 cGy，明显高于常规 CT 的辐射量（30 cGy）。CTF 组医师暴露射线的剂量和时间也明显增加。用肠钳夹住穿刺针，可使手离开扫描窗 10 cm 以上，避免手直接暴露于放射线下。平均 CTF 穿刺时间为 79 秒。所以术中应严格采取防护措施，如穿铅衣、戴防护手套和手远离扫描窗等。为保证穿刺命中率并减少辐射剂量，CTF 参数以低剂量及超低剂量程序为宜，并在扫描间歇进针。Kato 等报道，如果手直接暴露于射线下，每次穿刺受到的辐射剂量是 120 mSv（1.47 mSv/s），每年只能穿刺 4 次，而如果用持针器（手离开直射 4 cm），每次穿刺受到的辐射剂量是 1.5 mSv（0.025 mSv/s，是前者的 1.7%），每年可允许穿刺 330 次。

因此，有学者建议，对直径 < 5 cm 和部位较深的病灶，应使用 CTF，而对于瘤体较大的病灶，使用常规 CT 即可，以减少辐射损伤。

经皮穿刺针按用途分两大类：抽吸针、切割针。前一种主要用于细胞学检查，后一种可用于组织学检查。

韩国学者 Kim 等报道 50 例肺周围型病灶在 CT 引导下经皮穿刺切割活检，确诊肺癌 33 例，其中真阳性 33 例，假阳性 3 例，敏感性 91.7%（33/36）。确诊良性病灶 10 例，特异性 90%。总的诊断准确性为 91%，阳性预计值为 97%，阴性预计值为 75%。两组不同大小的病灶（< 2 cm 和 ≥ 2 cm）和含 GGO 不同比例（> 90% 和 50%～90%）其活检敏感性和准确性均无明显差异。

日本学者 Tanabe 等采用 CT 引导下气管镜导入技术，将射频探头插入肺周围型病灶中，射频消融治疗（RFA）后再将病灶手术切除，证实 10 mm 的射频探头消融范围明显超过 5 mm 的探头，且无出血、气胸等并发症，证明 CT 引导下气管镜导入 RFA 安全、有效。

（五）正电子发射断层扫描仪（PET）

PET 是一种出色的影像诊断技术。[18]FDG 是 PET 最常用的示踪剂。进入肿瘤细胞内的 FDG 不能被代谢，含量增加，PET 上显示为肿瘤放射聚集性增强。FDG-PET 是目前能够获得肿瘤生理和代谢信息的最敏感的方法。研究发现，PET 对周围型恶性肺肿瘤诊断的敏感性为 88%～96%，特异性为 70%～90%。在所有 T_1 期肺癌患者中[18]FDG-PET 的假阴性率为 5%，但直径 ≥ 5 mm 者假阴性率只有 3%。PET 阴性、长期存活的肺癌患者生长不活跃。

多功能 PET-CT 是用非图像法实现的多模图像融合。两种设备安装在同一个机架上，两种显像技术使用同一个定位坐标系统，患者处于同一个检查床上且保持体位不变，先后可获得两种图像，这样不必进行对位就可精确融合。PET 与 CT 几乎同时采集，可以防止因患者移位产生的误差，避免了复杂的外标记方法和采集后的大量运算，PET-CT 实现图像融合的简便性和可靠性是不言而喻的，优于单一 CT 或 PET。Yi 等报道一项比较性研究，动力型螺旋 CT 对周围型球形病灶（SPN）的敏感性、特异性和准确性分别为 81%、93%、85%，而 PET-CT 分别为 96%、88%、93%，两种技术结合有助于 SPN 的诊断。确诊还需经过穿刺获得病理学依据。

但 PET-CT 也会出现假阳性或假阴性结果。假阳性病例如活动性肺结核、组织胞浆菌病和风湿性结节。假阴性病例可有类癌、肺泡细胞癌及直径 < 10 mm 的恶性肿瘤。

（六）CT 血流灌注成像

CT 血流灌注成像是指在静脉注射对比剂的同时对选定的层面行连续多层扫描，以获取该层面内每一像素的时间密度曲线。然后根据曲线，利用不同的数学模型计算出血流量等参数，以此来评价组织器官的血流灌注状态。

（七）计量诊断

肺内周围型球形病灶常见有肺炎性假瘤、肺结核瘤、肺错构瘤和周围型肺癌，早期往往无症状或症状轻微，鉴别诊断困难，容易误诊。近年来电子计算机已在临床上得到广泛应用，提供了先进的诊治手段。特别是医学计量诊断是电子计算机辅助诊断系统的重要理论依据。该方法采取常用的概率型数学模型——最大似然法，制订出肺内周围型球形病灶计量鉴别诊断指数表，并制成电子计算机专家诊断系统。作者回顾性分析了国内 2 937 例肺内周围型球形病灶（包括肺炎性假瘤、肺结核瘤、肺错构瘤和周围型肺癌），根据临床常用的肺部球形病灶鉴别诊断要点，筛选出有价值的 15 个项目、32 个指标，编制了电子计算机计量诊断系统。经手术病理证实的 711 例肺内周围型球形病灶中，317 例周围型肺癌计量诊断的阳性率为 94.0%（术前诊断阳性率为 78.1%，提高了 15.9%），204 例结核瘤为 94.1%（术前为 24.2%，提高了 69.9%），120 例错构瘤为 89.2%（术前为 22.2%，提高了 67.0%），70 例炎性假瘤为 82.8%（术前为 13.8%，提高了 69.0%）。由此可见，计量诊断可使各种疾病的诊断阳性率大幅度上升，明显提高了肺内周围型球形病灶的鉴别诊断能力。该方法简单易行，便于基层医院应用，但确诊还是靠病理。

三、治疗

周围型肺癌以手术切除、局部放疗结合全身化疗、分子靶向治疗为主。但由于腺癌易发生远位转移，确诊时 80% 以上为肺癌晚期，失去手术治疗时机。近年来由于肿瘤微创治疗技术的发展，主要采取经皮穿刺引导下的消融治疗（氩氦刀、射频、微波、激光等）、胸腔镜治疗、立体定向放疗、局部放疗粒子/化疗粒子植入等，使许多肿瘤可以达到原位根治效果。

气管镜可在导航系统引导下，将放疗粒子、基因药物、化疗药物等植入或注射到瘤体内，发挥应有的治疗作用。

（杨贵鹏）

参考文献

[1] 赵建平. 呼吸疾病诊疗指南 [M]. 北京：科学出版社，2016.

[2] 李万成，姜铁. 微创呼吸病学 [M]. 成都：四川科学技术出版社，2016.

[3] 胡成平，罗百灵. 呼吸科临床心得 [M]. 北京：科学出版社，2016.

[4] 刘又宁. 呼吸内科学高级教程 [M]. 北京：人民军医出版社，2015.

[5] 黄雯，陈东宁. 内科学基础教程：呼吸系统疾病 [M]. 北京：中华医学电子音像出版社，2015.

[6] 韩颖萍，李俊，刘勤社. 实用呼吸病临床手册 [M]. 北京：中国中医药出版社，2016.

[7] 杨岚，沈华浩. 呼吸系统疾病 [M]. 北京：人民卫生出版社，2015.

[8] 苏惠萍. 呼吸疾病安全用药手册 [M]. 北京：科学出版社，2015.

[9] 王辰. 呼吸与危重症医学 [M]. 北京：人民卫生出版社，2015.

[10] 胡建林，杨和平. 呼吸疾病鉴别诊断与治疗学 [M]. 北京：人民军医出版社，2015.

[11] 林典义. 呼吸内科疾病诊疗新进展 [M]. 西安：西安交通大学出版社，2015.

[12] 许光兰，陈平. 呼吸内科中西医结合诊疗手册 [M]. 北京：化学工业出版社，2015.

[13] 郭佑民，陈起航，王玮. 呼吸系统影像学 [M]. 上海：上海科技出版社，2016.

[14] 吴丛山，李勋光，顾锋，等. 呼吸系统疾病的检验诊断与临床 [M]. 上海：上海交通大学出版社，2016.

[15] 陈荣昌. 呼吸与危重症学 [M]. 北京：人民卫生出版社，2017.

[16] 李为民，刘伦旭. 呼吸系统疾病基础与临床 [M]. 北京：人民卫生出版社，2017.

[17] 曹彬，范红. 社区获得性肺炎 [M]. 北京：人民卫生出版社，2017.

[18] 陈亚红，杨汀. 慢性阻塞性肺疾病 [M]. 北京：人民卫生出版社，2017.

[19] 江载芳. 实用小儿呼吸病学 [M]. 2版. 北京：人民卫生出版社，2020.

[20] 林典义. 呼吸内科疾病诊疗新进展 [M]. 西安：西安交通大学出版社，2015.